Gertrude Messner

Kräuterhandbuch für Mutter und Kind

loewenzahn

// e-mail: loewenzahn@studienverlag.at, homepage: www.loewenzahn.at // Bibliografische Information Der Deutschen Bibliothek: Die Deutsche Bibliothek verzeichnet diese Publikation in der Deutschen Nationalbibliografie; detaillierte bibliografische Daten sind im Internet über <http://dnb.ddb.de> abrufbar. // **ISBN 978-3-7066-2428-2** // Buchgestaltung nach Entwürfen von Kurt Höretzeder, Büro für grafische Gestaltung, Scheffau/Tirol // Satz und Umschlag: Christian Sonnewend, www.madeinheaven.at // Fotos: Elisabeth Hörl (außer S. 39: Meinhard Knitel; S. 112: Gerd Altmann/Pixelio; S. 160: qay/Pixelio; S. 94: P. Kirchhoff/Pixelio; S. 156: Oberlix45/Pixelio; Vignette auf Cover: knipseline/Pixelio) // Illustrationen: Brigitte Draxler // Redaktion und Lektorat: Heike Ortner // // Gedruckt auf umweltfreundlichem, chlor- und säurefrei gebleichtem Papier.

Hinweis: Die Anregungen dieses Buches sollen hauptsächlich zur Vorbeugung dienen und nicht als Ersatz für Arztbesuche.

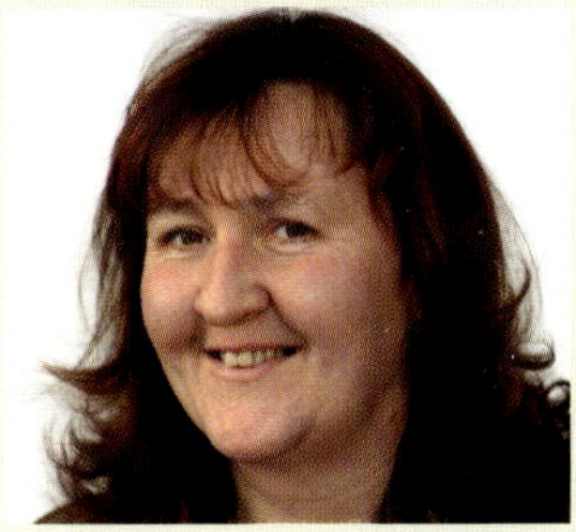

Gertrude Messner

Kräuterhandbuch für Mutter und Kind

Natürliche Kräfte wohltuend nutzen

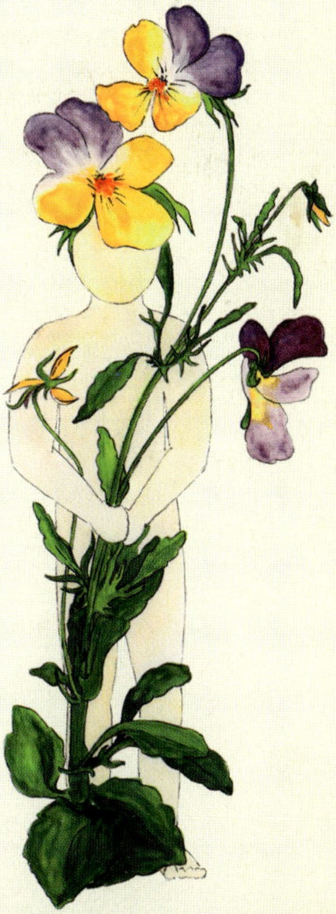

lœwenzahn
innsbruck–bozen

Inhaltsverzeichnis

6 Liebe Leserin, lieber Leser!
14 Vom Umgang mit Kräutern
15 Kräuter pflanzen
17 Kräuter sammeln
19 Kräuter trocknen
22 Kräuter für Kinder verarbeiten
180 Dankeschön
182 Literaturverzeichnis
183 Register der Kräuter
186 Sachregister

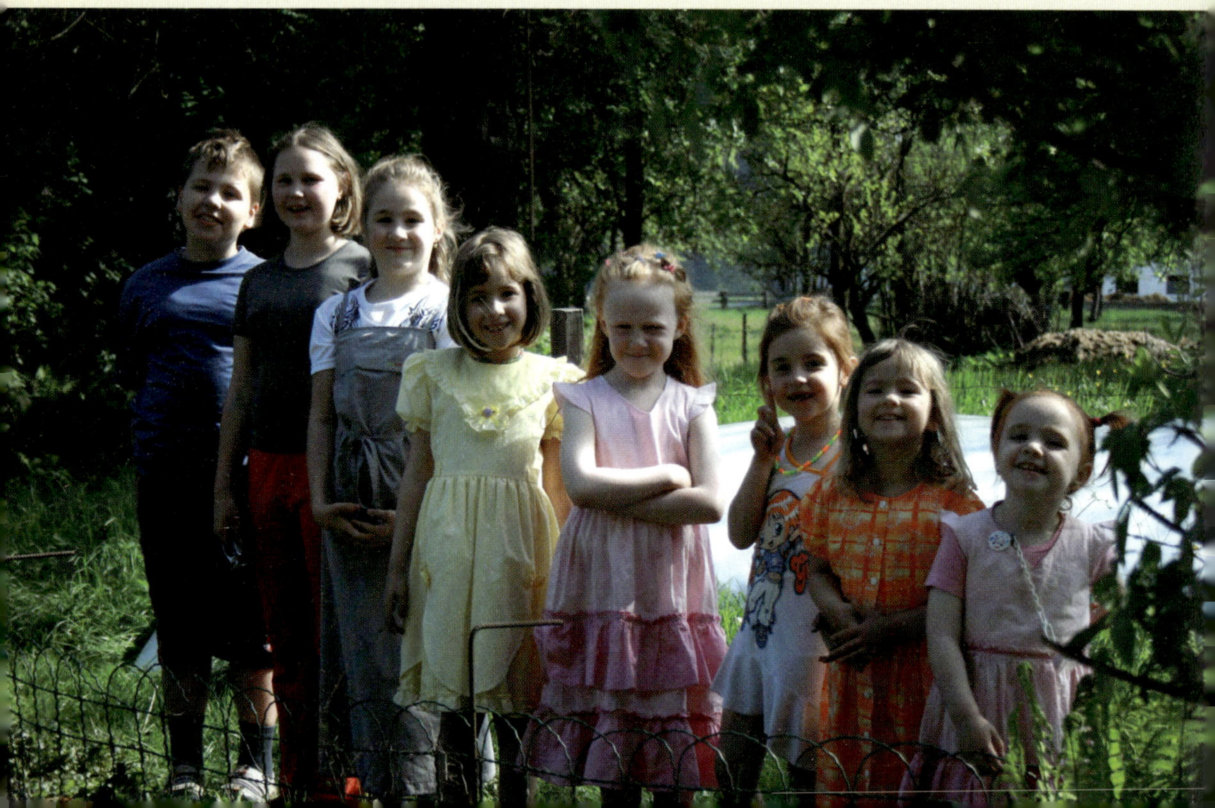

Themen

28 Vor der Schwangerschaft: Fruchtbarkeit und Reinigung
32 Schwangerschaft
42 Rund um die Geburt und Babyzeit
50 Kosmetik für Mutter und Kind
56 Kinderkrankheiten
78 Die richtige Ernährung für die ganze Familie
94 Tipps für die Unterstützung von älteren Kindern
100 Veränderungen in der Familie und in der Partnerschaft
107 Inhaltsstoffe von Pflanzen – Frauenmantel ganz genau betrachtet
118 Rituale rund um den Baum
136 Homöopathie
150 Schüßler-Salze
162 Bachblüten

Die Kräuter

104 Frauenmantel *(Alchemilla vulgaris)*
110 Löwenzahn *(Taraxacum officinale)*
112 Kamille *(Matricaria chamomilla)*
114 Holunder *(Sambucus nigra)*
124 Gänsefingerkraut *(Potentilla anserina)*
126 Ringelblume *(Calendula officinalis)*
130 Spitzwegerich *(Plantago lanceolata)*, Breitwegerich *(Plantago major)*
132 Echinacea *(Echinacea purpurea)*
142 Arnika *(Arnica montana)*
144 Pfefferminze *(Mentha piperita)*
146 Zitronenmelisse *(Melissa officinalis)*
148 Thymian *(Thymus vulgaris)*
154 Schlüsselblume *(Primula veris)*
156 Gänseblümchen *(Bellis perennis)*
158 Brennnessel *(Urtica dioica)*
160 Huflattich *(Tussilago farfara)*
170 Käsepappel *(Malva neglecta)*
172 Ackerstiefmütterchen *(Viola tricolor)*
174 Weitere kleine Kräuterhelferlein

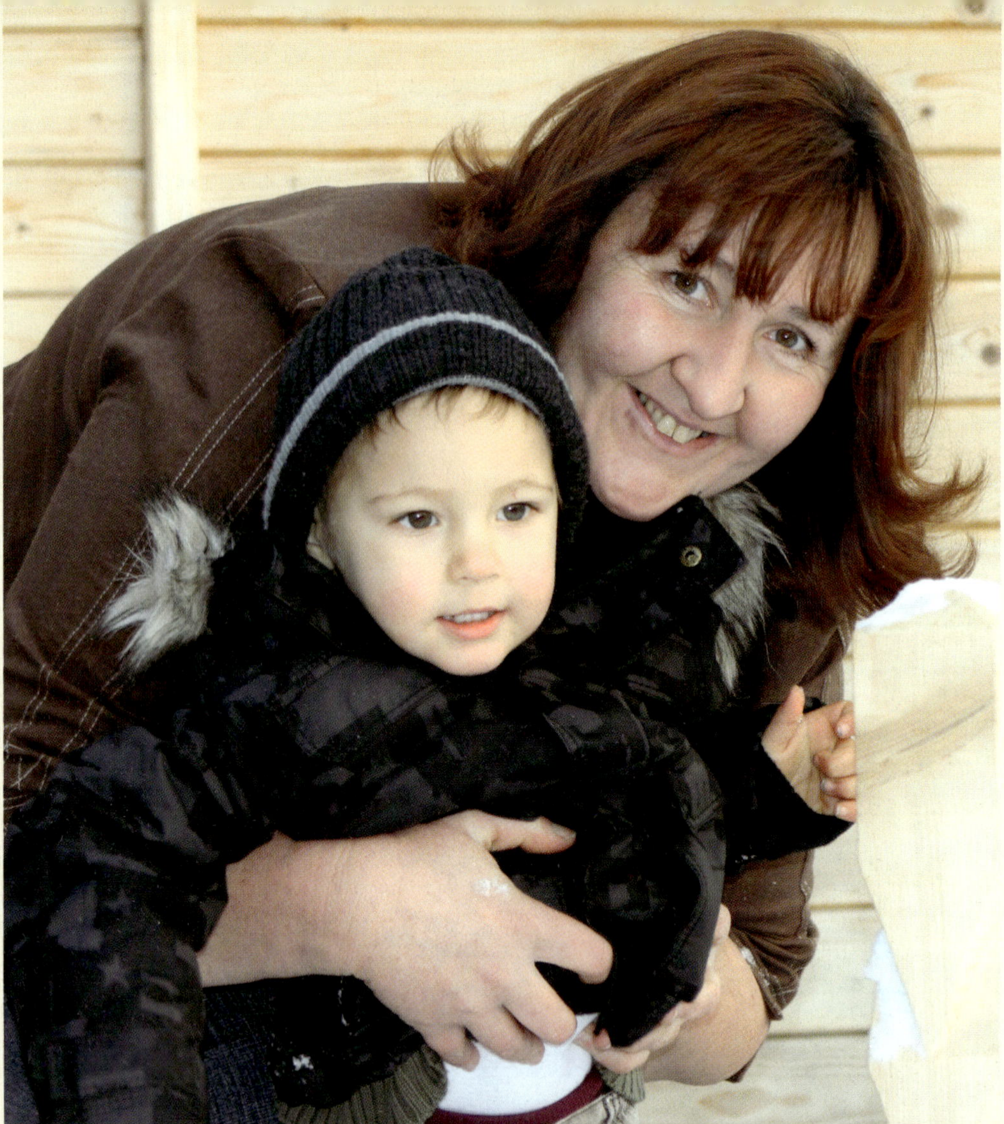

Liebe Leserin, lieber Leser!

Das Buch, das du in Händen hältst, ist bereits mein drittes Werk. Nach einer Vorstellung der wichtigsten heimischen Kräuter und nach einem Ratgeber, wie jeder einzelne Mensch Monat für Monat etwas für seine Gesundheit tun kann, wende ich mich nun dem vielleicht schönsten Thema zu: wie die Kräuter von Anfang an die Gesundheit und das Wohlbefinden von Kindern und ihren Eltern fördern können.
Jenen Leserinnen und Lesern, die mich noch nicht kennen, möchte ich mich kurz vorstellen.

Mein Werdegang

Ich wurde 1963 geboren und wuchs mit 8 Geschwistern auf einem Bauernhof auf. Dort bekam ich bereits als Kind Einblicke in das einfache Leben und lernte, dass alles verwertet werden kann. Großen Einfluss auf mich hatte meine Großmutter, von der ich sehr viel lernte. 1983 heiratete ich Walter Messner. Gemeinsam bewirtschaften wir den „Neuschwendthof" in Brandenberg, einen Bergbauernhof. Das bedeutet harte Arbeit, aber sie macht uns seit jeher glücklich. Von Anfang an war klar, dass unser Bauernhof auf biologische Weise bewirtschaftet werden soll, schon allein wegen unserer 6 Kinder. Früh bekannten wir uns zu gesunder, biologischer Ernährung auf der Basis von Selbstversorgung. Ein guter Teil von dem, was wir zu uns nehmen, stammt aus eigener Herstellung: Brot, Milchprodukte, Früchte, Gemüse, Fleisch – alles saisonal.

Ein Leben lang neugierig und auf der Suche zu sein ist für mich eine Lebensaufgabe. Unter anderem absolvierte ich die Ausbildung zur Hauswirtschaftsmeisterin, zur Seminarbäuerin, zur Natur- und Landschaftsführerin und Bergwanderführerin, zur Kräuterfachberaterin, zur Permakulturdesignerin und zur Phytotherapeutin. Ich bin Ortsgruppenleiterin bei den Vereinen FNL („Freunde naturgemäßer Lebensweise") und VNL („Verein natürlichen Lebens"). All dieses Dazulernen war wertvoll und wichtig für meine Weiterentwicklung.

Zu den heimischen Kräutern und ihren faszinierenden Eigenschaften fühlte ich mich schon immer hingezogen. Mein Kräutergarten wuchs sehr schnell, nachdem ich den Entschluss gefasst hatte, ihn anzulegen. Fast genauso lange ist es mir ein Anliegen, auch andere Menschen an meinem Wissen und an meinen Erfahrungen teilhaben zu lassen. Der Erfolg mit meinen ersten beiden Büchern und mit der seinerzeitigen „Willkommen Österreich"-Sendung bestärkte mich darin, dass ich auf dem richtigen Weg bin.

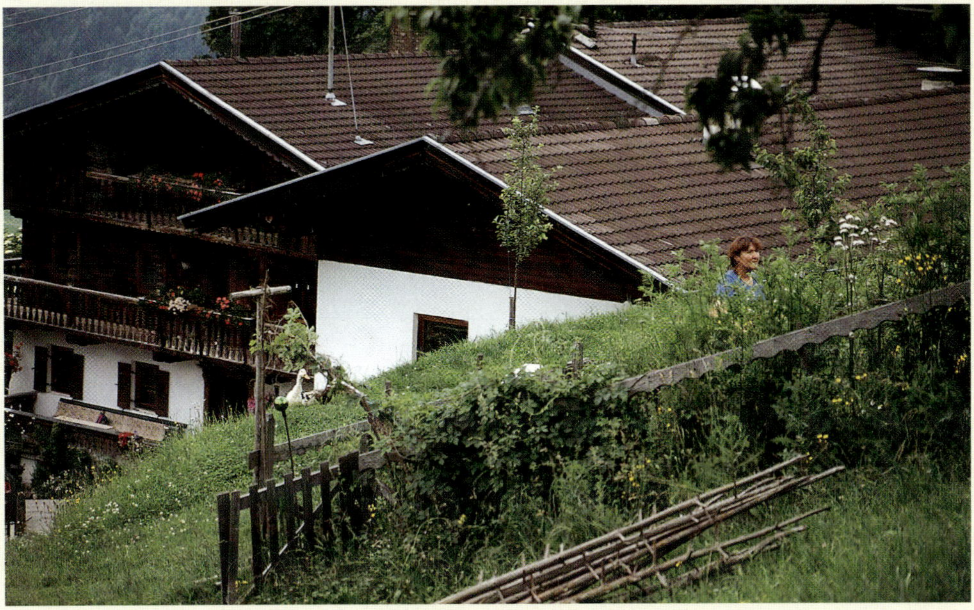

Mein Mann und ich bewirtschaften den Neuschwendthof in Brandenberg. Unsere 6 Kinder sind hier aufgewachsen

Meine Motivation für dieses Buch

Mein oberstes Ziel ist es, Menschen für die Welt der Kräuter zu begeistern, die mit diesem uralten Wissensschatz noch gar nicht vertraut sind und bisher nur wenig oder gar nichts bewusst für ihre Gesundheit getan haben. In diesem Buch will ich nun die Familie in den Mittelpunkt stellen. Schwangerschaft, Geburt und Babyzeit gehören zu den aufregendsten Abschnitten im Leben einer Familie und besonders im Leben einer Frau. Gerade in der traditionellen alpenländischen Kräuterkunst gibt es zu diesem Thema sehr viele Rezepte und Ideen. Ich wollte das Thema Frauen und Kinder etwas vereinfachen und leichter für den Hausgebrauch nachvollziehbar machen. Die Weitergabe dieses Wissens an die nächste Generation, an unsere Kinder, ist mir besonders wichtig. Respekt und Wertschätzung für die Pflanzen müssen Kindern beigebracht werden.

Auch das Verständnis für die Landwirtschaft ist ein Wert, der vermittelt gehört! Oft geht es da um Dinge, die leider nicht mehr selbstverständlich sind, es aber wieder werden müssten. Nur ein Beispiel, was jede Mutter den Kindern mitgeben sollte: Wenn die Wiesen gerade zu wachsen beginnen oder wenn sie schon hohes Gras haben, sollte man sie meiden, unserem Boden und den Bauern zuliebe. Der Boden ist zu dieser Zeit sehr empfindlich, und ohne die Rücksichtnahme von anderen hat der Bauer beim Mähen extreme Probleme und Verluste.

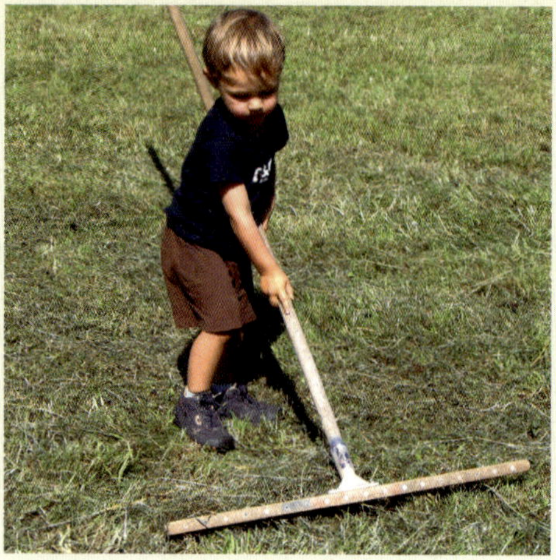

Die Weitergabe von Wissen an die nächste Generation ist mir besonders wichtig

Entwicklung und Kinderkrankheiten

Es ärgert mich, wenn man über Kinder so redet: „Mein Kind kann schon ..., mein Kind hat schon ...“. Es ist unverantwortlich, Kinder in Schubladen einzureihen, denn jedes Kind braucht eben seine Zeit für die Entwicklung. Jeder Druck kann schiefgehen und ein Kind sehr belasten. Mütter beobachten ohnehin alles und sollten selber sehen, ob sich das Kind etwas langsamer oder schon schneller entwickelt. Es ist so schön, wenn man alle Fortschritte so mitbekommt.

Nach Rudolf Steiner ist jede Kinderkrankheit ein weiterer Entwicklungsschritt, der gemacht werden sollte. Kinder müssen viele Grenzen kennenlernen, sonst wird es für alle unerträglich. Wenn ich mich an das Einkaufengehen mit den Kindern erinnere und mir vorstelle, dass da alle Kinder nur zugelangt hätten, ist klar, wie schwierig das für uns Eltern und die Geldbörse geworden wäre. Deshalb wussten die Kinder: Die Mutter kauft ein und sonst niemand.

Geborgenheit und Liebe lassen die Kinder am besten wachsen.

Ich war immer stolz, Bäuerin zu sein

Gerade im Bauernstand können sich die Kinder frei bewegen und trotzdem mit Mutter und Vater zusammen sein, in Verbindung von Arbeit und Familie. Zwar hat die Bäuerin schon ein sehr arbeitsintensives Leben, da sie Familie und Arbeit gleichzeitig schaffen soll. Aber ich genoss die kleine Rast, wenn ich die Kinder stillte, sehr – und konnte auch alle Arbeiten, die für mich wichtig waren, schaffen. Die Belohnung sind die Natur selbst und die Kraft, die Kinder daraus ziehen (z.B. mit Tannenzapfen spielen oder Nüsse sammeln). In der Landwirtschaft war zu der Zeit, als unsere Kinder klein waren, auch der Vater aktiv dabei. Momentan leider nicht mehr, da er außer Haus arbeiten muss. Meine Kinder waren so froh, wenn der Vater ums Haus herum war, denn Kindern ist es einfach wichtig, dass man in Rufweite ist.

Naturkosmetik

Verjüngung und Liebe gehen immer mit der Kräuterkosmetik einher. Schon Königinnen legten sehr viel Wert auf Schönheit und haben besondere Kräuter ausgewählt, um sich zu verjüngen. Für Mütter und ihre Kinder geht es vor allem um den Schutz empfindlicher Haut und um Umweltbewusstsein. Kosmetik ohne Konservierungsstoffe, ohne künstliche Duftstoffe, ohne Tierversuche, dafür mit der Kraft der Kräuter. Schönheit ergibt sich dann von selbst.

Die richtige Ernährung für die ganze Familie

Jede(r) kann einen Teil dazu beitragen, dass aus der täglichen Nahrung wieder Lebensmittel werden. Denk einfach darüber nach, woher unser Essen stammt, wo, in welchem Boden und mit welcher Unterstützung es wächst. Je mehr du selbst für deine Versorgung tust, desto besser.

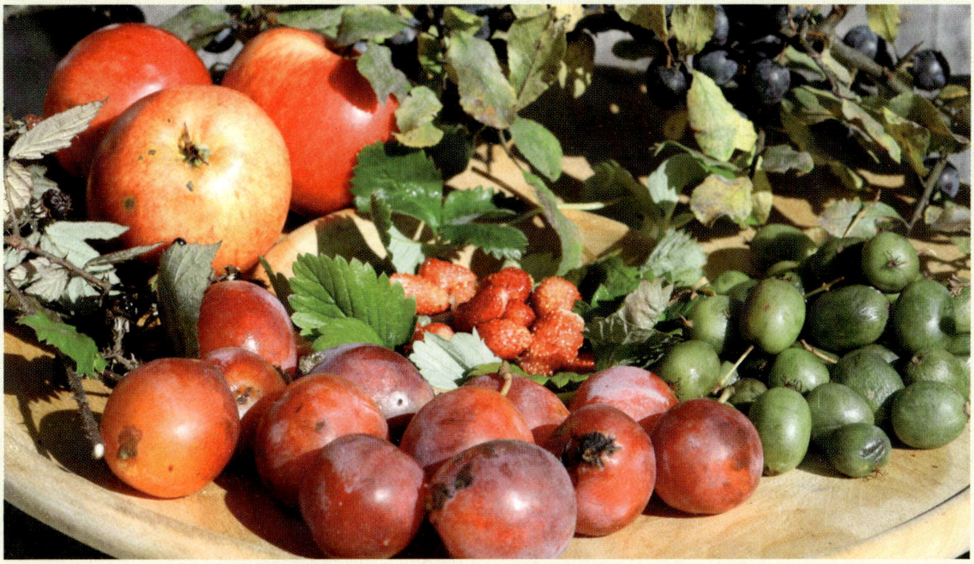

Wir sollten uns mehr Gedanken darüber machen, woher unsere Nahrungsmittel kommen, damit sie wieder „Lebens-Mittel“ werden

An die Wildkräuter solltest du dein Herz verlieren, da sie die meisten Inhaltsstoffe in Form von Mineralien und Spurenelementen haben. Auch der Geschmack kann begeistern. Die Inhaltsstoffe sind oft nicht so stark wie bei den gebräuchlichen Heilkräutern. Doch gerade die Wildpflanzen können unserem Körper als Schleuserpflanzen sehr helfen, z.B. um Eisen besser aufzunehmen.

Schon allein in Form von Salat und Suppen wie auch nur so ab und zu einige Blätter zwischendurch gegessen können die Kräuter den Körper hervorragend reinigen und uns zu einer besseren Gesundheit führen. In der heutigen Zeit muss man einfach auch Kindern immer wieder die Chance geben, sich zu reinigen und die Reinigungsorgane anzukurbeln. Im Kapitel „Die richtige Ernährung für die ganze Familie" und bei den einzelnen Pflanzenporträts findest du genauere Hinweise.

Kräuter für unsere Kinder

Gerade mit Kräutern können wir für unsere Kinder schon einiges tun. Beachte aber, dass nicht alle Pflanzen für Kinder oder in der Schwangerschaft geeignet sind. Mit den in diesem Buch vorgestellten Kräutern zeige ich nur einige auf, die besonders für Kinder geeignet sind. Natürlich kann man in kleinen Dosen und als leichten Tee auch andere Pflanzen verwenden, aber man muss schon etwas aufpassen. Hier beziehe ich mich besonders auf die Kinderanwendungen und nehme keine Vollständigkeit für alle Anwendungen in Anspruch. Allgemeinere Hinweise findest du in meinen ersten beiden Büchern.

Die Kräuterporträts in diesem Buch sind auch für das gemeinsame Schmökern mit den Kindern gedacht. So lernen sie Kräuter kennen und bekommen vielleicht Lust, etwas aufmerksamer durch die freie Natur zu streifen.

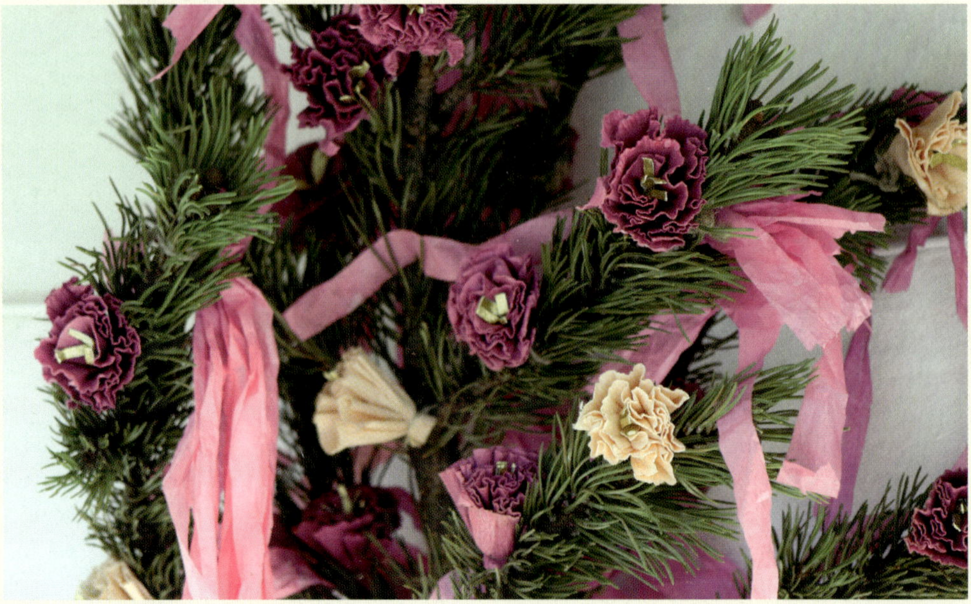

Feste Rituale sind für Kinder besonders wichtig! Tannenzweige verbreiten zur Weihnachtszeit einen Duft, der schöne Erinnerungen weckt

Kleine Weisheit

Eine meiner Lieblingsweisheiten vom Kräuterpfarrer Künzle:

Kräuterwanderungen in der Natur führen uns auf jeden Fall:

- *in die Natur, in Sonne, Luft und Regen;*
- *schärfen die Sinne für Farben und Düfte;*
- *fördern die Beobachtungsgabe;*
- *wecken Freude am Lebendigen und man erfährt für sich selbst, dass der Mensch ein Ganzes ist.*

Homöopathie, Schüßler-Salze und Bachblüten

Gerade wenn man Kinder hat, ist es wichtig, einige Hausmittel daheim zu haben. Am Abend, wenn die Kinder von Verkühlungen oder sonst irgendetwas geplagt sind, ist es fein, ihnen Linderung anbieten zu können. Homöopathie, Schüßler-Salze und Bachblüten sind zu den Kräutern eine perfekte Ergänzung. Bei Kindern hat es besondere Vorteile, wenn man ihnen z.B. Milchzuckerkügelchen geben kann, gerade auch dann, wenn sie es mit dem Teetrinken nicht so haben.

Wie schnell doch die Zeit vergeht

Wie ein Augenblick kommt mir die Zeit vor, in der ich meine Kinder großzog. Ich genoss jede Sekunde, indem ich mit Ritualen wie Weihnachten und Ostern sehr bewusst umging, aber auch indem ich mir keinen Stress machte. Wenn am 1. Dezember der Weihrauch das erste Mal duftete und die Kinder wussten, nun beginnt die Weihnachtszeit, konnten sie die Vorfreude ab dem ersten Tag genießen. Nur mit den Keksen ließ ich mir Zeit. Weihnachten soll nicht die Zeit des vielen Essens sein, sondern ein bewusster Abschnitt werden. Und da kann jeder selbst ansetzen – du musst nicht bei allem mitmachen, was dir selbst gar nicht gefällt. So stark soll man schon sein.

Rituale schätzen wir, sie sind unsere Kultur und das, was uns im Leben festigt und uns Erinnerungen bringt. Wie etwa die Tannenzweige, die ihren Duft verbreiten und das Leben besser erscheinen lassen, weil mit dem Duft Freude ausströmt.

Es war alles wie ein Traum, wenn man plötzlich erkennt, wie schnell die Kinder groß geworden sind. Ach du liebe Güte, wie schnell doch die Zeit vergeht! Nun gilt es, sich zu lösen und die eigenen Kinder ans Werk zu lassen. Ich wünsche allen so viel Freude dabei, wie ich sie hatte.

Wichtiger Hinweis

Alles, was hier aufgeschrieben wurde, beruht auf meinen eigenen Erfahrungen in der Familie, auf Überlieferungen, Ausbildungen und Gesprächen mit anderen Menschen, die sich intensiv mit den Kräutern auseinandergesetzt haben. Diese Aufzeichnungen werden unter der Voraussetzung weitergegeben, dass du, liebe Leserin bzw. lieber Leser, die Verantwortung für deinen Umgang mit dem Buch selbst übernimmst. Wir alle sind einzigartig, und auch jede Pflanze ist einzigartig. Daher gibt es bei der Anwendung von Kräutern immer einige Unwägbarkeiten. Ich kann keine Verantwortung für Folgen übernehmen, die aus dem Gebrauch des Wissens in diesem Buch entstehen.

Mir ist es außerdem wichtig, ganz ausdrücklich festzustellen, dass die Kräuterkunde keinen Ersatz für die Schulmedizin darstellt. Ich vermeide immer bewusst den Begriff „Kräuterheilkunde“, weil ich die Rolle der Kräuter in der Vorbeugung und nicht in der Behandlung von Krankheiten sehe. Es ist immer besser, in kleinen, aber konsequenten Schritten vor Auftreten von Problemen etwas für die Gesundheit zu tun.

Beim Überwinden von Erkrankungen sind die in diesem Buch beschriebenen Mittel als unterstützende Maßnahme, nicht als Konkurrenz zu medizinischer Versorgung zu verstehen. Ärztliche Hilfe ist bei schmerzhaften oder länger anhaltenden Beschwerden unklarer Ursache unbedingt in Anspruch zu nehmen. Aus einer Kombination von Schulmedizin und alternativen Methoden kannst du den größten Nutzen für deine Gesundheit und für die deiner Kinder ziehen, allerdings nur unter der Voraussetzung, dass du mit beiden Traditionen vernünftig und verantwortungsbewusst umgehst.

Nur ein Beispiel: Wenn dein Kind Beschwerden hat und du dagegen mit deinem Wissen um die Wirkungen von Kräutern etwas unternehmen möchtest, ist dies nur vernünftig, wenn du sofort mit der Anwendung beginnst und nicht wochenlang zuwartest.

Gerade bei Anwendungen für Kinder ist es sehr wichtig, die angegebenen Dosierungen einzuhalten. Weniger ist bei Kräutern meistens mehr!

Eine Einladung für Interessierte

Ich freue mich immer über Besuch in unserem Kräutergarten. Die Öffnungszeiten ab Juni sind: jeden Donnerstag von 10-12 Uhr und von 19-21 Uhr. Auf meiner Hompage (www.gertrudemessner.at) findest du aktuelle Informationen.

Was gibt es zu sehen? Biolandwirtschaft und meinen Kräutergarten. Ich veranstalte Weiterbildungen zu Themen wie „Kräuter erkennen und bestimmen“ und Workshops zum Verarbeiten. Führungen für Busse gibt es auf Anfrage, ebenso wie Vorträge und Seminare.

Ich habe auch ein spezielles Angebot für Kinder: Es gibt einen kleinen Kinderkräutergarten und viele Tiere. Auch für Schulen werden Kräuterkurse angeboten. Wer Erfahrungen in der Biolandwirtschaft, mit dem Sennerleben und im Kräuteranbau machen möchte, kann über die Organisation WWOF (World-Wide-Opportunities On Farms) bei mir am Hof mithelfen.

Was ich dir und mir wünsche

- Genieße es, dass du in einem wunderbaren Land wohnst, wo es (noch) Natur pur gibt! Gehe respektvoll mit dem Boden um.

- Lerne zu schätzen, was dir bisher vielleicht verborgen blieb und worauf ich mit diesem Buch aufmerksam machen möchte!
  Nur ein Beispiel: Sogenannte Unkräuter sind oft die größten Schätze der Natur, etwa Gundelrebe und Brennnessel.

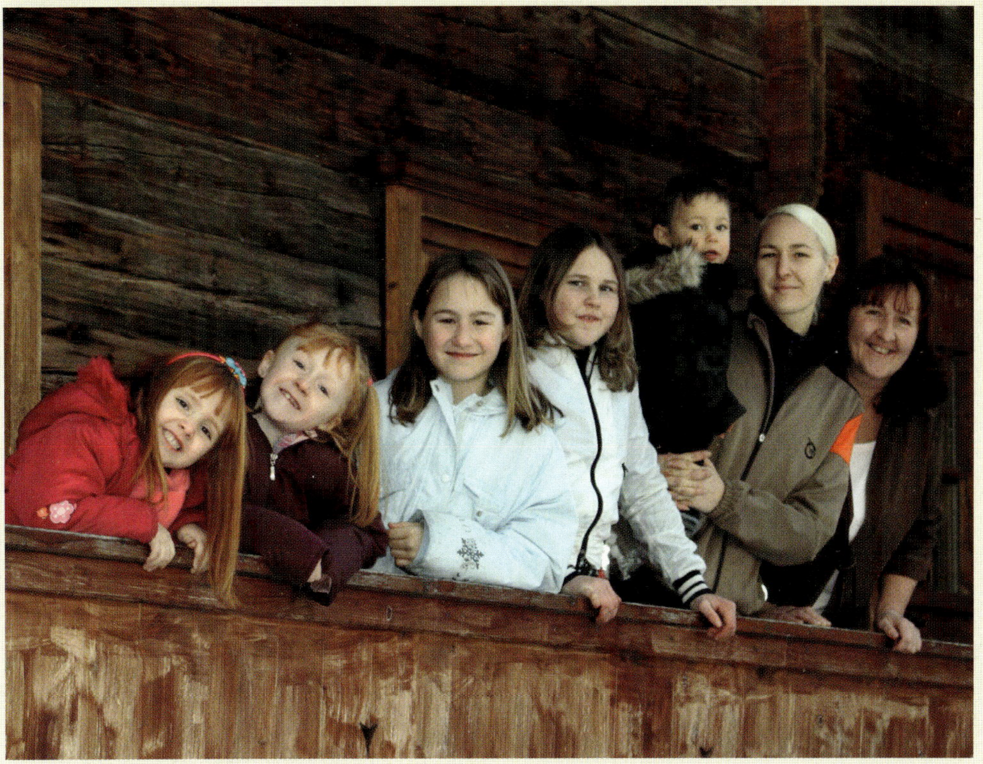

Auf unserem Bauernhof treffen sich die Generationen.
Der Zusammenhalt in der Familie ist das größte Geschenk im Leben

- Schütze und nutze das, was vor deiner Haustür liegt!
- Pflücke dir deine Gesundheit und mach dabei einen Schritt nach dem anderen, in deinem Tempo, aber konsequent. Die Gesundheit lässt sich nicht kaufen.
- Sorge dafür, dass das Gute, das wir haben, erhalten bleibt, und arbeite daran, dass die negativen Einflüsse zurückgedrängt werden!
- Übernimm Verantwortung für dich, deine Umwelt und deine Familie!
- Trage deinen Teil dazu bei, dass altes Wissen nicht verloren geht!
- Vergiss niemals deine Wurzeln!
- Unterstütze insbesondere deine Kinder dabei, all das zu erfahren, zu verinnerlichen und weiterzutragen!

Jede(r) kann etwas dafür tun, dass die Kräuter und das Wissen um ihre Kraft mit der nächsten Generation weiterleben. Ich bekenne mich dazu, Mutter und Bäuerin zu sein. Immer wieder will man im Leben alles planen, aber eigentlich bedarf es nur der Liebe, um zu wissen, ob man eine Mutter wird oder auch die Strapazen eines Lebens als Bäuerin auf sich nehmen will. Mit der Liebe zusammen gibt es kein „Nein" oder „Wann".

Eure Gertrude Messner

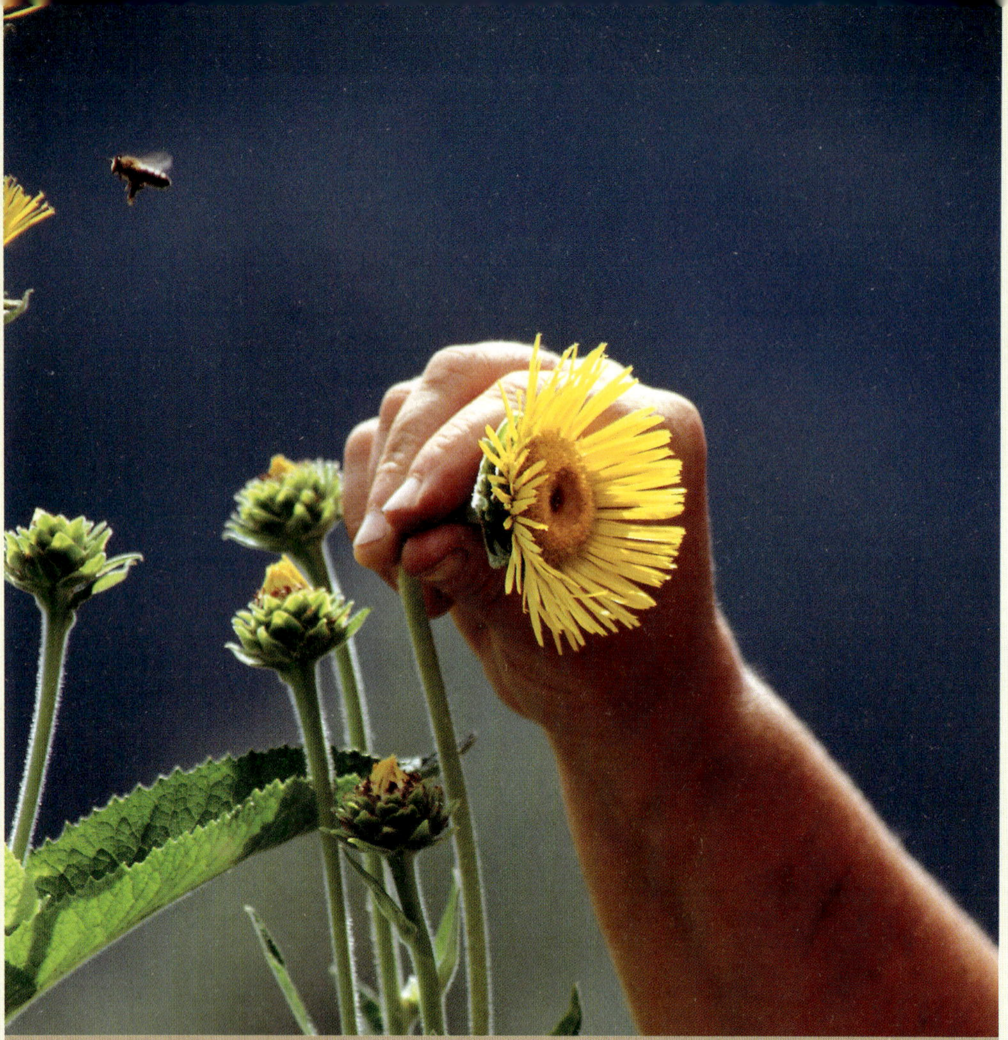

Vom Umgang mit Kräutern

Die meisten in diesem Buch erwähnten Kräuter wachsen bei uns in der freien Natur. Wie du sie am besten sammelst und konservierst, beschreibe ich in diesem Kapitel. Aber du kannst auch selbst dafür sorgen, deinen Bedarf an Kräutern abzudecken, indem du einige ausgewählte Kräuter anpflanzt. Auch dazu findest du hier hilfreiche Hinweise. Schließlich sollen die Kräuter in unterschiedlichen Formen genutzt werden – z.B. als Tees oder als Öle. Wer meine ersten beiden Bücher kennt, ist mit diesen Tipps schon weitgehend vertraut, aber gerade jene, die neu in das Thema einsteigen, sollten diese Bemerkungen unbedingt sorgfältig lesen.

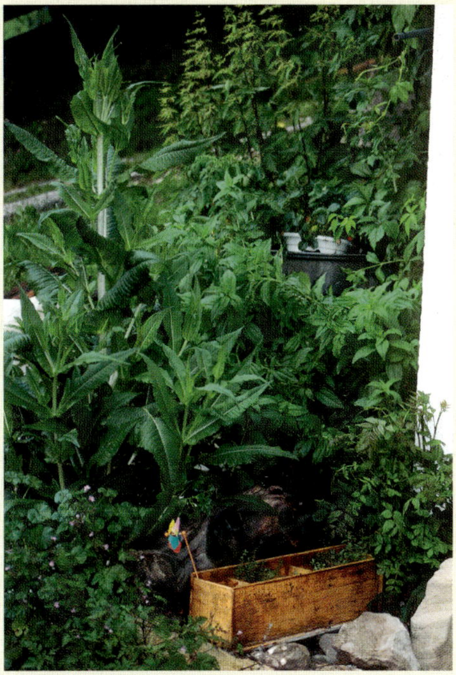

Denke bei der Gestaltung deines Gartens auch an Kräuter

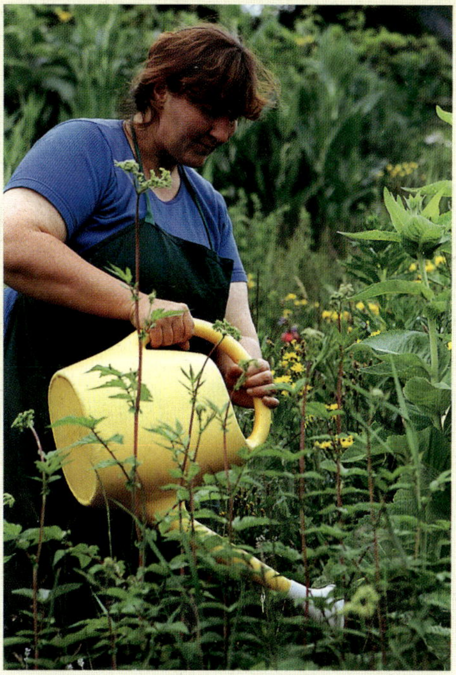

Die Pflege von Kräutern ist sehr einfach

Kräuter pflanzen

Warum Kräuter selbst anpflanzen?

Das Sammeln in der freien Natur ist etwas mühselig und für manche Menschen aus zeitlichen und gesundheitlichen Gründen nicht möglich. Außerdem: Je mehr Menschen der Kraft der Kräuter vertrauen und auf den Geschmack kommen, desto größer wird die Gefahr, dass der Bestand gewisser Pflanzen schrumpft. Die Naturschutzbestimmungen sind ja aus gutem Grund eingeführt worden. Deswegen möchte ich einige Hinweise geben, wie man selbst einen Kräutergarten anlegen kann. Da mir bewusst ist, dass (leider) nicht jede Leserin bzw. jeder Leser einen Garten sein Eigen nennen darf, habe ich auch und besonders an jene gedacht, die nicht viel Raum zur Verfügung haben.

Tipps für das Anlegen eines kleinen Kräutergartens

Man kann ausgehöhlte Baumstämme, Blumentröge aller Art, in Birkenholz eingefasste Kleingärten bzw. Gefäße nach Lust und Liebe (auch aus Ton) verwenden. Sowohl selbst gebaute als auch in Gärtnereien gekaufte Gefäße kommen in Betracht. Diese kann man übrigens überall aufstellen, also etwa auch am Balkon. Die Pflanzenerde besteht am besten aus Erde von Maulwurfshügeln (auf Tirolerisch „Scherhaufen"), denn Maulwürfe fördern die mineralstoffreichste Erde von unten nach oben. Früher verwendeten Bäuerinnen fast ausschließlich diese Besonderheit als Blumenerde. Man kann dieses Ausgangsmaterial mit Kompost oder Mist mischen.

Meiner Meinung nach kommt man im Leben grundsätzlich mit nur drei Pflanzen aus. Es handelt sich um die drei wichtigsten Pflanzen, die sogenannten

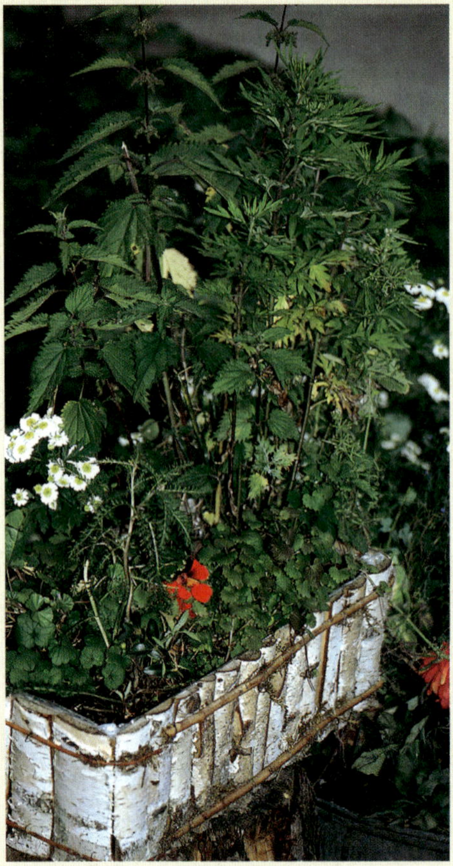

Auch auf kleinstem Raum kann eine Kräutervielfalt gedeihen

Universalpflanzen, die den größten Bereich unserer Gesundheitsvorsorge abdecken: Brennnessel, Schafgarbe und Ringelblume. Sie sind leicht auch im Blumentopf zu kultivieren, mit einer kleinen Einschränkung bei der Brennnessel, die innerhalb von 2 bis 3 Jahren auch im Blumentopf überhandnehmen und unkontrollierbar wuchern wird. Insofern würde ich empfehlen, Brennnesseln lieber aus der Natur zu holen, denn man findet sie praktisch überall. Man kann die Brennnessel im Blumentrog durch eine andere Pflanze ersetzen. Gut eignen sich Gundelrebe, Beifuß oder Käsepappel. Letztere Empfehlung mag manche überraschen, aber ich lege die Käsepappel jedem deswegen so ans Herz, weil ich sie für eine schützenswerte Pflanze halte, die auf Grund ihrer positiven Wirkung für Haut und Magen eine Berechtigung hat, im Garten zu sein, heutzutage aber oft übersehen wird. Wie setzt man die ausgewählten Pflanzen nun ein? Am besten ist es, einfach Wildpflanzen zu nehmen. Teilweise gibt es sie auch in Gartengeschäften, wenn man Schwierigkeiten hat, sie in freier Natur zu finden.

Wenn man die gewünschte Pflanze gefunden hat, entnimmt man sie mit der Wurzel, indem man sie vollständig ausgräbt, und zwar so unbeschädigt wie möglich. Man schneidet sie anschließend auf circa 15 cm zurück und lässt sie neu austreiben (Ausnahmen: Gundelrebe wächst immer, ebenso wie die Käsepappel).

Eine Ausnahme ist die Ringelblume, hier sollte man sich Samen besorgen und diese in die Erde stecken.

Pflege

Kräuter sind sehr pflegeleicht. Man muss sie nur gießen, wenn sie sichtbar ausgetrocknet sind und wenn es lange nicht geregnet hat. Auf keinen Fall darf man sie düngen, es sei denn, man verwendet reine Kräuterdüngemittel (z.B. Brennnesseljauche). Wenn, dann düngt man erst beim Umtopfen ein wenig. Viel effektiver ist es allerdings, jedes Jahr die Erde zu erneuern.

Nun muss man die Kräuter nur noch regelmäßig ernten, ernten, ernten.

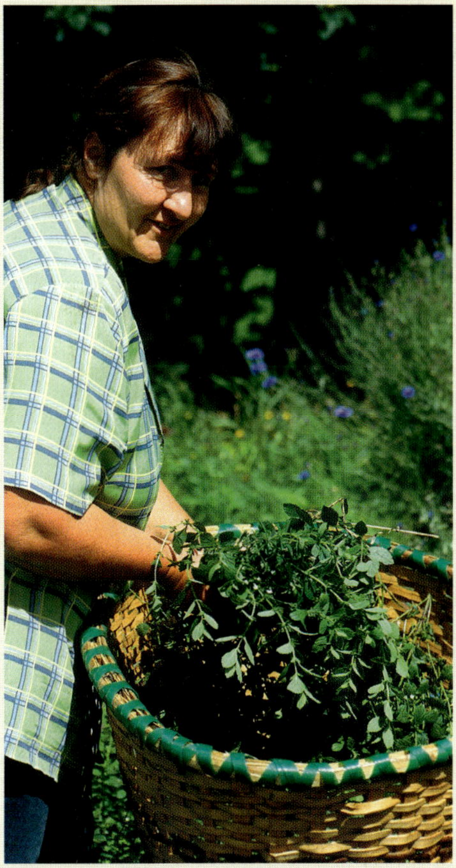

Am schonendsten lassen sich Kräuter in Körben transportieren

Kräuter sammeln

Nur die richtigen Kräuter sammeln

Werden Pflanzen in der freien Natur gesammelt, denk bitte daran, nur Pflanzen zu verwenden, die du wirklich gut kennst (insbesondere bei Doldengewächsen ist Vorsicht geboten, denn die sind zum Teil giftig). Lass dich beim Sammeln nicht auf Pflanzen ein, die du nicht genau bestimmen kannst.

Den geeigneten Platz finden

Außerdem solltest du es vermeiden, Pflanzen an stark befahrenen Straßen zu sammeln, weil die Qualität der Kräuter dort natürlich schlechter ist. Auch sollte es kein bevorzugter Spazierweg von Hundehaltern und ihren Tieren sein, wo du deine Pflanzen sammelst.

Die Wahl des Zeitpunktes

Grundsätzlich wird allerorts von Kräuterkundigen empfohlen, Wurzeln im Frühjahr und Herbst bei Vollmond zu sammeln, da sie zu diesem Zeitpunkt die größte Kraft haben. Bei Blüten und Blättern gibt es von Pflanze zu Pflanze sehr unterschiedliche Empfehlungen (siehe die einzelnen Kräuterporträts). Nicht immer kann man diesen Empfehlungen genau Folge leisten, da manchmal Wetter und sonstige Umstände dies verhindern. Ich glaube jedoch, dass man grundsätzlich besser etwas tun sollte, als es sein zu lassen. Es hat keinen Sinn, sich sklavisch an ein festgesetztes Datum zu halten, wenn die äußeren Umstände es nicht zulassen. Am besten sammelt man die Pflanzen möglichst bald vor oder nach dem vorgesehenen idealen Termin, sobald sie abgetrocknet sind. Die Inhaltsstoffe sind nachweislich immer da. An einem ungünstigen Tag gesammelt fehlt höchstens die gewisse letzte Schwingung, das i-Tüpfelchen.

Am geschicktesten ist es, Pflanzen zu sammeln, die von vornherein frisch und sauber sind; ein sehr günstiger Zeitpunkt ist etwa ein sonniger Tag nach regnerischem Wetter. Die Kräuter müssen nicht extra gewaschen werden, wodurch die Öldrüsen schwer geschädigt würden. Man erntet prinzipiell am Vormittag nach dem Tau, wenn die Pflanze bereits trocken ist.

Die Regeln einhalten

Vergiss nicht, bei der Wildsammlung alle Naturschutzbestimmungen einzuhalten, um den Pflanzenbestand nicht zu schwächen. Unter keinen Umständen dürfen geschützte Pflanzen gepflückt werden, auch nicht in kleinen Mengen.

Am besten ist es ohnehin, jene Pflanzen, die man braucht, wie unsere Vorfahren dann gleich im Garten anzusetzen und so seinen Eigenbedarf zu decken. Ansonsten kann ich dir nur empfehlen, die benötigten Kräuter in der Apotheke zu besorgen.

Die gesammelten Kräuter unbeschadet nach Hause bringen

Die Kräuter sollte man nicht zu lange herumtragen und luftig transportieren. Ich schwöre auf die wunderbare Tradition, Kräuter in Körben zu tragen. Auch Stofftaschen erfüllen ihren Zweck. Festes Zusammenpressen der Kräuter ruft eine Erwärmung hervor, die bereits eine Verpilzung in Gang setzen kann.

Die weiteren Schritte

Die Kräuter müssen so rasch wie möglich weiterverarbeitet werden. Einfach die Blätter vom Stängel abstreifen, den Stängel extra trocknen (er trocknet schneller als der Rest der Pflanze) und am Ende wieder zum Tee hinzufügen.

Nicht alle Kräuterkundigen sind dieser Meinung. Ich vertrete den Standpunkt, dass es besser ist, die gesamte Pflanze zu verwenden, weil die Einheit der Pflanze besser in der Lage ist, die Einheit unseres Körpers wiederherzustellen. Alle Teile zusammen können ihre Wirkungsweise noch besser entfalten als die Aromastoffe etwa der Blätter alleine. Ich glaube fest daran, dass die Härte des Stängels in die Wirkkraft des Tees einfließt und beispielsweise den Stützapparat stärkt.

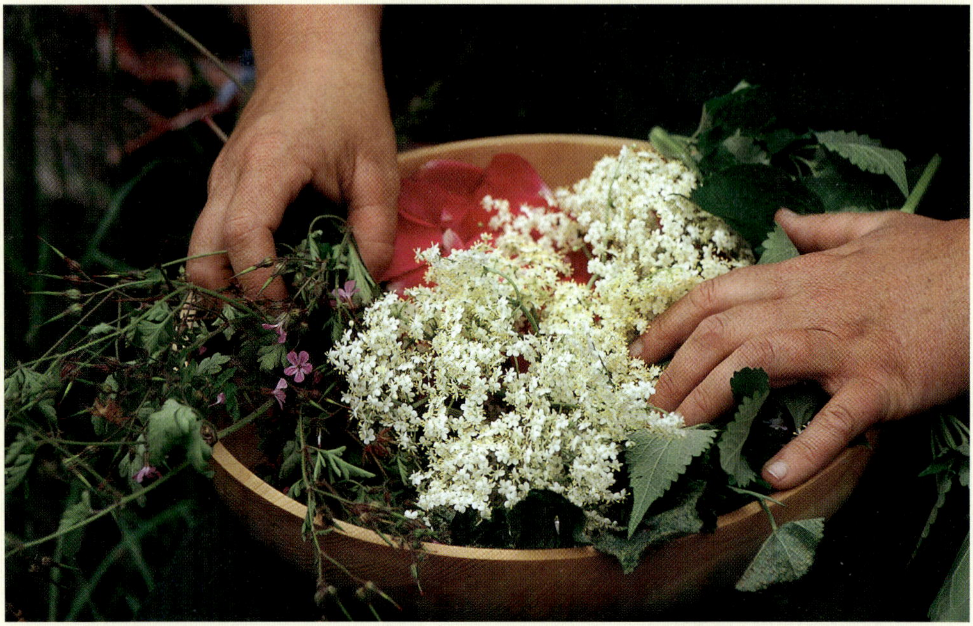

Es ist besser, die gesamte Pflanze zu verwenden, weil die Einheit der Pflanze der Einheit unseres Körpers entspricht

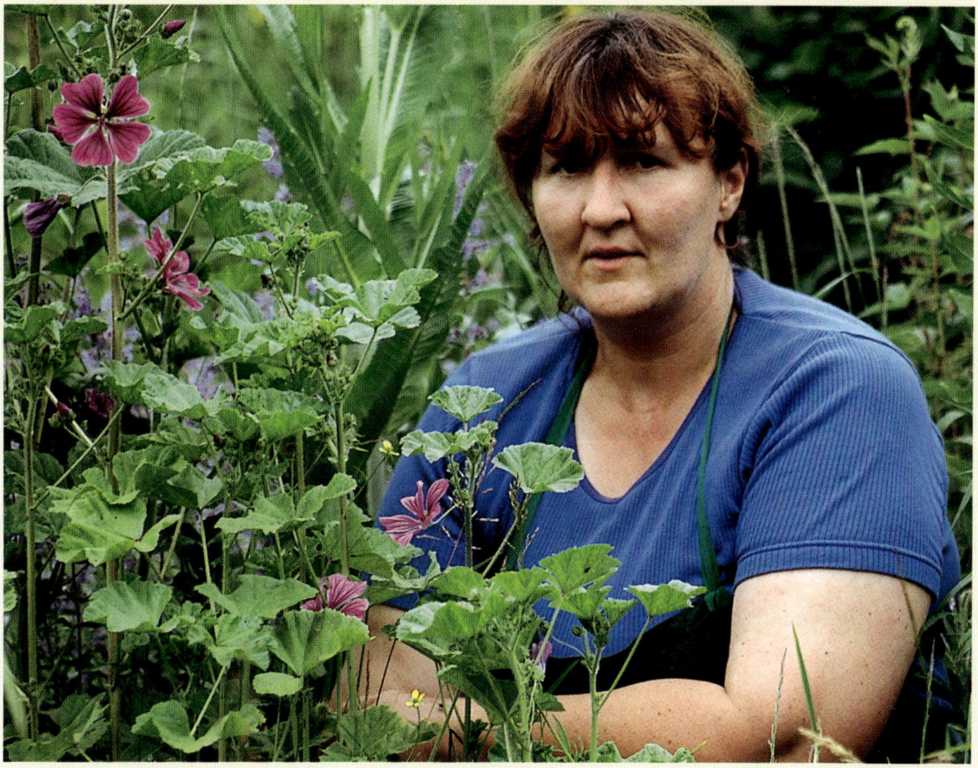

Welche Kräuter angepflanzt werden sollen, hängt von den Bedürfnissen der einzelnen Familienmitglieder ab

Kräuter trocknen

Nicht ausschließlich trocknen

Man sollte grundsätzlich alle Pflanzen so frisch wie möglich verwenden, denn dann besitzen sie die meisten Inhaltsstoffe. Aber gerade in unseren Breitengraden, wo der Winter oft sehr lang sein kann, kommt man um das Trocknen nicht herum. Es ermöglicht eine gewisse Bevorratung, aber Kräuter sollen nicht ausschließlich getrocknet werden.

Einen Jahresplan erstellen

In diesem Zusammenhang möchte ich erwähnen, dass man sich rechtzeitig darüber Gedanken machen sollte, wie man seinen Eigenbedarf das ganze Jahr hindurch abdecken kann. Selbstverständlich kann man nicht alle Kräuter ununterbrochen lagern oder gar in bereits verarbeiteter Form zu Hause haben, zumal jedes Kraut im Laufe von einem Jahr seine Wirkung verliert. Vernünftiger ist es, eine Art Jahresplan zu erstellen. Man stimmt ihn auf die Bedürfnisse der Familie ab, indem man die individuelle Disposition, die häufig auftretenden Krankheiten, chronischen Beschwerden und Schwachstellen für jedes Mitglied analysiert. Davon ausgehend bestimmt man, welche Pflanzen und wie viel von ihnen man sammelt. Es gibt z.B. Menschen, die häufig Schnupfen, aber sonst keine Beschwerden haben oder einmal im Jahr an Grippe erkranken. Eine gewisse Möglichkeit der Planung ergibt sich dadurch schon.

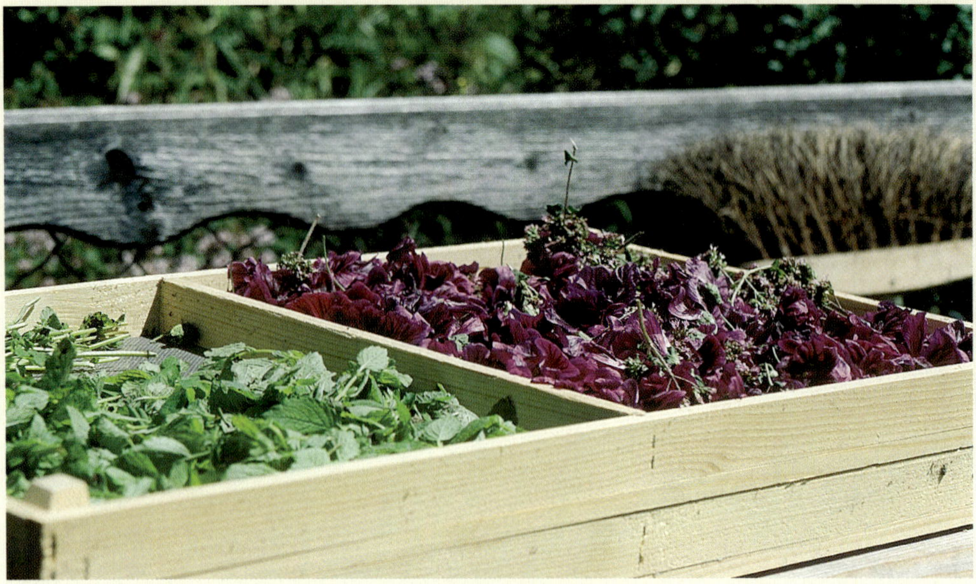

Das Trocknen mit Holzrahmen hat sich bewährt. Die Vorrichtung kann man ganz einfach selbst basteln

Die Universalkräuter immer zur Verfügung haben

Darüber hinaus ist man durch die sogenannten Universalkräuter (Brennnessel, Ringelblume, Schafgarbe), die du wie oben beschrieben überall anpflanzen kannst, für die meisten unerwartet auftretenden Beschwerden gerüstet.

Trocknen am Dachboden oder in der Wohnung

Nun zum Trocknen selbst. Am einfachsten ist es, die Kräuter am Dachboden in Bündeln aufzuhängen, wenn man viel Platz zur Verfügung hat.

Wer alle unten angeführten Möglichkeiten aus praktischen Gründen nicht durchzuführen vermag, kann auch nur Tücher oder Papier am Boden auflegen. Blätter und Stängel sollte man getrennt trocknen. Dabei sollten die Temperaturen 35 °C nicht überschreiten.

Trocknen mit Holzrahmen

Du kannst auch selbst eine Vorrichtung zum Kräutertrocknen basteln: Baue einfach einen Holzrahmen, auf dem du ein Fliegengitter anbringst. Man kann auch mehrere Schichten solcher Rahmen übereinander lagern oder ein Gestell mit Querbalken, auf denen sich die Kräuter einschlichten lassen, bauen; wichtig ist nur, dass zwischen den einzelnen Ebenen 10 bis 15 cm Raum sein muss, damit die Luft zirkulieren kann. Die Tür zu dem Zimmer, in dem getrocknet wird, sollte aus demselben Grund offen bleiben.

Trocknen mit elektrischen Hilfsmitteln

Während Kräuter hitzeempfindlich sind, können bei Wurzeln und Rinden höhere Temperaturen verwendet werden, etwa in einer Hausdörrmaschine oder im Heißluftherd.

Aufbewahrung

Aufbewahrt werden die Kräuter in gut verschließbaren Papiersäcken oder in Gläsern, auf jeden Fall dunkel, luftig, aber trotzdem geschlossen, damit sich keine Motten über das Kraut hermachen. Bei frisch getrockneter Ware setzt sich durch die Restwärme Wasser ab. Etwa eine Woche lang sollte man deswegen das Glas mit einem Tuch abdecken. Erst wenn die Kräuter ausgedampft bzw. ausgekühlt sind, kann man das Glas verschließen. Die Gläser werden schließlich mit Datum und Namen versehen und dunkel aufbewahrt.

Haltbarkeit

Als Faustregel gilt: Je geringer die Lichteinwirkung, desto länger können die Kräuter gelagert werden. Bei guter Lagerung halten sie ca. ein Jahr. Danach sollten die Kräuter nur für Fußbäder verwendet oder dem Kompost zugeführt, jedenfalls nicht mehr als Tee getrunken werden, da die Wirkstoffe verloren gehen. Man erkennt die Qualität am Aussehen und Duft der Kräuter. Das Aroma nimmt ab; Minze riecht z.B. nicht mehr nach Minze. Außerdem werden die Farben weniger intensiv, z.B. verblasst das charakteristische Orange der Ringelblume zu hellgelb.

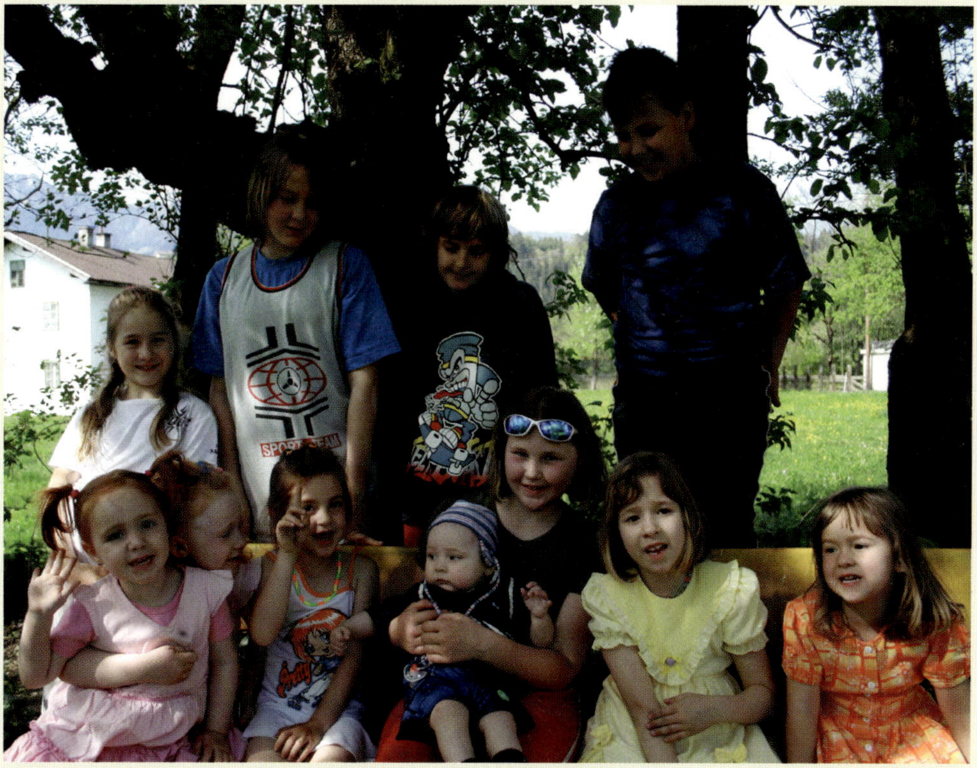

Auch Kinder haben Freude am Sammeln, Trocknen und Weiterverarbeiten von Kräutern

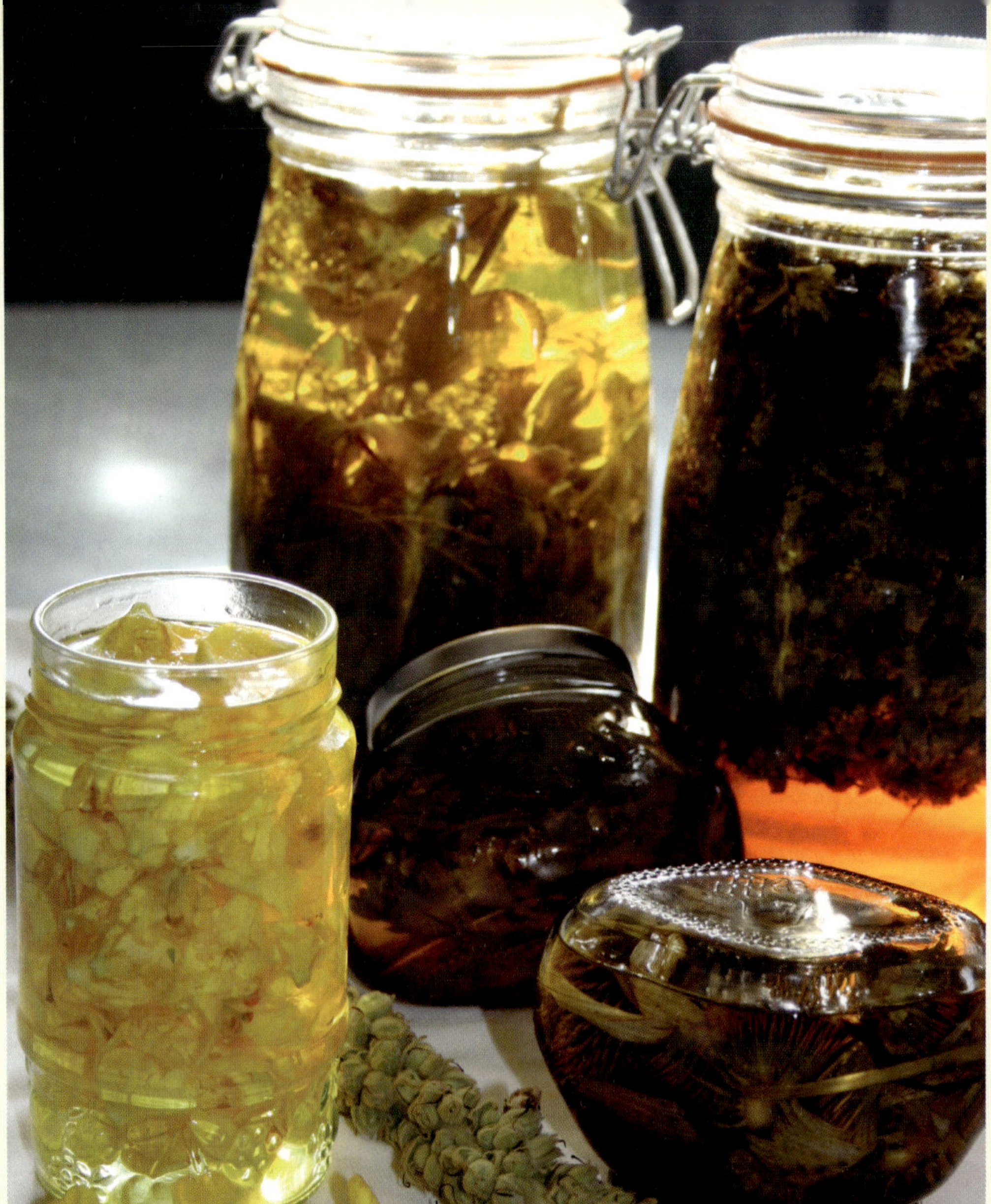

◆ Kräuter für Kinder verarbeiten

In der Folge stelle ich kurz die wichtigsten Verarbeitungsmethoden für Kräuter vor. Lies in diesem Kapitel nach, wenn dir die Anweisungen bei manchen Rezepten zu wenig ausführlich erscheinen und Fragen offenbleiben. An die Angaben in diesem Kapitel kannst du dich überall dort halten, wo es bei den Rezepten nicht anders beschrieben ist.

Tee

Generell gilt: Bei 80 kg Körpergewicht 1 Teelöffel Kräuter pro Tasse, bei Kindern mit ca. 20 kg entsprechend nur 1/4 Teelöffel auf jede Tasse.

Man kann aber auch gut mit der Brühzeit etwas variieren, von mindestens 3 Minuten bis 5 Minuten.

Gerade beim Tee gibt es viele Möglichkeiten, wie man ihn zubereitet:

- Am häufigsten wird in der Kräuterwelt der Aufguss (Infus) verwendet: 2 Teelöffel Blätter, Blüten und Samen mit 1/4 Liter kochendem Wasser überbrühen und zwischen 3 und 15 Minuten ziehen lassen. Man lässt den Tee zugedeckt ziehen, weil sonst die ätherischen Öle verloren gehen. Eine Ausnahme bildet Salbei: Bei ihm ist es besser, den Tee offen ziehen zu lassen!
- Für einen **Absud** die Kräuter kurz in Wasser aufkochen und einige Minuten ziehen lassen.
- Weiters gibt es das Wort **Abkochung** (Dekokt). Es werden Wurzeln, Rinden, Samen und Früchte mit kaltem Wasser aufgestellt. Zum Kochen bringen, entweder nur kurz aufwallen lassen oder je nach gewünschter Stärke kochen (für normale Stärke 5 Minuten). Für einen starken Tee so lange kochen lassen, bis die Flüssigkeit auf die Hälfte reduziert ist.
- Ein **Kaltwasserauszug** (Mazerat) bietet sich gerade bei Pflanzen mit vielen Schleimstoffen an (z.B. Eibisch, Leinsamen, Baldrian, Isländisches Moos). Am besten den kalten Ansatz über Nacht stehen lassen und am Morgen nur mehr warm machen.
  Im Prinzip kann man jeden Tee so zubereiten. Diese Zubereitungsart ist bei uns noch nicht so lange bekannt und setzt sich leider nur langsam durch.

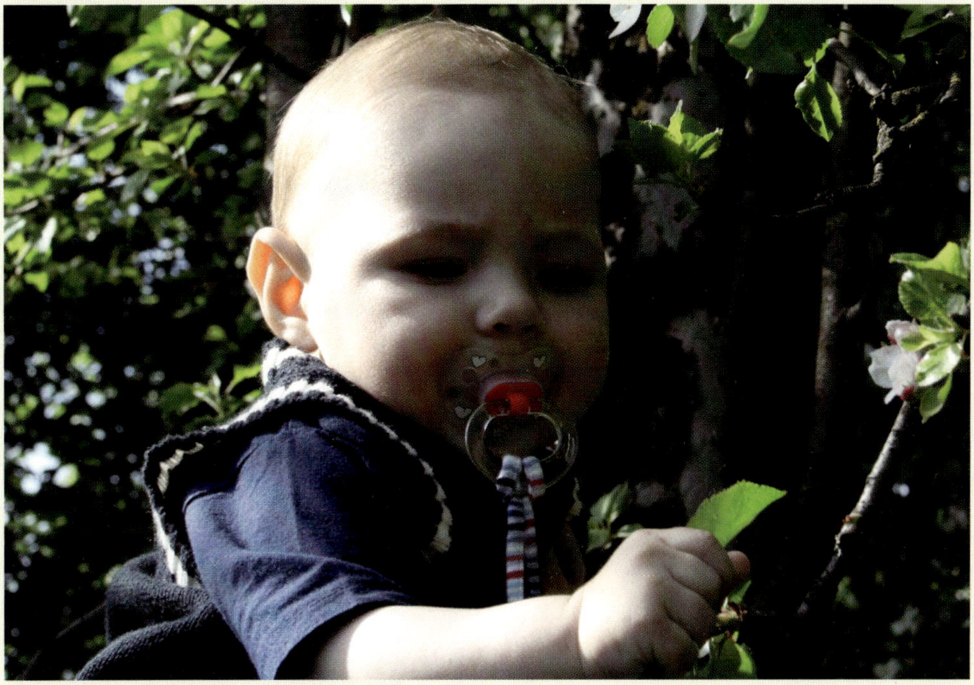

Kinder möglichst früh an die Natur heranführen

Kräutersack

Säcke, mit verschiedenen Kräutern gefüllt, werden auf eine Wärmequelle gegeben und anschließend warm oder feucht-warm aufgelegt.

Tinkturen

Dabei handelt es sich um ein Produkt aus den getrockneten Pflanzen, die in Alkohol ausgezogen werden.

Allgemein wird dies so gemacht: 1/3 Pflanzenmaterial mit 2/3 Alkohol (38%) in einem Glas ansetzen und 3 Wochen stehen lassen – am besten im Warmen in der Küche, der Ansatz muss nicht in die Sonne. Wurzeln werden mit 60%igem Alkohol oder nach Rezept verarbeitet.

Essenzen

Essenzen sind ein alkoholischer Auszug aus den frischen Pflanzen. 1/3 Pflanzen mit 2/3 Alkohol (38%) in ein Glas füllen und 3 Wochen stehen lassen.

Die Begriffe Tinktur und Essenz werden oft gleichbedeutend verwendet, obwohl es sich um zwei unterschiedliche Verarbeitungsmethoden handelt. Z.B. ist eine sogenannte „Kamillentinktur" in Wirklichkeit meist ein Frischpflanzenauszug, aber der Begriff Essenz ist unter Kräuterfachleuten nicht gebräuchlich.

Noch eine Bemerkung zu Essenzen und Tinkturen

Die vorgestellten Rezepte für Tinktur und Essenz sind bewusst sehr einfach gehalten. Im Österreichischen Arzneibuch finden sich genauere Zusammensetzungen, es obliegt aber Apothekerinnen und Apothekern, solche Auszüge herzustellen. Es ist nämlich nicht so einfach, die richtigen Alkoholprozentangaben für verschiedene Pflanzen herauszufinden und einzuhalten, und hier kommt

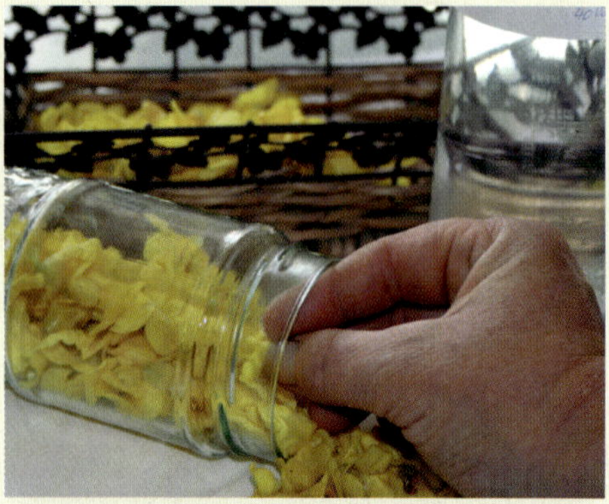

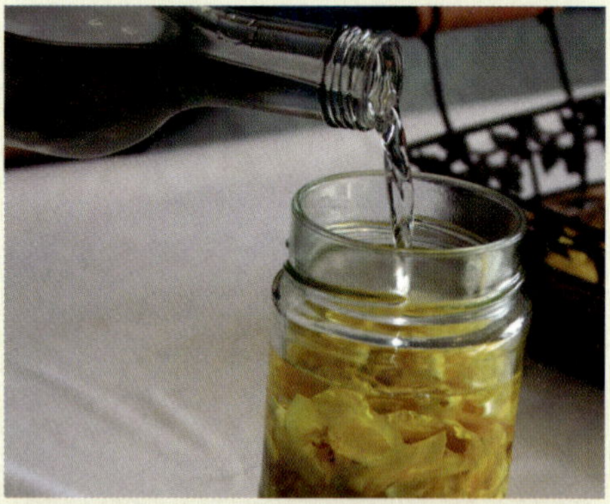

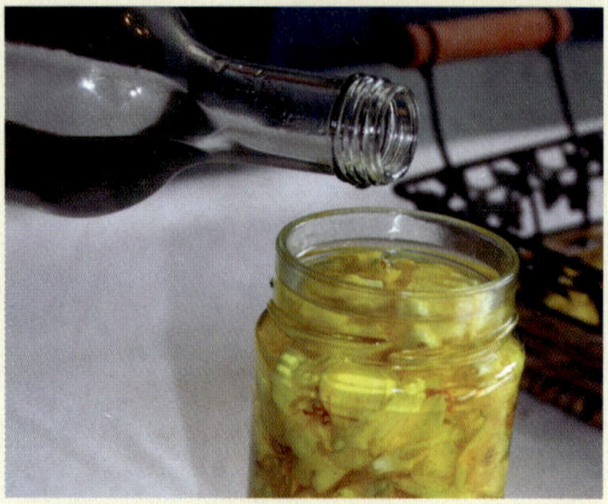

1. Für eine Tinktur oder eine Essenz ein weites Glas zur Hälfte mit getrockneten oder frischen Pflanzen füllen
2. Mit Alkohol aufgießen
3. Drei Wochen lang stehen lassen

es wirklich darauf an, sich sehr genau an die Vorgaben zu halten.

In der Volksheilkunde verwendet man üblicherweise pauschal 38%igen Schnaps für Blüten und Blätter bzw. 60%igen Alkohol für Rinden und Wurzeln. Für den gewöhnlichen Hausgebrauch reichen solche Faustregeln vollkommen aus.

Salbengrundlage

Zutaten: 60 g Oliven-, Jojoba- oder Mandelöl, 20 g Lanolin/Wollfett/Wollwachs 6 g Kakaobutter, 6 g Bienenwachs
Zubereitung: Alle Zutaten werden im Wasserbad langsam erwärmt und kaltgerührt. Danach 10- bis 15%ige Essenz oder Tinktur einarbeiten. Mit ätherischen Ölen kann man das Ergebnis verfeinern. Noch schneller geht es mit Eucerinum anhydricum (aus der Apotheke). Diese Grundlage ebenfalls erwärmen, bis sie schmilzt. 1/3 Tinktur, Essenz oder Frischpflanzen dazugeben und abfüllen.

Öl

Ein Glas bis zur Hälfte mit Pflanzen füllen und mit Olivenöl aufgießen. 3 Wochen stehen lassen. Wichtig: Ölansätze brauchen Wärme, aber keinen Sonnenschein (Ausnahme: Johanniskraut).

Für die Herstellung sind Olivenöl oder sonstige gute Öle zu bevorzugen, denn wenn man sich schon die Mühe macht, sollte der Ölansatz auch etwas Besonderes sein. Gutes Olivenöl hält ca. 2 Jahre.

Badezusätze

Dafür braucht man starke Teeauszüge (10-15 Minuten ziehen lassen). Es gehen auch Öle, die mit Kräutern angesetzt werden – da aber unbedingt Sahne oder Honig dazugeben, sonst schwimmt das Fett oben und mischt sich nicht mit dem Wasser.

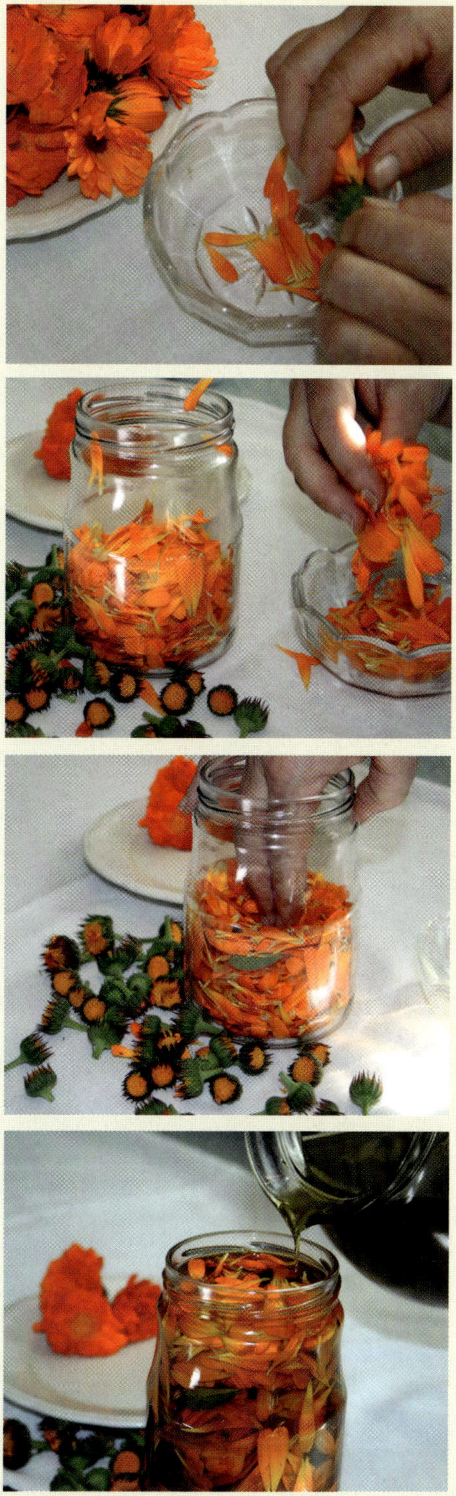

Ein Ölansatz mit Ringelblumen

Verreibungen

Besonders bei Menschen, die keinen Alkohol vertragen, oder bei Kindern bietet sich das Verreiben von Kräutern an. 2 Esslöffel Milchzucker, Staubzucker oder Molkepulver in einen Mörser geben. Mit einigen frischen Blättern so lange verreiben, bis eine pulverige, trockene Mischung von meist grünlicher Farbe entsteht. Das kann mit allen Pflanzen gemacht werden, außer mit Rinden und Wurzeln. Diese Verreibung messerspitzenweise einnehmen, Kindern kann sie mit einem Löffelchen direkt in den Mund gegeben werden.

Mit dieser Methode werden die Inhaltsstoffe herausgelöst, damit sie dem Körper auf andere Weise als mit Alkohol zugeführt werden können. Zucker- und andere Verreibungen bringen den Wirkstoff gut heraus und stellen eine sinnvolle Alternative zu Tinktur, Essenz und Tee dar.

Pulver

Gut getrocknete Pflanzen werden in einer alten Kaffeemaschine oder mit dem Mörser zu feinem Pulver verrieben. Dafür eignen sich besonders Samen und Wurzeln, aber auch Blätter. Das Pulver kann direkt in den Mund oder bei Kindern zwischen zwei Oblaten eingestreut werden.

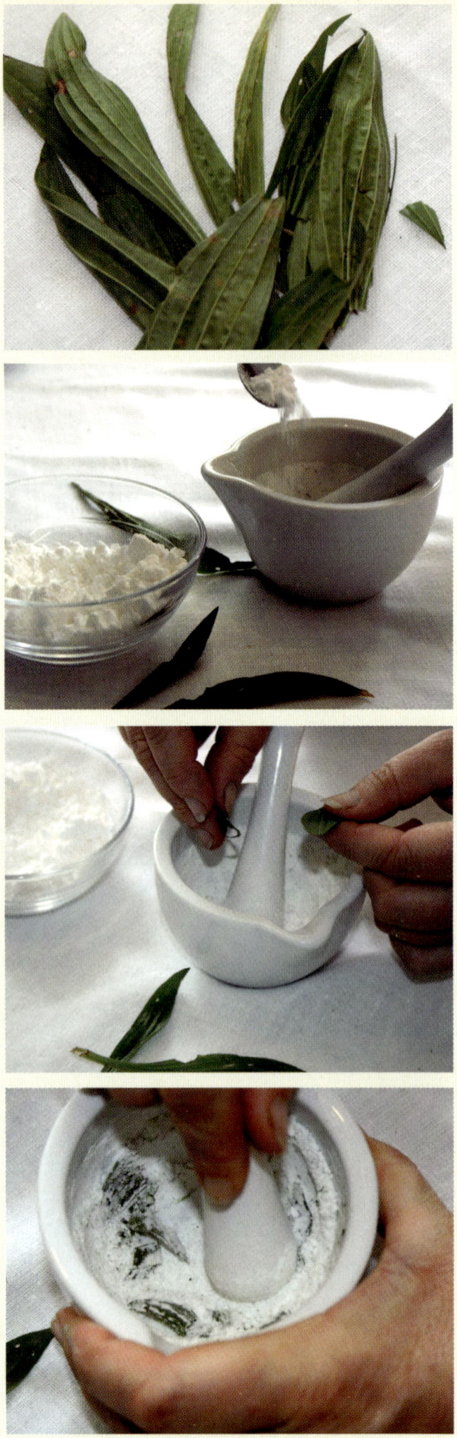

Für eine Verreibung Kräuter mit Milchzucker, Staubzucker oder Molkepulver in einem Mörser vermischen

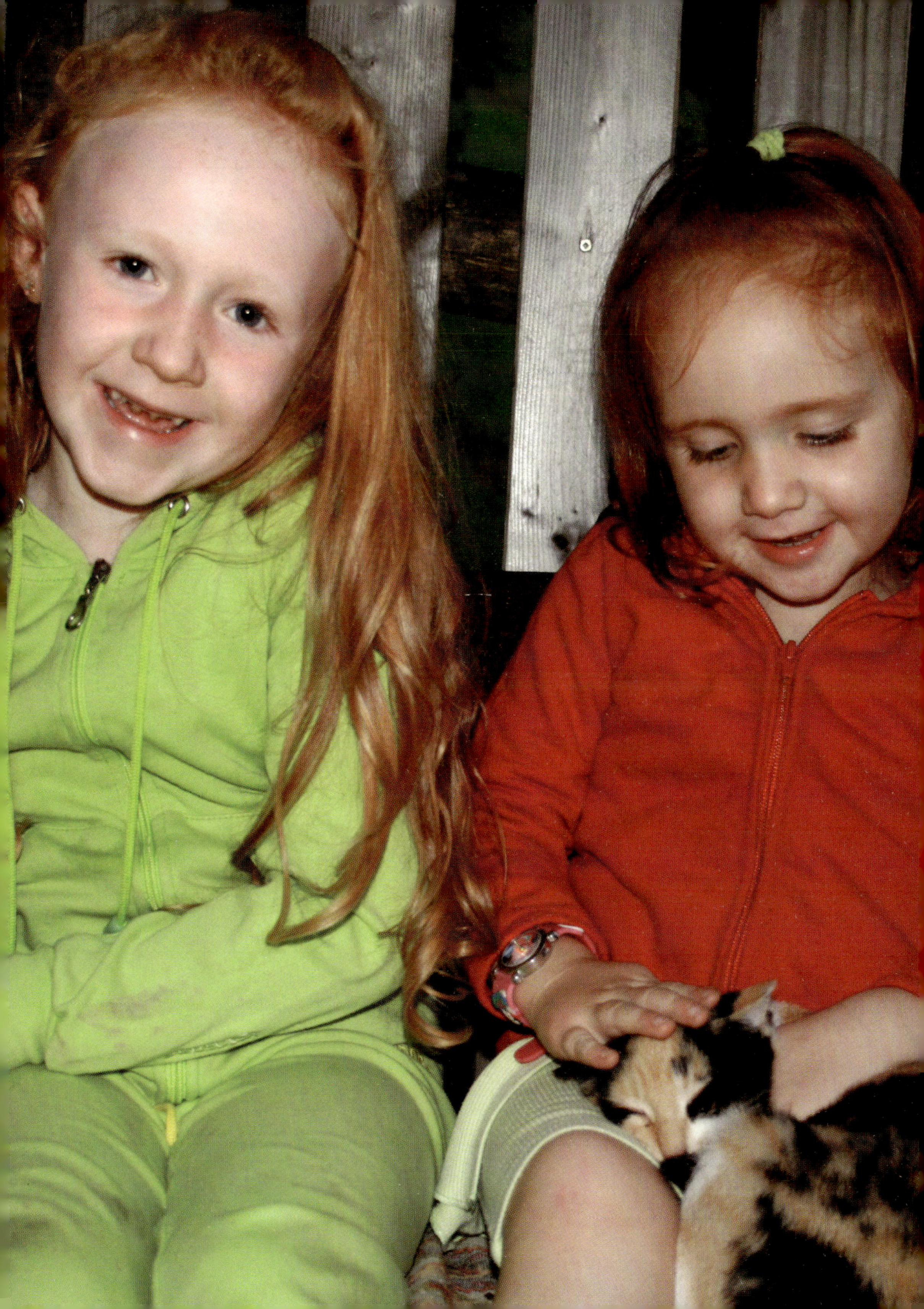

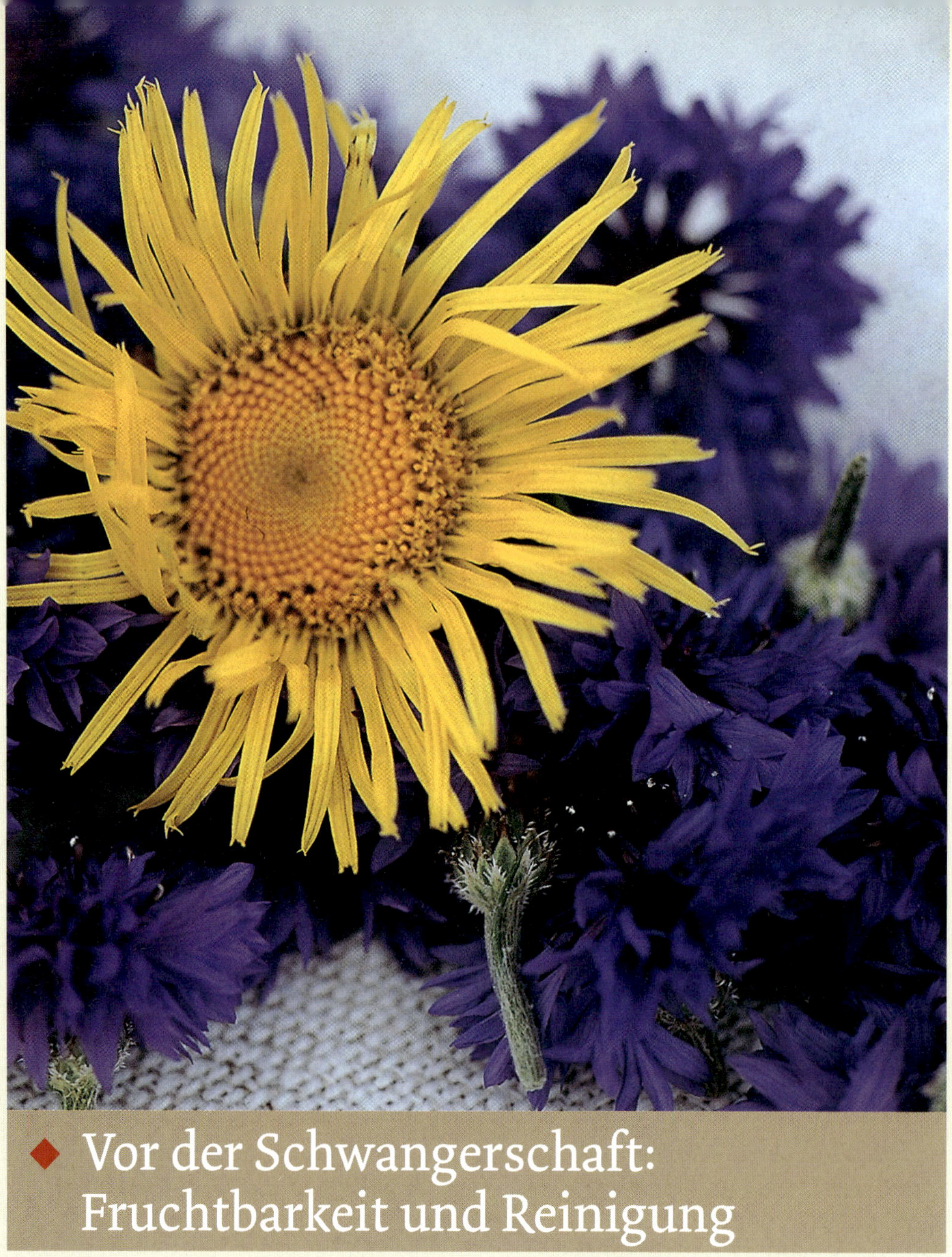

Vor der Schwangerschaft: Fruchtbarkeit und Reinigung

Die Vorbereitung auf eine Schwangerschaft wird von Frauen oft vernachlässigt, obwohl es da einiges zu beachten gibt. Probleme mit der Fruchtbarkeit treten heutzutage ja häufig auf, hier können einfache Mittel hilfreich sein. Wenn eine Schwangerschaft geplant wird, sollte der Körper vorher von Giftstoffen gereinigt werden.

Allgemeine Reinigung auch in der Pillenpause

Die Antibaby-Pille liefert Hormone, die im Körper eine Art Schwangerschaft vortäuschen und so eine Verhütung bewirken. Nach dem Absetzen der Pille sollte unbedingt eine Reinigung vorgenommen werden, hierzu gehört auf jeden Fall eine Leberreinigung.

◆ Rezept: Lebertee

Zutaten:
2 Teile Löwenzahnwurzel
1 Teil Klettenwurzel
1 Teil Rosmarin
2 Teile Brennnessel
1 Teil Gundelrebe
Zubereitung und Anwendung: 1 Teelöffel mit 1/4 Liter kochendem Wasser überbrühen und 5 Minuten ziehen lassen. 3-4 Wochen lang 2-3 Tassen am Tag trinken.

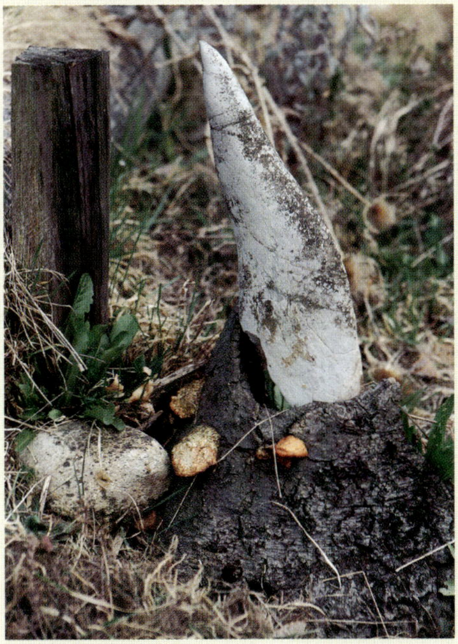

Eine standfeste Seele ist eine gute Voraussetzung für eine Schwangerschaft

◆ Rezept: Schleimhautsanierung

Zutaten:
30 g Beifuß
20 g Birkenblätter
50 g Frauenmantel
20 g Gänseblümchen
20 g Löffelkraut
20 g Sanikel
50 g Schafgarbe
20 g Stiefmütterchen
20 g Taubnessel
Zubereitung und Anwendung: 2 Teelöffel pro Tasse mit ca. 200 ml kochendem Wasser übergießen, 12 Minuten ziehen lassen. 6-8 Wochen täglich 1/2 bis 1 Liter Tee trinken.

Entgiftung, die schmeckt

Um den Uterus zu durchbluten, eignen sich einige wärmende Gewürze, vor allem Zimt und Ingwer.

Zimt ist ganz einfach bereits im Getreidebrei zu verwenden: Gemahlenes Getreide (Dinkel) in Wasser zu einem Brei einkochen, mit Rosinen, Honig, Joghurt und Zimt abschmecken. Dieser Brei schmeckt sehr lecker!

Ein anderes einfaches Rezept: Ein Stück Ingwer mit Wasser kochen lassen, mit Zitrone abschmecken und trinken (1-2 Tassen am Tag).

Steigerung der Fruchtbarkeit

- Alanttee wirkt harntreibend und fördert die Monatsblutung.
- Bei Fruchtbarkeitsproblemen wird von den Kräuterweibern überliefert, dass ein wichtiges Mittel das Trinken von Storchenschnabeltee ist, und zwar mindestens 4-6 Wochen lang.
- Ein altes Mittel ist das Frauenmantelpulver: 2 Wochen lang 1 Esslöffel täglich einnehmen.
- Basilikum in Lauchsuppe ist ebenfalls ein sehr altes Fruchtbarkeitsmittel.

- Homöopathische Anregung des Eisprungs: In der ersten Zyklushälfte werden der Bauch und das Becken mit einer Salbe mit Argentum metallicum praeparatum D5 eingecremt. Zur Anregung der Keimdrüsen eignet sich Ovaria comp, 2-3 x 15-20 Tropfen (von der Firma Wala).

◆ Rezept: Fruchtbarkeitstee für Frauen

Zutaten:
30 g Storchenschnabel
20 g Damiana
20 g Frauenmantel
25 g Beifuß
15 g Zitronenmelisse
15 g Basilikum
Zubereitung und Anwendung: 2 Teelöffel dieser Mischung mit 1 Tasse kochendem Wasser überbrühen und 8 Minuten stehen lassen. Über einen Zeitraum von 6 Wochen trinken.

Männertipps

- Oft sind Stress und Umweltgifte für Unfruchtbarkeit verantwortlich. Eine Reinigung mit der Natronkur ist der erste Schritt, dieses Problem auszuräumen: 1 Teelöffel Speisenatron in ein Glas mit 1/4 Liter heißem Wasser geben und umrühren. 10 Tropfen Zitronensaft hinzufügen und nüchtern trinken. Mindestens 6 Wochen lang.
- Zusätzlich sollte die Ernährung viel Bärlauch, Kapuzinerkresse, Knoblauch, Korianderkraut und Meerrettich enthalten. Diese regen den Stoffwechsel an und leiten Metalle aus.
- Homöopathisch: Testes comp Globuli 2 x 10 Globuli (von der Firma Wala).
- Es gibt aber auch einen sehr guten Reinigungstee speziell für den Mann (siehe Rezept).

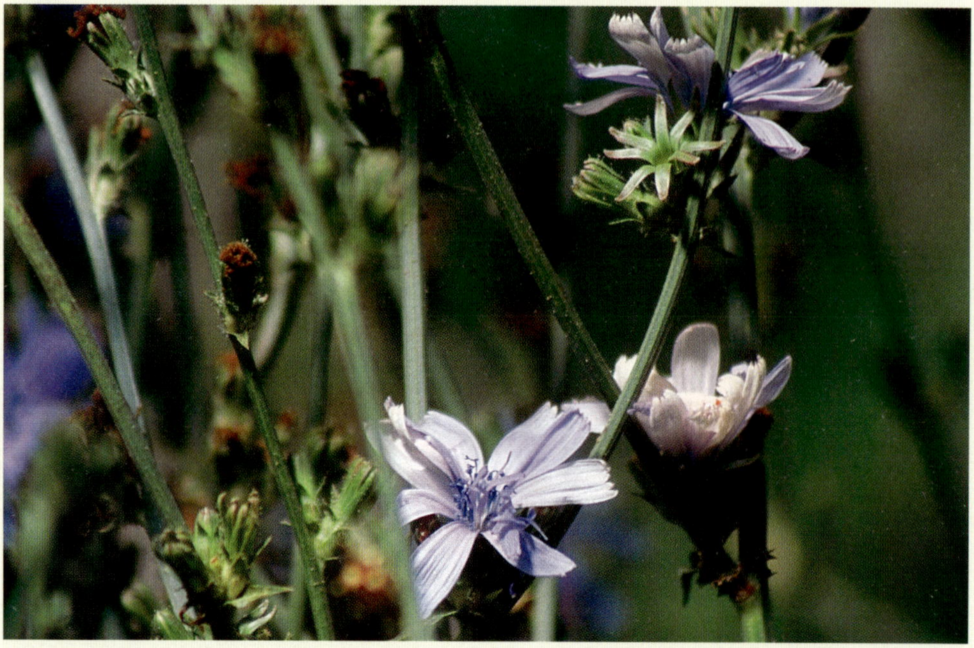

Kräuter können bei Problemen mit der Fruchtbarkeit helfen

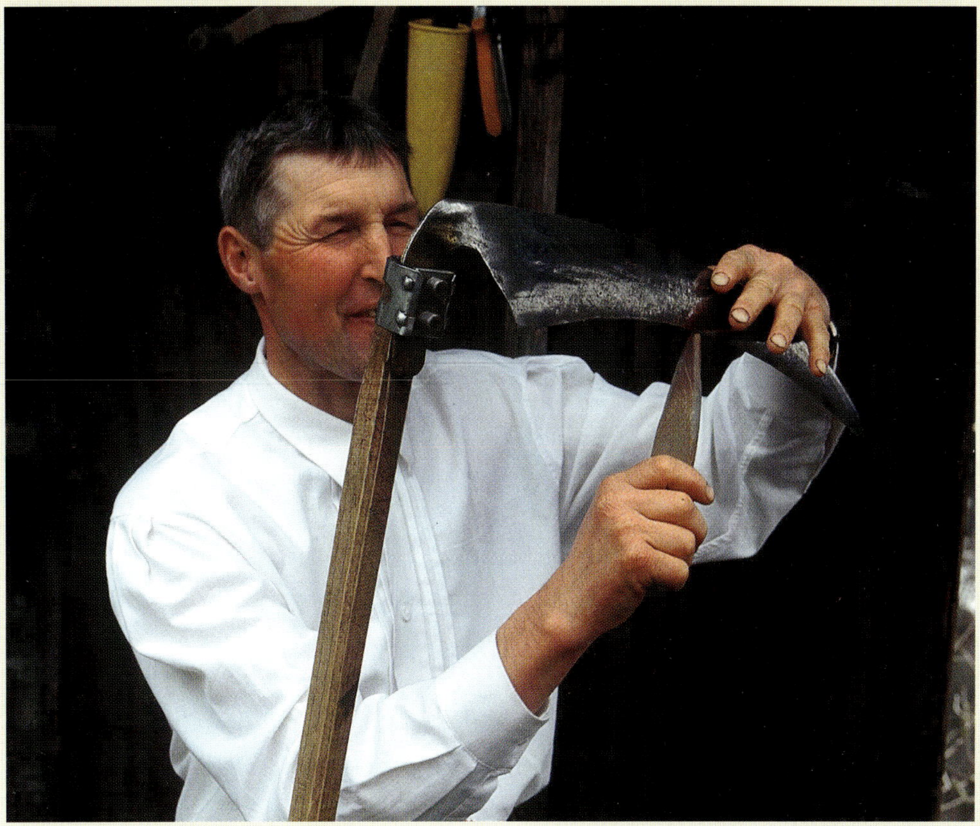

Auch für aufgeschlossene Männer gibt es einige Tipps zur Selbstreinigung

◆ Rezept: Reinigungstee für den Mann

Zutaten:
Meisterwurz
Wegwarte
Eberwurz
Gundelrebe
Goldrute
Engelwurz (Angelika)
Berberitzenwurzel
Bibernellwurzel
Eberwurz
Zubereitung und Anwendung: Die Kräuter zu gleichen Teilen mischen. 1 Esslöffel mit 200 ml kochendem Wasser überbrühen und 10-15 Minuten ziehen lassen. 2-3 Tassen trinken.

◆ Rezept: Noch ein Tee für Härtefälle

Wenn es gar nicht geht, hat man früher einige Rezepte parat gehabt. Hier nur eines, das sich bewährt hat.
Zutaten:
25 g Blutwurzel
20 g Johanniskraut
15 g Bärentraube
10 g Maggikraut
15 g Zinnkraut
15 g Bärlapp
15 g Bruchkraut
Zubereitung: 2 Teelöffel mit 1/2 Liter heißem Wasser überbrühen und 8 Minuten ziehen lassen. Ca. 3-4 Wochen lang 3 Tassen täglich trinken.

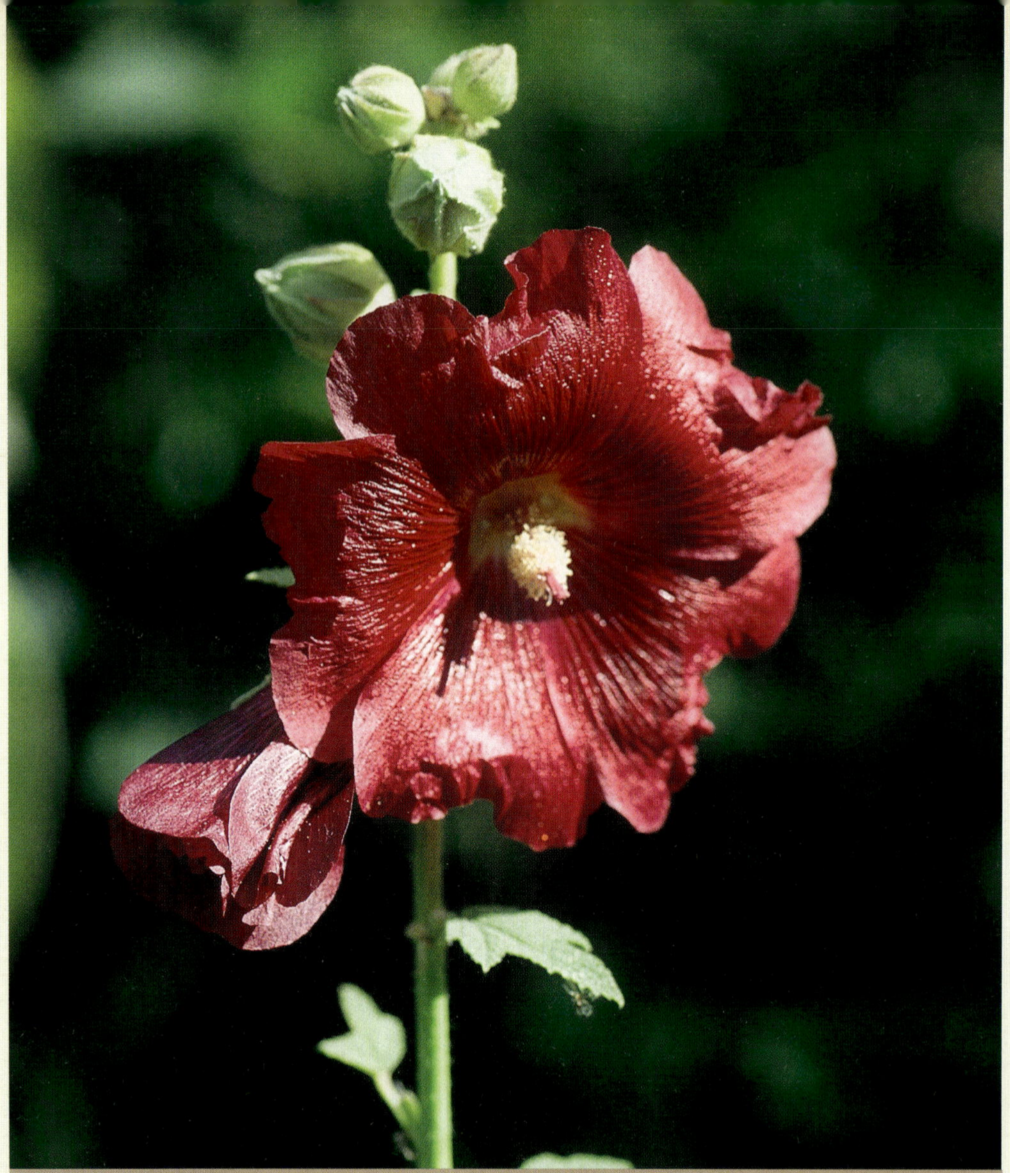

Schwangerschaft

Bei der Meisterinnen-Ausbildung der Bäuerinnen ist uns die Wichtigkeit der Mutter gelehrt worden. Sie ist es, die alle Fäden in einer Familie zusammenhält und spielt. Sie kann Liebe und Streit auf die Waage geben und ausgleichen. Mutter zu werden ist einfach etwas Wunderschönes. Manchmal ist die Schwangerschaft aber auch beschwerlich, und dann können einige Kräuter zu mehr Wohlbefinden beitragen.

Ernährung in der Schwangerschaft

Instinkte und Gelüste in der Schwangerschaft sagen uns, was wir dringend brauchen. Das Schwanken zwischen Süßem und Scharfem kann zwar für eine Schwangere etwas seltsam sein, aber es sollte diesem Gefühl unbedingt nachgegeben werden.

Anämie (Eisenmangel und Blutarmut)

Nach starker Menstruation und starkem Blutverlust kann der Eisenvorrat absinken und muss deshalb unbedingt aufgefüllt werden. In der Schwangerschaft ist der Eisenbedarf generell stark erhöht. Vogelmiere und Brennnessel sind als Schleuserpflanzen bekannt, d.h., sie helfen, das Eisen besser aufzunehmen. Viel Eisen haben Erbsen, Bohnen, Linsen, Petersilie (davon nicht zu viel in der Schwangerschaft essen), Eigelb, Fleisch, Nüsse und Wasserkresse. Unterstützen kann man auch mit Haematit Trituration D6 (z.B. von der Firma Weleda in der Apotheke).

Manche Leute stecken alten Überlieferungen folgend einen sauberen Nagel in einen Apfel und essen den Apfel, wenn die Stelle braun geworden ist.

Eisenhaltige Kräuter für die Küche (Kochen, Salat, Tee)

- Löwenzahnblätter
- Salbeigamander
- Schnittlauch (enthält auch viel Vitamin C)
- Weißdornblüte und -blätter
- Portulak
- Holunderbeeren (als Kompott oder als Saft)
- Korianderblätter
- Klette
- Hagebutte
- Eisenkraut
- Himbeerblätter (nicht zu viel und zu früh in der Schwangerschaft)
- Hopfen

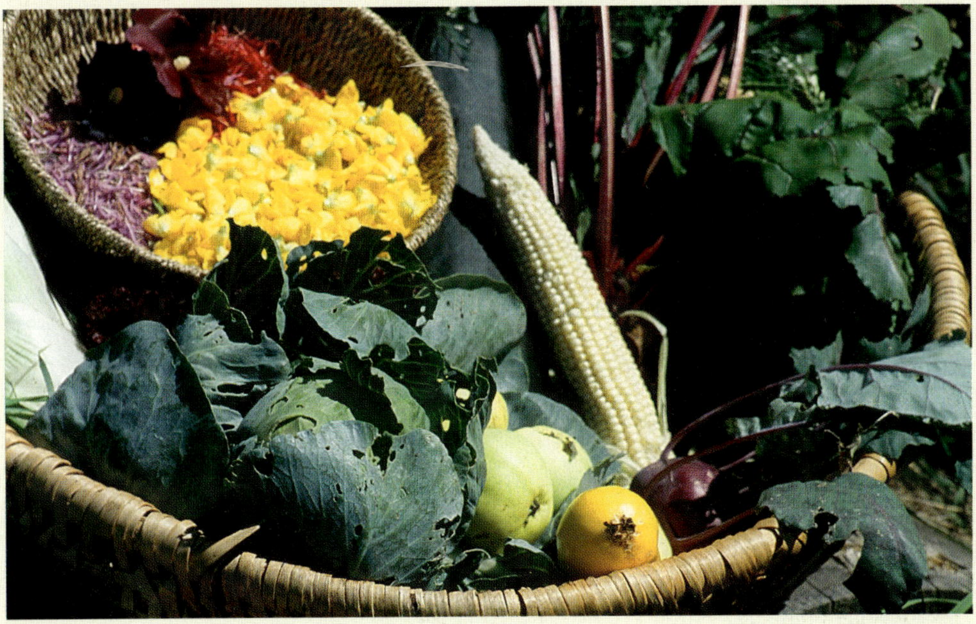

Viele Gemüsesorten und Kräuter helfen, den Bedarf an Eisen, Folsäure und Kalk während der Schwangerschaft zu decken

Was die Eisenaufnahme fördert bzw. hemmt

Die Aufnahme von Eisen wird durch Vitamin C gefördert.

Schwarzer Tee und Kaffee gelten als extreme Eisenräuber, bitte Vorsicht! Auch Mangel an B12 und Folsäure stören die Aufnahme von Eisen und sind schlecht für die Nerven. Angst und Spannungen können die Eisen-Aufnahme über die Verdauung behindern. Salzsäuremangel kann ebenfalls Probleme bei der Eisenaufnahme bedingen. Um dem vorzubeugen eine halbe Stunde vor dem Essen ein wenig Bio-Apfelessig mit Wasser verdünnt einnehmen.

◆ Rezept: Apfelessigmutter

Wenn man selbst Essig zubereiten will, braucht man eine sogenannte Essigmutter. Einfach eine Flasche alten Essig stehen lassen – dann bildet sich in der Flasche eine Haut (die Essigmutter). Sie kann mit Apfelsaft angesetzt und zu Apfelessig weiterverarbeitet werden.

Folsäure

Mangel an Folsäure kann zu Fehlgeburten und Missbildungen führen (z.B. angeborene Spaltbildung der Wirbelsäule) und auch die Milchbildung beeinträchtigen.

Folsäure ist überall dort zu finden, wo Vitamin-B-Komplexe enthalten sind: Getreide, Keime, grünes Gemüse, Bierhefe, Bohnen und andere Hülsenfrüchte, Nüsse, Blattkräuter.

Folsäure kann durch Medikamente wie Aspirin und Östrogenpräparate sowie durch schwefelhaltige Medikamente zerstört werden. Alkohol verlangsamt die Aufnahme. Durch hohe Dosen Vitamin C wird Folsäure zu schnell ausgeschieden.

◆ Rezept: Tee für das Bindegewebe – Zufuhr von Kalk bzw. Kalzium

Die Natur sorgt zuerst für das Kind. Daher kommt der Spruch: „Jedes Kind kostet die Mutter einen Zahn."

Zutaten:
2 Teile Ringelblumen
2 Teile Zinnkraut
1 Teil Hohlzahn

Zubereitung und Anwendung: 3 Teelöffel mit 1/2 Liter Wasser überbrühen.
3 Tassen am Tag trinken (gut wäre einige Wochen lang immer wieder mal eine Tasse).

Apfelessig unterstützt die Eisenaufnahme. Er lässt sich ganz einfach selbst herstellen

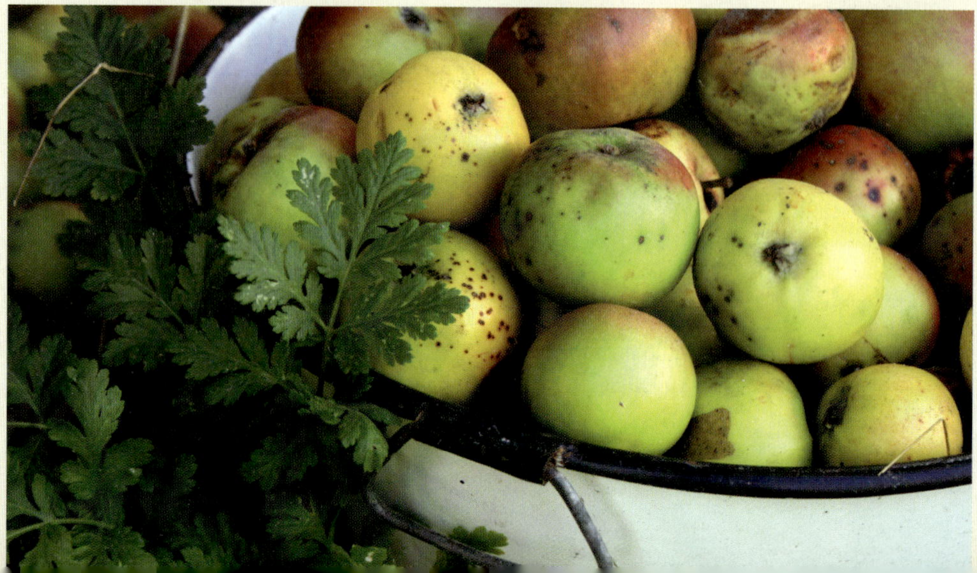

Weitere Maßnahmen für die Kalkzufuhr

- Sesam, Petersilie (nur wenig), Brennnessel, Löwenzahnblätter, Wasserkresse, Hafer, Feigen, Rosinen, Hirse, getrocknete Marillen
- Viele rohe geraspelte Karotten mit Öl essen (dafür Leinöl nehmen; es muss aber süß schmecken, sonst ist es ranzig).
- Auch Eierschalen, fein gemahlen, kann man gut verwenden: Eierschalen kurz in kochendes Wasser geben und auf einer Wärmequelle trocknen. 1/2 Teelöffel pro Anwendung im Mörser fein reiben und zu sich nehmen. Wer die Eierschalen nicht so essen mag, darf auch Honig hinzufügen. Für Kinder kann man das Pulver auch in den Salat geben.
- Alternativ kommt auch Aufbaukalk in Frage (z.B. von der Firma Weleda in der Apotheke).

◆ Rezept: Gerstenwasser

Das Gerstenwasser ist besonders gut für werdende und stillende Mütter.
Zutaten und Zubereitung: 2 Esslöffel Gerste mit einem Glas Wasser kochen (ca. 45 Minuten). Mit 2 Liter kaltem Wasser, 1 Hand voll Feigen und 1 Esslöffel Rosinen 30 Minuten lang kochen, danach pürieren und mit Honig süßen. Kalt oder warm trinken.

Bitte Vorsicht bei einigen Kräutern

Folgende Pflanzen sollte man in der Schwangerschaft meiden, da sie menstruationsfördernd sind oder Wehentätigkeiten anregen können: Gartenraute, Salbei (wenig), Mutterkraut, Eberraute, Muskatnuss, Rainfarn, Wacholder, Mistel, Poleiminze, Wermut, Beifuß.

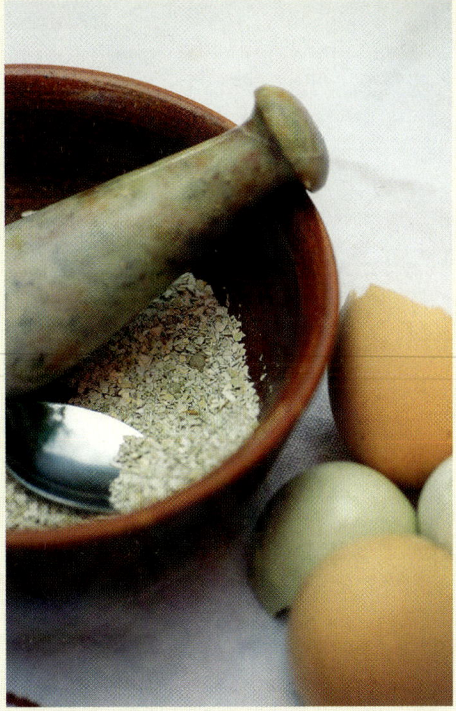

Die Einnahme von Eierschalenkalk stärkt Zähne und Knochen

◆ Rezept: Himbeerblättertee – ein wichtiger Schwangerschaftstee

Zubereitung: 2 Teelöffel Himbeerblätter mit 1/4 Liter kochendem Wasser überbrühen. 4 Minuten ziehen lassen.
Anwendung: 3 Tassen pro Tag trinken. Himbeerblättertee ist in vielen Lebenslagen ein hervorragender Tee. Er wirkt fruchtbarkeitssteigernd. Auch bei Frauenleiden und bei Wechselbeschwerden ist er ein unverzichtbarer Tee, am besten in der Mischung, aber auch einzeln. Außerdem ergeben Himbeerblätter einen milden Kindertee und sind sehr gut in jedem Haustee zu verwenden. In der Schwangerschaft sollte Himbeerblättertee ab dem 5. Monat regelmäßig getrunken werden, damit die Unterleibsorgane gekräftigt werden. Während der ersten Schwangerschaftsmonate aber nicht so viel von diesem Tee trinken.

◆ Rezept: Schwangerschaftstee

Zutaten:
2 Teile Brennnessel
1 Teil Gundelrebe
2 Teile Hirtentäschel
1 Teil Stinknessel
2 Teile Storchenschnabel
Zubereitung und Anwendung: 2 Teelöffel mit 1/2 Liter kochendem Wasser überbrühen und 5 Minuten ziehen lassen. 2 Tassen trinken.

◆ Rezept: Allgemeiner Schwangerschaftstee

Zutaten:
1 Teil Leinsamen
1 Teil Beifuß
2 Teile Käsepappel
1 Teil Frauenmantel
Zubereitung: 1 Teelöffel mit 1/4 Liter kochendem Wasser überbrühen und 5 Minuten ziehen lassen. Mindestens 2 Tassen trinken.

Schwangerschaftserbrechen und Morgenübelkeit

Ich selber habe auch sehr unter Schwangerschaftserbrechen gelitten. Ich konnte mich aber mit Tee, Homöopathie und Bio-Gummibärchen gut über Wasser halten. Meistens endet das Erbrechen im 3. Monat.

Als bestes Vorbeugemittel empfehle ich den Frauenmanteltee. Er kann das Auftreten der Beschwerden hemmen und lindert die Beschwerden. 1 Tasse jeden Tag trinken. (Das Rezept findest du im Kapitel über den Frauenmantel.)

Tipps aus der Volksheilkunde

- Auch Löschpapier, das mit Rum getränkt und auf die Magengegend aufgelegt wird, kann helfen.
- Das Kauen einer Kaffeebohne führt zu einer Besserung, wenn man sie mag und den Geschmack verträgt.
- Eine schmackhafte Möglichkeit sind Kekse mit vielen Gewürzen, wie es die Heilige Hildegard beschreibt.

◆ Rezept: Kekse gegen Schwangerschaftserbrechen

Zutaten:
300 g Dinkelmehl
200 g Butter
50 g Zucker oder Honig
1 Ei
etwas Milch
Gewürze wie Nelke (wenig), Zimt, Koriander, Quendel
Zubereitung: Aus den Zutaten einen Mürbteig kneten und die Gewürze dazugeben. Kekse ausstechen und bei 180 °C ca. 20 Minuten backen.

Homöopathische Hilfe

Am schnellsten geht es mit Nux vomica D4 Globuli. Davon 3 x 5 Globuli einnehmen. Wenn das nicht hilft, geht man weiter zu Ipecacuanha D4.

Ein weiteres Mittel ist Apomorphinum D4.

Sepia D12-D30 kann gerade, wenn man die Schwangerschaft unbewusst ablehnt, Linderung verschaffen.

Bei Erbrechen und Sodbrennen

1/2 Teelöffel Natron in heißem Wasser auflösen und mit 10 Tropfen Zitronensaft vermischen. Dieses Getränk sollte so heiß wie möglich eingenommen werden.

Schwangerschaftsstreifen

Hier gilt die Regel: Früh genug etwas dagegen tun. Du solltest dich die ganze Schwangerschaft über bewusst mit der Hautpflege beschäftigen. Ringelblumenbalsam und Ringelblumenöl können hier einiges Gutes tun. Du kannst auch Weizenkeimöl mit einigen Tropfen Lavendelöl und Neroliöl einmassieren. Auch Kokosfett alleine aus dem Bioladen ist sehr gut geeignet. Alternativ kannst du Kupfersalbe rot verwenden (z.B. von der Firma Wala in der Apotheke). Tägliches Eincremen hilft, Schwangerschaftsstreifen zu vermeiden!

◆ Rezept: Ringelblumenbalsam

1/4 kg Kokosfett im Wasserbad schmelzen. Die Blüten dazugeben und erkalten lassen. Wieder bei Gelegenheit schmelzen, bis die Blüten die orange Farbe in die Salbengrundlage abgegeben haben. Nach dem letzten Schmelzen in eine Dose abfüllen und fertig. Natürlich kann man auch mit anderen Salbengrundlagen arbeiten.

◆ Rezept: Ringelblumenöl

Frische oder auch getrocknete Ringelblumenblüten ganz in ein Glas mit Öl einlegen, aber das Gefäß nicht zu voll machen. 3 Wochen stehen lassen und danach dunkel abstellen. Jederzeit kann man auch etwas ätherisches Öl beigeben, z.B. von Eisenkraut oder Geranium.

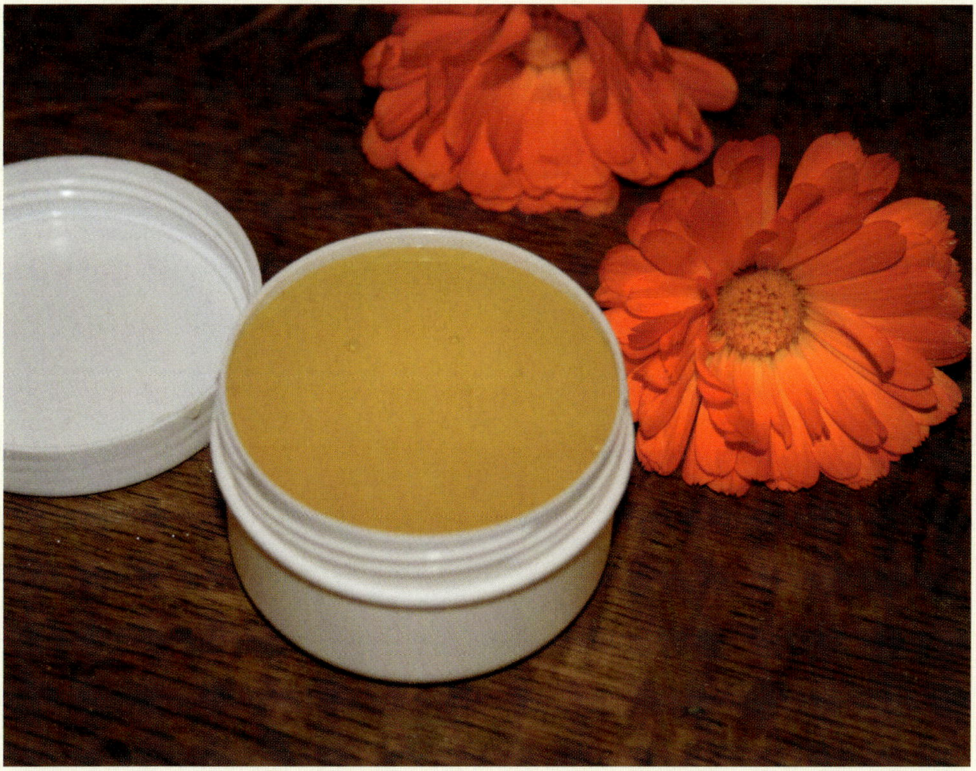

Das regelmäßige Einschmieren mit Ringelblumenbalsam beugt den lästigen Schwangerschaftsstreifen vor

Einfache Hilfen bei typischen Schwangerschafts-unpässlichkeiten

- Spazierengehen und einmal richtig tief atmen kann schon einiges in Ordnung bringen. Auf diese Weise wird auch der Stuhlgang auf natürliche Weise angeregt.
- Am Morgen als Erstes lauwarmes Wasser trinken, dann über den Tag verteilt mindestens 2 1/2 Liter.
- Allgemein hilft ballaststoffreiche Kost, deshalb möglichst viel Vollkornkost und z.B. Leinsamen geschrotet mit Joghurt essen.
- Darmträgheit kann natürlich auch mit Trockenpflaumen oder Trockenobst verhindert werden – wer das nicht mag, kann das Trockenobst auch einwässern und nur das Wasser trinken oder die Trockenfrüchte einfach ins Joghurt oder Müsli mischen.

Auch das Gemüt wird aufgehellt, wenn man auf den Darm schaut.

◆ Rezept: Sennesschotentee

Die Pflanze Sennes (auch: Senna) wird seit Jahrhunderten gegen Verstopfung angewendet. 1 Schote mit 1/4 Liter heißem Wasser überbrühen und trinken. Alternativ 9 Schoten 6 Stunden lang in 1/4 Liter kaltes Wasser einlegen und anschließend das Wasser trinken.

◆ Rezept: Süßholztee

Auch Süßholz regt den Darm an.
30 g Süßholz mit 600 ml Wasser kochen (10 Minuten). 3 x täglich oder auch nach Belieben trinken.

◆ Rezept: Entspannungsbäder aus einem Aufguss

Zur Entspannung empfehle ich Bäder mit Lavendel, Gänsefingerkraut, Melisse und Rosmarin.
Diese Kräuter mit 4 Liter Wasser überbrühen, 15 Minuten ziehen lassen und ins Badewasser geben.
Man kann dem Badewasser auch ätherische Öle zusetzen, z.B. einige Tropfen von Fenchel, Rose, Kamille, Lavendel, Ylang Ylang.

Gegen Beinkrämpfe und geschwollene Beine

Die Beine hochlagern, so oft es geht. Achte darauf, den Kalziumbedarf zu decken (siehe Maßnahmen zur Kalkzufuhr weiter oben). Bei geschwollenen Beinen hilft zusätzlich ein Fußbad mit Natron und Salz.

◆ Rezept: Kalziumreicher Kräutertee

Zutaten:
3 Teile Zinnkraut
2 Teile Mädesüß
2 Teile Brennnessel
2 Teile Grüner Hafer
Zubereitung: 3 Teelöffel mit 1/2 Liter kochendem Wasser überbrühen, 5 Minuten ziehen lassen. 2-3 Tassen am Tag trinken.

◆ Rezept: Tee für die Venen und gegen Krampfadern

Buchweizenkraut (2 Finger auf 1/2 Liter Wasser) überbrühen und 15 Minuten ziehen lassen. Täglich 2 Tassen trinken. Buchweizen eventuell auch als Teil der Ernährung wählen. Das Kraut kann und soll auch in Teemischungen verwendet werden.

◆ Rezept: Venentee

Zutaten:
Johanniskraut, Schafgarbe, Arnika
Zubereitung: 1 tägliche Tasse dieser Teemischung hat sich vor und nach der Geburt sehr gut bewährt. Den Tee nur kurz ziehen lassen!

◆ Rezept: Einfache Vorbeugung mit Knoblauch

Zutaten und Zubereitung:
300 g geschälte Knoblauchzehen mit 400 g Honig 10 Tage lang stehen lassen. 3 x 1 Esslöffel einnehmen.

◆ Rezept: Knoblauchkur

Man kann auch gleich die starke Knoblauchkur durchführen.
Eine Leerflasche (1 Liter) mit weitem Hals zur Hälfte mit abgeschälten, etwas zerkleinerten Knoblauchzehen füllen. Mit 40%igem Alkohol aufgießen und das Ganze 3 Wochen stehen lassen.
Die Einnahme erfolgt so: 1 Tropfen am Morgen, 2 Tropfen zu Mittag und 3 Tropfen am Abend. Am nächsten Tag so weiter verfahren, bis 30 Tropfen erreicht sind. Nun können 1 x 30 Tropfen oder 3 x 30 Tropfen eingenommen werden. Der Geruch verschwindet, weil man langsam begonnen hat. Diese Kur sollte nur alle 5 Jahre wiederholt werden, am besten schon vor der Schwangerschaft machen.

Sofortmaßnahmen gegen Krampfadern

- Reife Tomatenscheiben auflegen, und zwar einige Male an ca. 4 Tagen hintereinander. Immer nur eine Tomate nehmen.
- Wermutblätter und -blüten zermahlen und mit Sauermilch verrühren. In ein Tuch geben und an 3-5 Tagen hintereinander jeweils einmal auf die Krampfadern legen. Eine Woche warten und dann wiederholen.

◆ Rezept: Venenbalsam mit Ringelblumen

Ringelblumen in Öl einlegen und 3 Wochen stehen lassen. 20 g Wollfett und 1 g geschmolzenes Bienenwachs beifügen. In Dosen füllen.

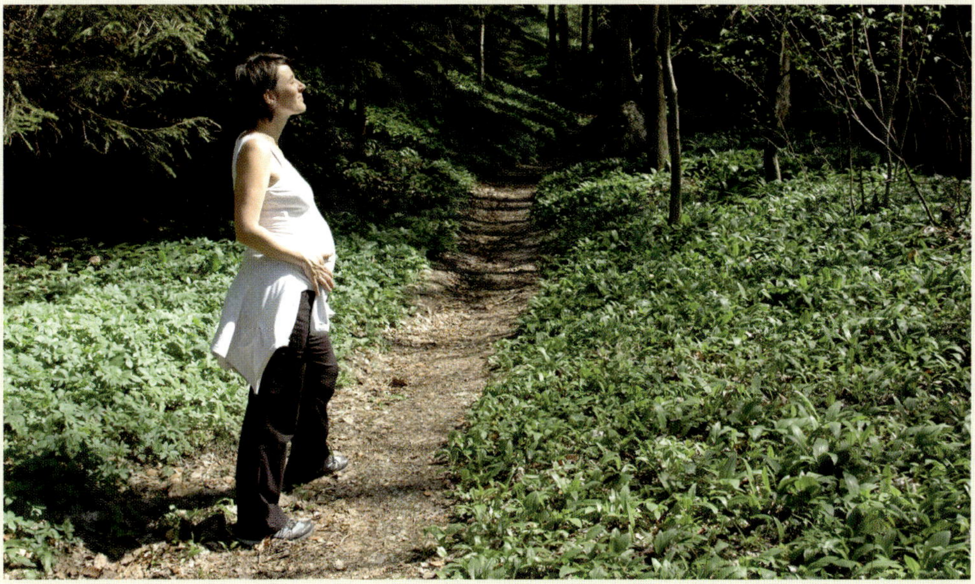

Kraft in der Natur tanken

◆ Rezept: Schafgarbencreme gegen Hämorriden

Salbengrundlage wie im Kapitel „Kräuter für Kinder verarbeiten" beschrieben mit Schafgarbenblüten verschmelzen und ziehen lassen. Die Creme ist sehr wirksam und entzündungshemmend, auch bei anderen Beschwerden.

◆ Rezept: Schafgarben-Ringelblumen-Creme

Als Pflege und bei Schwierigkeiten nehme ich vor allem Ringelblumencreme.
Zubereitung: Schafgarben- und Ringelblumentinktur vermischen und in eine Doritin-Salbengrundlage (aus der Apotheke) einrühren. Man kann auch etwas Olivenöl oder Mandelöl beisetzen. Das Ganze wird kalt verrührt.

◆ Rezept: Tee gegen Schlaflosigkeit

Durch das häufige Wasserlassen gerade am Ende einer Schwangerschaft kommt es vor, dass Frauen an Schlaflosigkeit leiden. Mit dem richtigen Kräutertee können sie sich gleich wieder entspannen.
Zutaten:
2 Teile Eisenkraut
2 Teile Melisse
2 Teile Lindenblüte
1 Teil Katzenminze
Zubereitung und Anwendung: 1 Teelöffel mit 1/4 Liter kochendem Wasser überbrühen, kurz ziehen lassen. Den Tee vor dem Schlafengehen trinken oder als Tropfen einnehmen (1 x 20 Tropfen).
Noch ein Tipp: Auch Holundersaft oder Selleriesaft, vor dem Zubettgehen getrunken, können helfen.

Scheidenpilze

Beim Thema Scheidenpilz sollte man immer an den Darm denken und dort auch beginnen.

Dazu kann man eine Natronkur machen: 1 Teelöffel Speisenatron in ein Glas mit 1/4 Liter heißem Wasser geben und umrühren. 10 Tropfen Zitronensaft hinzufügen und nüchtern trinken. Etwas Geduld haben sollte man schon, denn es dauert einige Monate, bis die Kur wirkt.

◆ Rezept: Darmreinigungstee

Zutaten:
30 g Gänseblümchen
15 g Seifenkraut
15 g Blutweiderich
Zubereitung und Anwendung: 1 Teelöffel mit 1/2 Liter kochendem Wasser überbrühen und 5 Minuten ziehen lassen. Davon 3 Tassen trinken.

Ernährung bei Problemen mit der Scheidenflora

Nach der Darmreinigung empfiehlt sich die Symbioselenkung (Darmsanierung) mit Symbiflor oder Acidophilusmilch. Auch auf die Ernährung ist in dieser Zeit besonders zu achten: Zucker und Fleisch stark reduzieren, dafür viele Karotten und Joghurts (allgemein Milchsäurebakterien) essen und auch möglichst viele darmreinigende Gewürze verwenden; dazu gehören Kümmel, Majoran, Salbei, Rosmarin, Ingwer, Zimt und Curry.

◆ Rezept: Geburtsvorbereitungstee

Zutaten:
3 Teile Gänsefingerkraut
2 Teile Frauenmantel
2 Teile Ringelblume
1 Teil Leinsamen
Zubereitung und Anwendung: 2 Teelöffel mit 1/2 Liter kochendem Wasser überbrühen und 5 Minuten ziehen lassen. Täglich 2 Tassen trinken, und zwar in den 2 Monaten vor dem Geburtstermin.

Kleiner Spickzettel für die Schwangerschaft

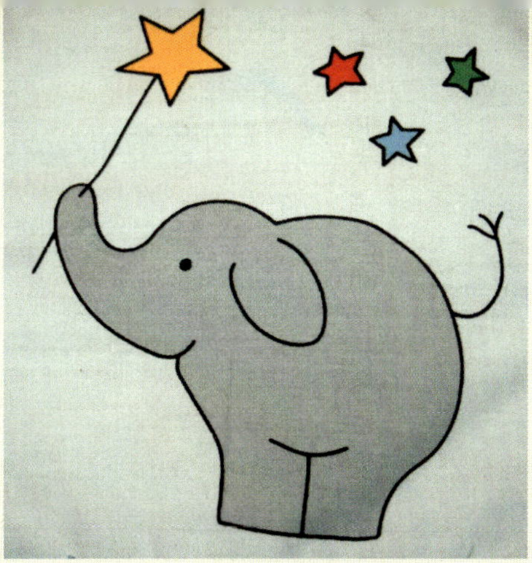

Um die Zeit besser einzuteilen, findest du hier einige Hinweise, was du in welcher Phase der Schwangerschaft berücksichtigen solltest.

1.-3. Monat

- Frauenmanteltee: 2 x täglich 1 Tasse oder 2 x 20 Tropfen. Dies wirkt hormonregulierend und schwangerschaftserhaltend und verbessert das allgemeine Wohlbefinden
- Eisenmangel auffüllen: z.B. mit 2 Gläschen Holundersaft oder Traubensaft am Tag und Brennnesseltee. Unterstützen kann man mit Haematit Trituration D6 (z.B. von der Firma Weleda in der Apotheke).
- Vitamine: Am wichtigsten ist Folsäure, beispielsweise mit Getreide, Nüssen und grünem Gemüse zuführen.
- Knochenbildung anregen: mit Kalzium in der Ernährung, als Ersatzmittel kommt auch Aufbaukalk in Frage (z.B. von der Firma Weleda in der Apotheke).
- Schwangerschaftstee

4.-6. Monat

- Nieren anregen.
- Venenkräftigung mit Venentee bei Wassereinlagerung und Venenbeschwerden.
- Nicht auf die Bauchmassage vergessen: mit Ringelblumenbalsam oder Kupfersalbe rot (z.B. von der Firma Wala in der Apotheke).
- Himbeerblättertee (ab dem 5. Monat)
- Schwangerschaftstee

7.-9. Monat

- Geburtsvorbereitungstee trinken.
- Schwangerschaftsstreifen weiter bekämpfen.
- Schwangerschaftsbeschwerden lindern: z.B. bei Nervosität Beruhigungstee trinken.

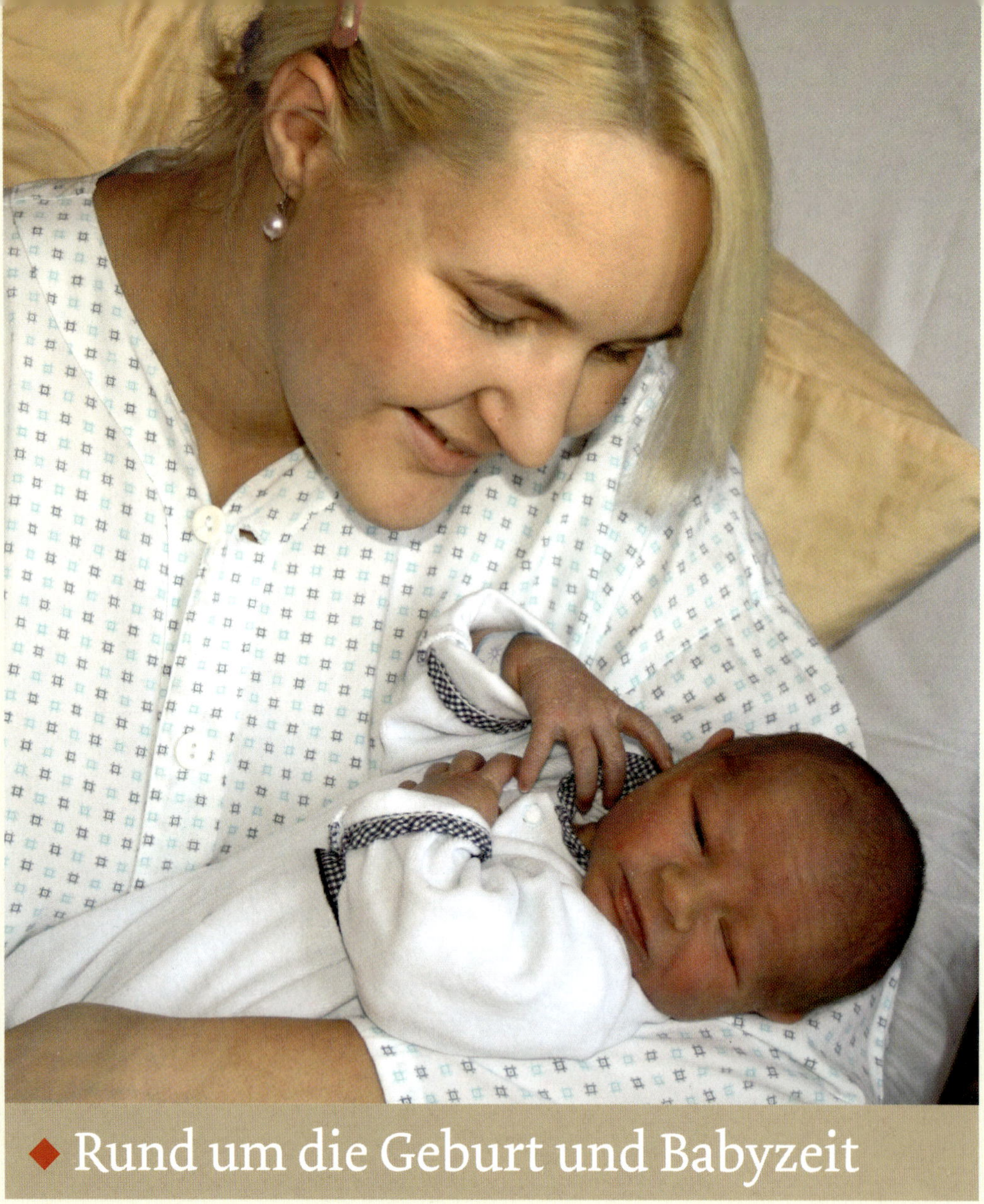

Rund um die Geburt und Babyzeit

Die Geburt und die Zeit der Kinder sind die schönsten Zeiten im Leben einer Mutter. Viel Kraft gibt sie ab, und viel Kraft bekommt sie von den Kindern zurück. All die Lebensschritte, die ein Kind macht, brauchen ihre Zeit. Es ist wunderschön zu beobachten, wie sich ein Kind entwickelt. Freude, Ruhe, Muße sind jetzt das Wichtigste, um eine schöne Still- und Babyzeit zu haben. Aber wenn es Schwierigkeiten gibt, brauchen Mütter Unterstützung – von ihrem Umfeld, aber auch von den Kräutern.

◆ Rezept: Tee für innere Ruhe und Energie der Mutter

Zutaten:
Hafer
Rosmarin
Johanniskraut
Meisterwurz
Eisenkraut
Lindenblüten
Melisse
Zubereitung: Man bereite aus den genannten Kräutern zu gleichen Teilen einen Tee. 2 Teelöffel mit 1/2 Liter kochendem Wasser überbrühen und 8 Minuten ziehen lassen. Bei Bedarf trinken.
Variante: Ein einfacherer Tee mit Johanniskraut und Dost tut auch seine Wirkung.

◆ Rezept: Tee bei schwachen, unregelmäßigen Wehen

Zutaten:
1 Teil Mutterkraut
2 Teile Himbeerblätter
1 Teil Wermut
2 Teile Ringelblumen
1 Teil Salbei
Zubereitung und Anwendung: 2 Teelöffel mit 1/2 Liter heißem Wasser überbrühen und 5 Minuten ziehen lassen. Bei Bedarf trinken.

◆ Rezept: Tee bei übermäßig schmerzhaften Wehen

Zutaten:
2 Teile Himbeerblätter
1 Teil Yamswurzel
Zubereitung und Anwendung: 1 Teelöffel in 1/4 Liter kaltem Wasser über Nacht stehen lassen und am Morgen aufwärmen. Bei Bedarf trinken.

Gute ätherische Öle während der Wehen

- Muskatellersalbei
- Rosmarin
- Rose
- Rosengeranie
- Lavendel

Einzeln oder in Mischungen in ein gutes Öl (Oliven- oder Mandelöl) geben und Bauch und Rücken einreiben.

Homöopathische Hilfsmittel zur Geburt

- Pulsatilla D4: um das Kind nicht zu lange zu übertragen ab ca. 4 Wochen vor dem Geburtstermin 2 x 5 Globuli nehmen. Der Geburtstermin ist zwar errechnet, aber oft kommt der Mond dazwischen und kann so einiges drunter und drüber werfen.
- Ignatia D30: Gegen Angst vor der Geburt und um das Kind vom Mutterleib loszulassen.
- Chaulophyllum D3-D6: regt die Wehen an. Dieses Mittel habe ich bei mir selbst schon erfolgreich verwendet.
- Cimicifuga D3: regt die Wehen an und nimmt gleichzeitig die Angst vor der Geburt.
- Gelsemium D4: öffnet den Muttermund.

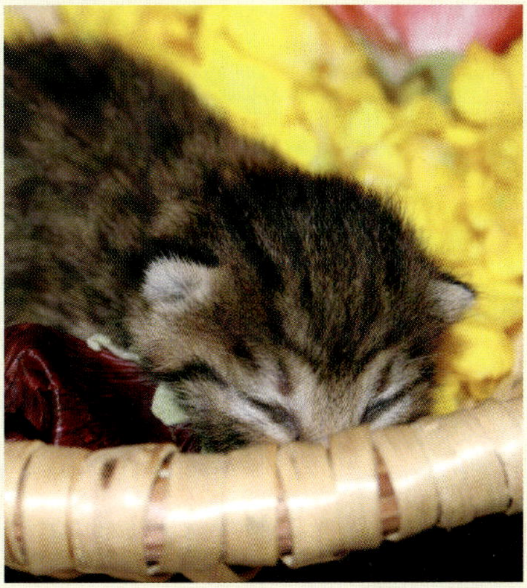

◆ Rezept: Salbe gegen Nervosität vor und nach der Geburt (nach Pfarrer Künzle)

Zutaten und Zubereitung: Aus 25 g Brennnesselsaft, 5 g Nussöl (kalt gepresst) und Bienenwachs eine Salbe herstellen. Die Schläfen einreiben.

◆ Rezept: Vatertee

Zutaten:
10 g Rosenblüte
20 g Johanniskraut
10 g Odermennig
30 g Baldrianwurzel
10 g Baldrianblüte
Zubereitung und Anwendung: 1 Teelöffel pro Tasse mit kochendem Wasser überbrühen und 5 Minuten ziehen lassen. Zur Beruhigung 2-3 Tassen trinken.

◆ Rezept: Wundheilöl für bessere Dammriss- oder Dammschnittabheilung

Um den Heilungsprozess zu beschleunigen, bietet sich eine Tinktur oder auch ein Tee aus Ringelblumen, Johanniskraut und Arnika an.
Je 2 Hände voll Arnikablüten, Ringelblumenblüten und Johanniskrautblüten mit 1 Liter Olivenöl auffüllen. 3 Wochen stehen lassen, am besten in einem warmen Raum. Äußerlich anwenden.

Zur Anregung des Milchflusses

- Häufiges Anlegen fördert die Milchbildung. Einen ruhigen Platz wählen, keine Unruhe zulassen, das Baby genießen und sich auf das Kleine konzentrieren. In den ersten Minuten trinkt das Baby die gesamte Menge, dann braucht es nur mehr die Nähe und schläft oft ein.
- Eine Mischung aus Koriander, Fenchel, Anis, Kümmel und Leinsamen oder Lavendel in einer Tasse etwas zerquetschen, einen Tee bereiten und trinken.
- Weiters kann man für diese Mischung auch gut Dill und Geißraute verwenden.
- Tee aus Bockshornklee dient demselben Zweck: 1-2 Teelöffel mit 1/4 Liter Wasser überbrühen, davon 2-3 Tassen am Tag trinken.
- Auch Malzbier und Malzkaffee regen die Milchbildung an.
- Milchanregung mit Gerstenmilch: Weichgekochte Gerste pürieren und mit Ahornsirup, Rosinen und Milch oder Sahne vermischen.
- Zitrusfrüchte sind in der Stillzeit nicht gut. Sie können durch die Fruchtsäure scharfe Stühle beim Baby hervorrufen und somit ein wundes Hinterteil begünstigen.

Tipps für die Brustpflege

Käsepappel ergibt einen sehr guten Brustwaschtee. Man kann auch in die Einlagen in den Büstenhalter einen Tupfer von einer Käsepappelsalbe geben.

Auch Ringelblumenbalsam eignet sich zur Brustpflege.

◆ Rezept: Brustwarzenbalsam

Zutaten und Zubereitung: 5 g Quittenkerne, 5 g Fenchel und 5 g Eibischwurzel mit 200 g Olivenöl kochen. Mit einem Tuch auflegen.

Abhilfe bei Brustentzündung

- Sehr sorgfältig und sauber arbeiten. Nach dem Stillen Eis (nie direkt auf die bloße Haut legen, sondern beispielsweise in ein sauberes Geschirrtuch oder Handtuch wickeln), Rote Beete oder Karotten auflegen.
- Auch eine Auflage mit Tee aus Steinklee hilft: einfach 20 Minuten auflegen.
- Bei Brustwarzenentzündung ist auch die Pflege mit Mandelöl oder Olivenöl lindernd: fest eincremen oder mit einem Tuch auflegen.

◆ **Rezept: Abstilltee**

Salbeitee, der dünn gebrüht wurde (3 Minuten), ist ein sehr gutes Mittel. Die Kombination von Pfefferminze und Salbei hemmt die Milchbildung noch stärker.

◆ **Rezept für die Nachsorge: Die Gebärmutter kräftigen und reinigen**

Zutaten:
2 Teile Brennnesselblätter
2 Teile Frauenmantel
2 Teile Gänsefingerkraut
2 Teile Himbeerblätter
1 Teil Johanniskraut
1 Teil Melissenblätter
2 Teile Rosenblätter
1 Teil Schafgarbe
Zubereitung und Anwendung: Aus den Kräutern einen Tee bereiten und davon 2 Tassen am Tag trinken. Die Kräuter können auch in Met (Honigwein) ausgekocht werden. Dieses Getränk wurde früher sehr gerne gereicht.

Noch ein Tipp für die Gebärmutter: Gänseblümchen

Gänseblümchen ist nicht nur die Arnika der Kinder, sondern auch die Arnika der Gebärmutter. Es fördert die Rückbildung nach der Geburt.

Leberreinigung

Mit der Leberreinigung kann Depressionen und Venenproblemen etwas vorgebeugt werden.

Die einfachste Art ist die gebackene Zitrone: Frische Zitronen werden in eine Auflaufform gegeben und im Backofen bei 80 °C eine Stunde gebacken. Wenn die Schale Dellen aufweist, ist die Zitrone fertig. Es kann sehr gut auf Vorrat gebacken werden, die fertigen Zitronen dann im Kühlschrank lagern.
Anwendung: 1 Zitrone mit einem Messer anschneiden, mit einem Sieb den Saft in ein Glas einpressen und mit einer Prise Salz trinken (kein Wasser dazugeben).

Noch ein gutes Mittel zur Leberreinigung: Mariendistelsamen kauen. Die Samen können auch jederzeit in einem Tee mit ausgezogen werden. Siehe auch der Lebertee (Kapitel Fruchtbarkeit und Reinigung).

◆ **Rezept: Nierentee**

Zutaten:
30 g Hauhechel
25 g Goldrute
20 g Birkenblätter
25 g Zinnkraut
Anwendung: Aus dieser Teemischung einen Tee bereiten. 3 Tassen am Tag trinken.

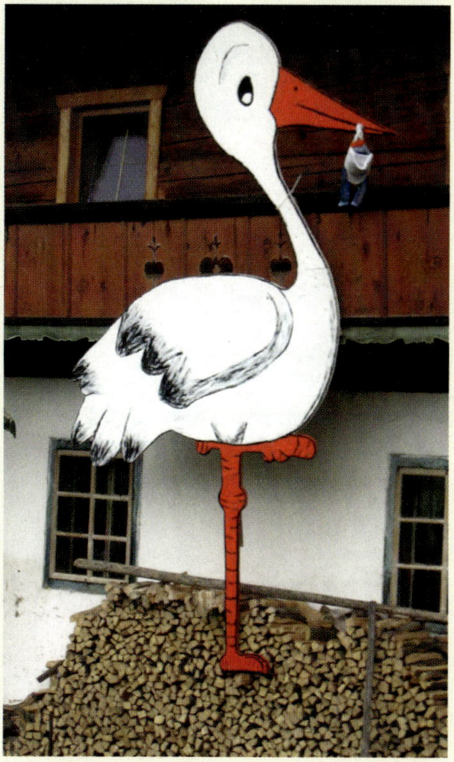

Immer die Blase beachten

Sehr oft liegt das größte Problem bei den kalten Füßen, dies sollte besonders im Auge behalten werden. Warme Strümpfe sind unentbehrlich, um einer Unterkühlung vorzubeugen, durch die eine Blasen- oder Nierenverkühlung vorprogrammiert wäre. Es ist also einfach warm anziehen angesagt: Mode kann Nebenwirkungen verursachen.

Eine andere einfache Maßnahme: Für die leichte Entwässerung Gurken essen und Fußbäder mit Salz machen.

◆ Rezept: Tee gegen Blasenentzündungen

Zutaten:
25 g Birkenblätter
25 g Bärentraube
25 g Goldrute
25 g Wegwarte
Zubereitung und Anwendung: Mit den angegebenen Kräutern einen Kaltauszug machen. Warm machen und 3 Tassen trinken.

◆ Rezept: Tee gegen Blasenkatarrh

Zutaten:
20 g Bärentraube
20 g Bibernellwurzel
20 g Leinsamen (ganz)
5 g Maggikrautwurzel
Zubereitung und Anwendung: Die Kräuter überbrühen und 5 Minuten oder über Nacht ziehen lassen. 3 x 1 Tasse trinken.

Wenn das Baby schreit

Wenn das Baby schreit, kann Unsicherheit eintreten. Ein Säugling macht aber so auf sich aufmerksam, verschafft sich also Gehör, wenn er Hunger hat, wenn die Windel voll ist oder wenn er ganz einfach Nähe sucht. Und bald wird die Mutter bereits an der Stimme erkennen, was los ist.

◆ Rezept: Wenn die Mutter schnell Kraft braucht (auch für Kleinkinder geeignet)

Zutaten und Zubereitung: 1 Apfel, 1 Birne, 1 Banane zerschneiden und etwas mixen, mit 1/2 Liter Wasser aufgießen und weitermixen, schließlich einige Kräuter wie Melisse, Kresse, Minze dazugeben. Der Trank schmeckt lecker und gibt die tägliche Energie.

Wasser ist die Zukunft, auch die der Kräuter

Gerade Wasser kann doch so toll bei Kindern aller Altersgruppen eingesetzt werden. Vor vielen Jahren habe ich selbst beobachtet, wie die Kinder Wasser direkt von der Wasserleitung mit einem Granderkasterl in größeren Mengen getrunken haben, so als würden sie es dringend brauchen. Das hat mich schon sehr nachdenklich gestimmt.

Schon Pfarrer Künzle sagt: Wenn Kinder zu wenig Flüssigkeit aufnehmen,

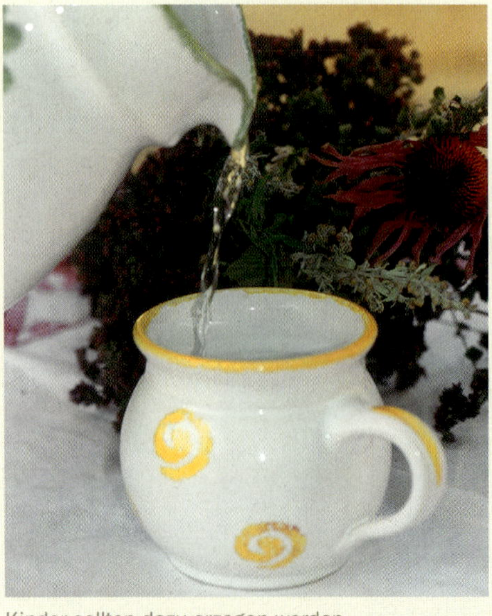

Kinder sollten dazu erzogen werden, viel Wasser zu trinken

kann das der Beginn von verschiedenen Krankheiten sein. Auch meine Gedanken gingen immer in diese Richtung, da es oft schwierig ist, Kinder für das Teetrinken zu gewinnen. Bei der Homöopathie ist das schon einfacher, aber man muss schon einiges über die Homöopathie wissen, um alle Symptome gleich zuordnen zu können. Es gibt immerhin über 3.000 Mittel zu unterscheiden.

Hierbei sind mir Unterlagen von einer uralten Methode von meinem Freund Dr. Max Amann zugutegekommen. Diese Lektüre verschlang ich und habe sie auch umgesetzt. Ich destillierte Kräuter und konnte beobachten, wie sie den Kindern in Form von einem Saft sehr gut taten. Meine liebste Kräutermischung ist das Entgiftungswasser, das ich bei vielen Symptomen und Unpässlichkeiten einsetze. Die Herstellung ist zwar etwas aufwändig, doch auf diese Weise bekommen die Kräuter eine neue Chance bei Kindern. Das Entgiftungswasser kann bei mir bezogen werden, da die Herstellung sehr kompliziert ist.

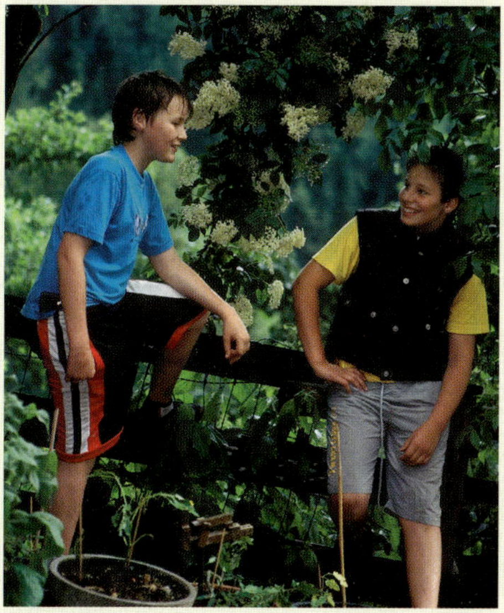

Eine wichtige Pflanze für Groß und Klein - Holunder stärkt die Abwehrkräfte

Hilfe mit Wickeln

Wickel sind in jedem Haus unerlässlich. Sie sollen sowohl bei Kindern als auch bei den Erwachsenen angewendet werden, heiß oder kalt.

Grundregel: Wickel sollten nur dann eingesetzt werden, wenn der Körper heiß ist; er darf auf keinen Fall frösteln oder kalt sein.

Wadenwickel

Ich selber habe Fieberwickel gerne mit Socken durchgeführt – sie werden an den Stulpen mit Essigwasser getränkt (Wasser auf Zimmertemperatur erwärmen und einen Schuss Essig dazugeben). Wenn die Stulpe trocken ist, bei Bedarf einfach wiederholen.

Ganzkörperwickel

Auch Ganzkörperwickel helfen bei sehr hohem Fieber. Diese werden mit einem Frottiertuch durchgeführt, wieder in Wasser mit Zimmertemperatur und einem Schuss Essig getränkt.

Den Körper nicht nass machen, sondern nur feucht abreiben, und zwar bei den Händen und Armen beginnend und immer in Richtung Herz steuernd. Füße – Beine – Brust – Bauch – Rücken. Wie es halt dem Kind angenehm ist, aber alles schnell durchziehen und dann gut einwickeln. Gleich einen Holundertee oder Lindenblütentee verabreichen.

Heiße Wickel

Auch heiße Wickel kann man bei Kindern verwenden, allerdings sollten die Wickel hier nicht so heiß gemacht werden wie für Erwachsene.

Der Mutter mit Hals- und Rückenverspannungen helfen heiße Wickel auch gut. Beim Erwachsenen sollte abgekochtes Wasser verwendet werden. Das Frottiertuch etwas auslüften und auf die

Haut legen (die Haut wird rot werden). Diesen Vorgang 3-4 x wiederholen, dann nach jeder Behandlung gleich wieder mit kaltem Wasser abkühlen. Abschließend mit einem guten Öl (siehe unten) oder Balsam eincremen, z.B. Chinagold.

◆ Rezept: Öl nach heißen Wickeln

Öl ist wichtig, um den Körper nach den Wickeln wieder gut zu erwärmen und zu durchbluten.
Zutaten und Zubereitung: Olivenöl mit zerstoßenem Wacholder, Arnika, Johanniskraut und Ringelblumen ansetzen.
3 Wochen lang stehen lassen. Wenn das Öl fertig ist, abseihen und in Flaschen abfüllen.

Creme nach heißen Wickeln

Auch in einer Creme lassen sich die oben genannten Pflanzen gut einarbeiten. Hierbei muss man aber Essenzen oder Tinkturen herstellen (siehe Kapitel „Kräuter für Kinder verarbeiten“).

Einläufe

Gerade bei Fieber verwende ich gerne Klistierballons (von 1/4 bis 1/2 Liter – gibt es in der Apotheke). Einläufe helfen dabei, Giftstoffe schnell aus dem Körper zu leiten. So kann die Selbstheilung wieder in Gang kommen.
Anwendung: Man kann warmes Wasser, Tee, Tee mit etwas Salz oder auch Natron (1/2 Teelöffel) verwenden.

- Kleinkinder: 250 ml
- Schulkinder: 500 ml

Einläufe können 3-4-mal am Tag angewendet werden.

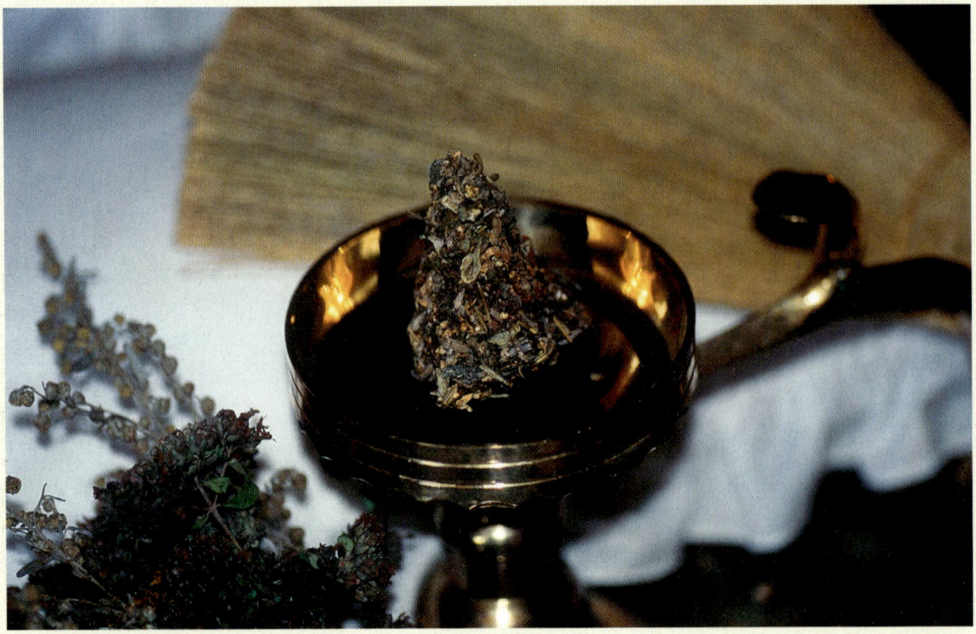

Das Räuchern verbessert das Raumklima und die Luft in einem Haus.
Räucherkegel kannst du selbst herstellen

Räuchern: Den Schutzengel anrufen

Man kann jederzeit räuchern, wenn einem danach ist (siehe Kapitel „Rituale rund um den Baum"). Gerade das Räuchern kann das Raumklima und die Luft besonders verbessern. Wenn ansteckende Erkrankungen im Haus sind, verwendet man Weihrauch, Salbei oder Wacholder.

Der Schutzengel kann besonders mit folgender Mischung angerufen werden:

- Johanniskraut
- Königskerze
- Farn und Beifuß

Die Kräuter zerrebeln und auf Räucherkohle auftragen, diese anzünden. Schließlich noch einige Rosenblüten dazugeben.

◆ Grundrezept: Rosenwasser

Rosenblüten lassen sich im Essen, als Badezusatz oder Öl einsetzen, sie helfen gegen Wut und Zorn und sind gut für die Liebe.

Zutaten und Zubereitung: Für Rosenwasser 200 g Rosenblüten teilen, 100 g mit 300 ml Wasser 2 Tage ziehen lassen. Nun die restlichen Blüten (100 g) dazugeben und einen weiteren Tag stehen lassen. Das Wasser ist im Kühlschrank 2-3 Tage haltbar. Es eignet sich unter anderem als Zutat für Desserts und als Grundlage für eine Kuchenglasur.

Rosensalz

Mit Rosensalz kann man Speisen einen wunderbaren, außergewöhnlichen Geschmack verleihen: Einfach Rosenblüten trocknen (auch Kornblumen oder andere Blüten), in der Küchenmaschine fein mahlen, mit Meersalz oder Himalajasalz vermischen und in Gläser füllen.

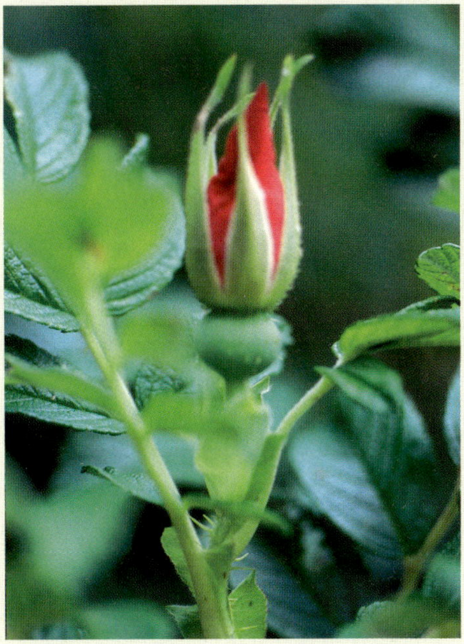

Die Rose ist eine der edelsten und schönsten Pflanzen

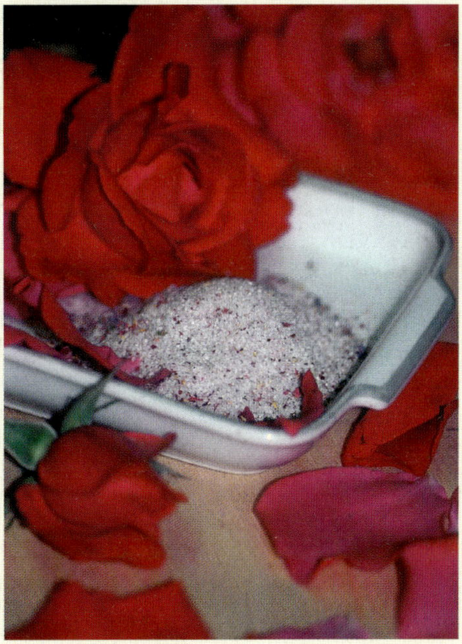

Rosensalz verleiht Speisen einen besonderen Geschmack

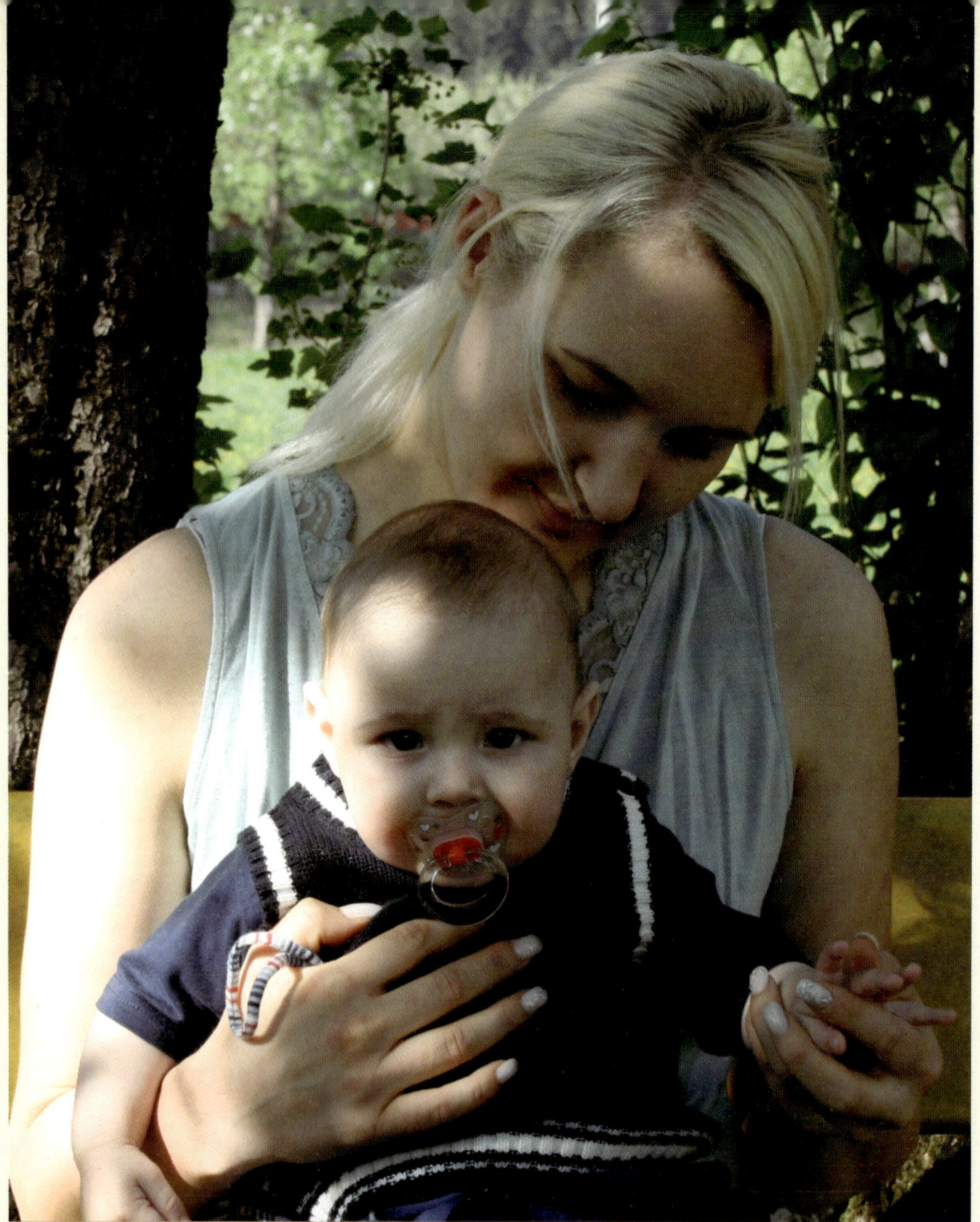

◆ Kosmetik für Mutter und Kind

Verständnis für die Haut zu haben bedeutet, sie nicht nur von außen zu pflegen, sondern auch von innen. Die Redensart „eine ehrliche Haut" stellt zwar den Charakter des Menschen dar. Aber es ist auch auf die Haut zu beziehen, nämlich in dem Sinne, dass auch sie nach außen ehrlich ist.

Innen und außen

Die Haut ist das Spiegelbild von innen nach außen. Es reicht nicht, einfach nur „etwas draufzuschmieren“, sie will auch von innen umsorgt werden. Wenn die Haut erkrankt, kommt das gerne von inneren Funktionsvorgängen wie etwa von Stoffwechselstörungen, von Problemen mit den Hormondrüsenfunktionen, von Störungen der Entgiftung durch den Darm (Verstopfung), von den Zähnen, Mandeln, Nasennebenhöhlen oder vom Unterleib.

Auch der Geruch der Haut kann verraten, ob ein Mensch gesund ist. Es entsteht ein Abwehr- und Entlastungskampf, was helfen kann Schlimmeres zu vermeiden.

Äußere Reinigung

Unterstützen kann man zunächst einmal von außen mit: Trockenbürsten, Waschungen, Schwitzen, Bäder. Alleine durch solche Maßnahmen können viele Giftstoffe ausgeschieden werden. Obstsäfte unterstützen diesen Prozess. Auch in der Schwangerschaft kann solches Wissen hilfreich sein.

Die Hautreinigung sollte nur mit einer milden Seife erfolgen!

Mandelöl

Ein besonderer Schatz! Schon in alten Kulturen war Mandelöl als sogenanntes Heil- und Pflegemittel für die Haut begehrt und beliebt. Es sollte unbedingt ein reines, süßes Mandelöl sein.

Nach dem Baden den ganzen Körper eincremen, nach dem Waschen des Gesichts auch dieses mit dem Öl pflegen. Dabei wird der Staub aus den Poren und aus den Falten herausgezogen – die Haut erscheint anschließend jugendlicher.

Auch wenn die Haut rissig und spröde ist, empfehle ich Mandelöl. Und auch bei der Babypflege sollte es nicht vergessen werden.

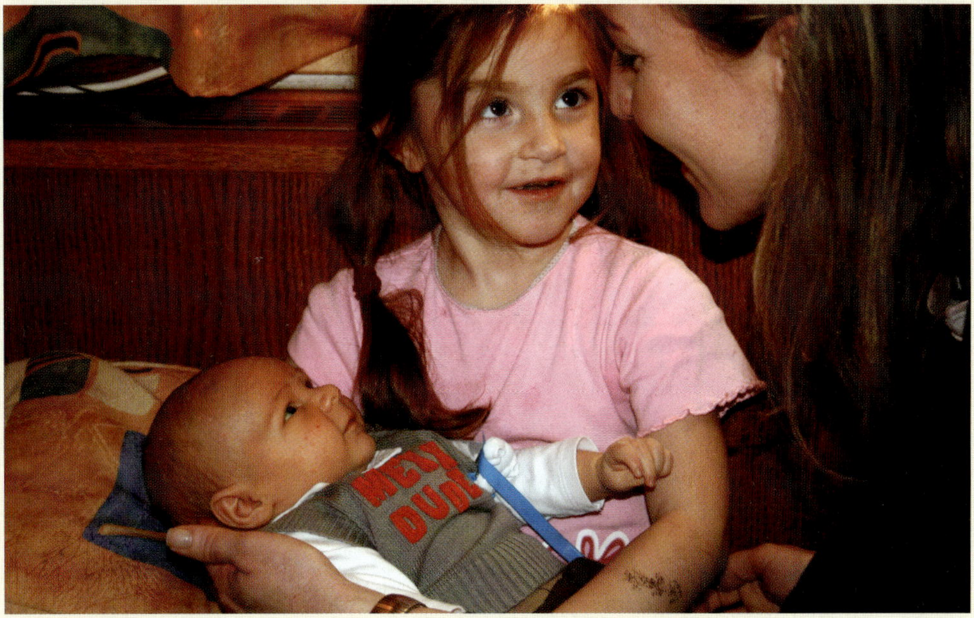

Die Haut ist flächenmäßig das größte, das schwerste und funktionell das vielseitigste Organ unseres Körpers – daher will sie schon ab dem Babyalter gepflegt werden.

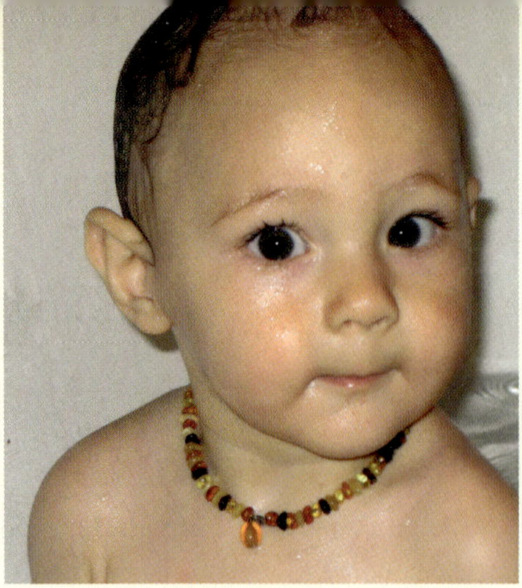

Für sensible Haut empfiehlt sich reine Naturkosmetik

Babytipp

Neugeborene sollten die ersten 8 Tage nur mit gesalzenem Mandelöl gewaschen werden, um den Säuremantel der Haut nicht zu zerstören. Diese Weisheit stammt aus der altpersischen Lehre Mazdaznan. Gegen Mazdaznan sind mir viele Vorurteile bekannt, aber wenn man auch mit dieser Lehre so verantwortungsbewusst umgeht, wie es bei allem Wissen notwendig ist, sehe ich viele positive und günstige Anwendungsmöglichkeiten.

Einige davon wie eben diesen Babytipp habe ich in das Buch aufgenommen.

Babycreme

Eine Babycreme kann einfach nur aus Mandel- und Olivenöl oder sogar nur aus Kokosfett alleine bestehen. Diese drei Grundlagen können einzeln als Creme verwendet oder mit Kräutern verfeinert werden. So entsteht eine tolle Creme. Bei Ölen muss Bienenwachs dazugegeben werden (zum Härten). Öle und Kokosfett können auch gemischt werden. Natürlich ist bei allen Zutaten auf beste Bio-Qualität zu achten; gerade für Babys und Kleinkinder sollte nur das Beste gerade gut genug sein.

◆ Rezept: Seife selbst gemacht

Zutaten:
250 g Glycerinseife oder Seifenflocken
2 Esslöffel Honig
1 Esslöffel Lavendelblüten
5 Tropfen ätherische Öle nach Belieben
Zubereitung: Lavendelblüten in einem Mörser zerdrücken oder fein rebeln. Wenn man mag, ätherische Öle hinzufügen. Das Glycerin im Wasserbad schmelzen. Alle Zutaten dazugeben und die Masse in feuerfeste Formen, selbst gemachte Aluformen oder Keksformen füllen. Mit Alufolie umwickeln und einige Tage trocknen lassen.

Tipps für sensible Haut

- Wenn die Haut kein Waschpulver verträgt, empfehle ich meinen persönlichen Liebling, die Waschnuss. Sie ist toll in der Handhabung und steht für absolut giftfreies Waschen. Es gibt sie mittlerweile bereits im Supermarkt.
- Auch milde Aschenlauge kann man gut verwenden, um die Hände oder feine Wäsche zu waschen: 2 Hände voll Asche mit 5 Liter Wasser aufkochen, etwas köcheln und anschließend stehen lassen, bis sich die Asche absetzt. Die Aschenlauge abschöpfen und in Gefäße füllen.
- Für das Baden so milde Seifen wie möglich wählen. Wie wäre es beispielsweise mit der unparfümierten Olivenölseife? Solche Seifen eignen sich für trockene und empfindliche Haut und für die Haarwäsche.
- Kinderkleidung sollte besser aus zweiter Hand getragen werden, da die Bekleidung heute sehr mit Schadstoffen angereichert ist. Wenn etwas Neues gekauft wird, muss es vorher öfter gewaschen werden.

◆ Rezept: Milder Entgiftungstee für die Haut

Zutaten:
100 g Stiefmütterchen
50 g Brennnesselblätter
30 g Holunder
30 g Klettenwurzel
Zubereitung und Anwendung: 1 Teelöffel pro Tasse mit kochendem Wasser überbrühen und 3 Minuten ziehen lassen.
2 Wochen lang jeden Tag 2 Tassen trinken.

◆ Rezept: Entspannungstee (zum Trinken oder als Badezusatz)

Zutaten:
20 g Baldrianwurzel
20 g Heidekraut (Besenheide)
15 g Melisse
20 g Odermennig
Zubereitung und Anwendung: 2 Teelöffel mit 500 ml kochendem Wasser überbrühen und 8 Minuten ziehen lassen.
2 Tassen trinken.

◆ Rezept: Hautmilch für Mutter und Kind

Zutaten:
25 g Öl
8 g Kakaobutter
5 g Tegomuls (Emulgator)
100 g Tinktur oder Tee (Kräuter je nach Hauttyp, siehe unten)
Zubereitung: Teeauszug in ein Glas geben. Fette in ein eigenes Glas geben und im Wasserbad schmelzen. Anschließend Tee und Fette zusammenfügen, gut schütteln und abfüllen.

◆ Rezept: Allzweckcreme

Zutaten:
50 g Öl
20 g Wollfett
5 g Bienenwachs
50 g Tinktur oder Tee (Kräuter je nach Hauttyp, siehe unten)
5 Tropfen ätherisches Öl
Zubereitung: Siehe Kapitel „Kräuter für Kinder verarbeiten“.

◆ Rezept: Feine Hautcreme

Zutaten:
5 g Ringelblumen
5 g Fenchel
5 g Eibisch
5 g Käsepappel
200 g Olivenöl
25 g Bienenwachs
Zubereitung: Kräuter mit Olivenöl erwärmen und Bienenwachs dazugeben.

◆ Rezept: Reinigungsmilch für alle Hauttypen (Mandelmilch)

Zutaten und Zubereitung: Geriebene Mandeln mit Kräuterwasser oder Rosenwasser ca. 3-5 Minuten versprudeln. Abseihen und in Flaschen füllen. Nicht zu viel machen, denn diese Milch hält nicht sehr lange, da keine Konservierungsstoffe enthalten sind.

◆ Rezept: Hauscreme für trockene und normale Haut

Zutaten und Zubereitung: 4 Teelöffel Lanolin in einem Glas schmelzen. In einem anderen Glas 50 ml Mandelöl und 1 Teelöffel Glycerin im Wasserbad schmelzen. Den Inhalt der Gläser zusammengeben und schütteln. Dann 3 Teelöffel Rosenwasser oder Kräutertee dazugeben und mit 6-7 Topfen ätherischen Ölen vermischen. Abfüllen.

Kräuter für fette Haut

Die wichtigsten Kräuter für die fette Haut sind: Holunder, Schafgarbe, Salbei, Frauenmantel, Ringelblumen und Kamille.

Mitesser

Um Mitesser zu bekämpfen, mit folgender Mischung ein Peeling durchführen: Vollkornmehl oder Hafermehl mit Wasser und Molke oder Buttermilch vermischen.

Fencheltee hilft bei schmutziger und unreiner Haut.

◆ Rezept: Lippenpflege für Mutter und Kind

Zutaten und Zubereitung: 1 Teelöffel Bienenwachs mit 1 Teelöffel Honig mischen und mit 2-3 Teelöffel Mandelöl vermengen. In kleine Dosen füllen.

Pflege der Haut durch die richtige Ernährung

Auch die Ernährung spielt bei der Pflege der Haut eine große Rolle. Gerade mit der Ernährung kann die Abwehrkraft gegen Pilze, Bakterien, Gifte und Parasiten angeregt werden. Lindenblüte z.B. begünstigt die Öffnung der Poren und reinigt so leichter den Körper. Der rote Lindenblütentee ist besonders wichtig für die Gesundheitsvorsorge.

Es gibt einen Leitspruch: für die Haut knappes Essen, salzarm und vollwertig. Rezepte und weitere Hinweise findest du im Kapitel „Die richtige Ernährung für die ganze Familie“.

Geeignete Kräuter je nach Haartyp

- Für alle Haartypen und für fettiges Haar: Brennnessel, Ringelblumen, Klette, Lindenblüte, Schafgarbe, Rosmarin und Zinnkraut.
- Glanz: Rosmarin, Salbei, Petersilie, Zinnkraut.
- Schuppen: Kletten-Labkraut, Brennnessel, Rosmarin, Kamille, Thymian, Klette, Beinwell.

◆ Rezept: Haarseife

Zutaten:
3 Teelöffel Kräuter (z.B. Brennnessel, Lavendel, Rose oder Ringelblume)
1/2 Zitrone
Naturseifen (ohne Konservierungs- und Duftstoffe)
Zubereitung: Kräuter mit Wasser überbrühen, ca. 10 Minuten ziehen lassen und abseihen. Die Seifen reiben und in 1 Liter Wasser auflösen lassen. Dem Kräuterwasser hinzufügen, zum Kochen bringen und von Zeit zu Zeit umrühren, bis das Wasser klar ist. Von der Kochplatte weggeben und schaumig schlagen. Dieses Shampoo kann auch für Säuglinge verwendet werden.

◆ Rezept: Shampoo mit dem typischen Seifenkraut

Zutaten und Zubereitung: Seifenkraut ist überall zu finden und es wächst sehr gut im Garten. 50 g Seifenkrautwurzel mit 3/4 Liter Wasser überbrühen. Ca. 12 Stunden stehen lassen. Nun wird alles noch einmal aufgekocht, ca. 10-15 Minuten köcheln lassen und vom Herd wegstellen. 40 g getrocknete Kräuter nach Belieben einlegen, ziehen lassen und abkühlen. Im Anschluss abfüllen und im Kühlschrank lagern (3-4 Tage haltbar).

Tipp: Natürliches „Ei-Shampoo“

Gut hat mir gefallen, als einmal eine Praktikantin zum Haarewaschen immer nur einen Eidotter verlangte. Was mir bei ihrem langen Haar auffiel: Es war kaum fett und sehr dick.

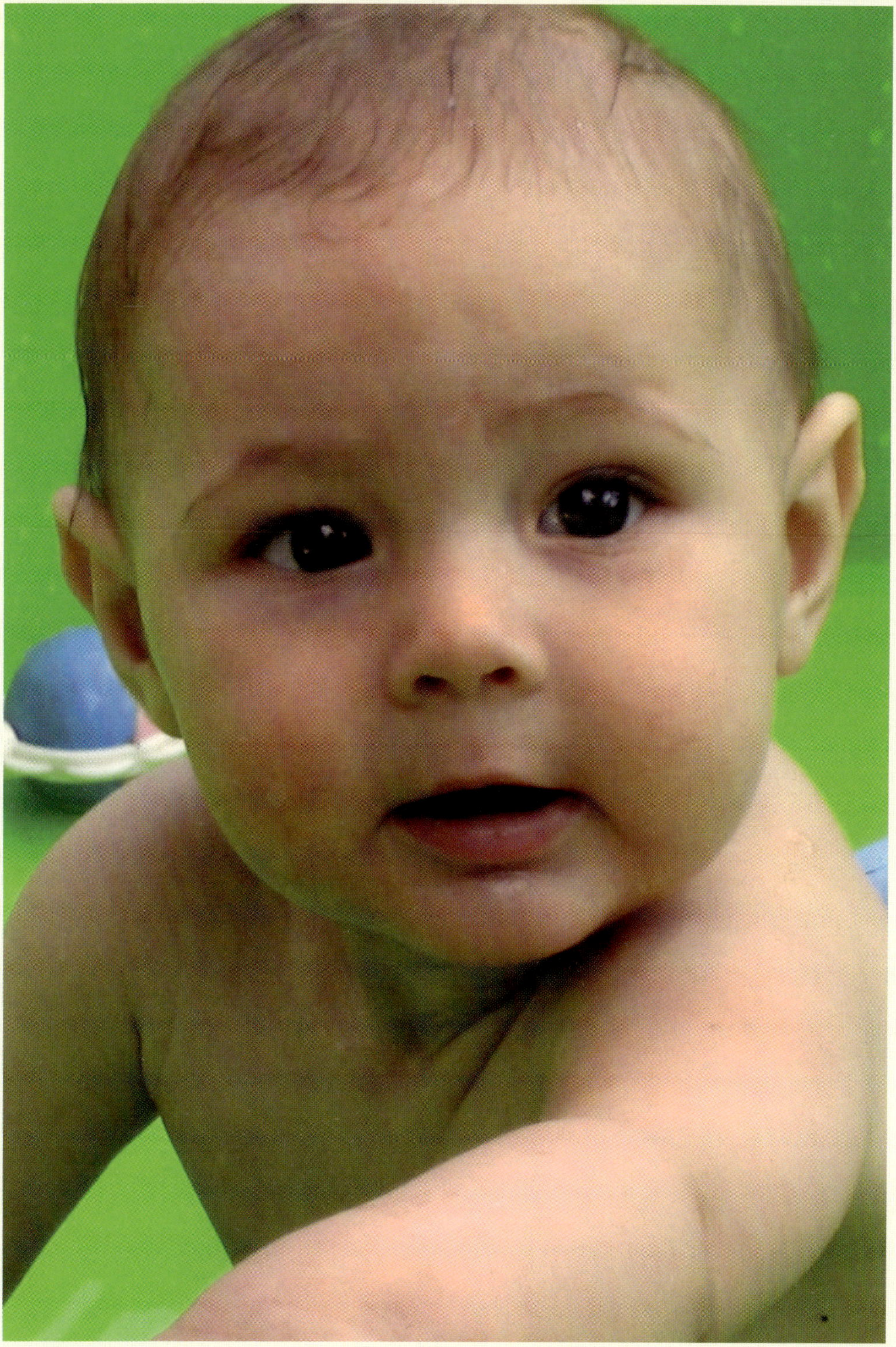

Die meisten Babys lieben das Baden. Eltern haben ein besseres Gefühl, wenn sie wissen, was in den Badezusätzen steckt

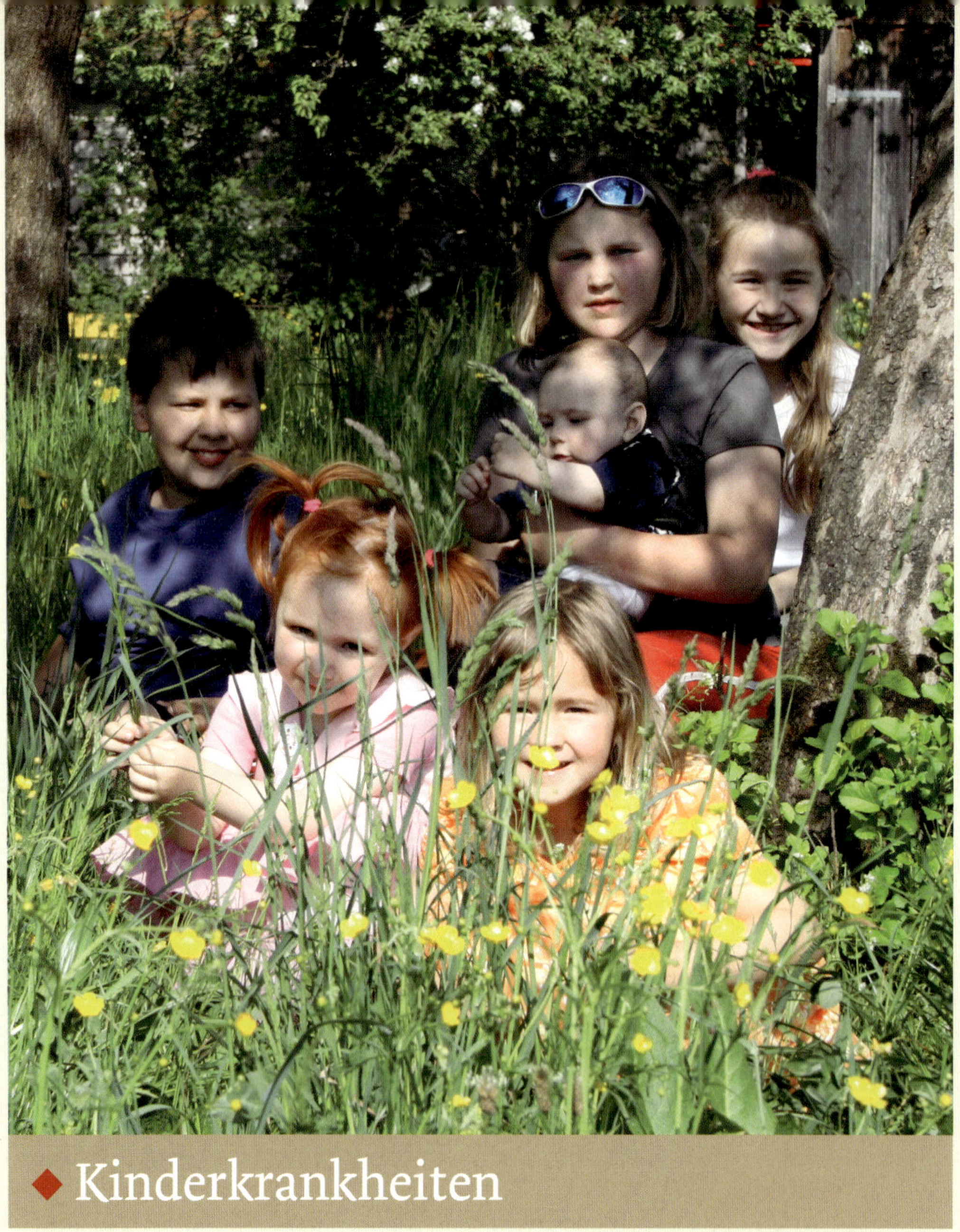

Kinderkrankheiten

Natürlich hat man mit Kindern viel Verantwortung und auch Arbeit, die man nicht immer sieht. Die Babyzeit und die Krankheitsphasen der Kinder können schon einiges Zermürbendes an sich haben. Die gewaltig schöne Kraft, die Kinder uns geben können, gleicht jedoch alles wieder aus. Ich habe versucht, hier einige nützliche Tipps für die Gesundheit der Kinder mit Hilfe von Kräutern weiterzugeben.

Teeanwendung bei Säuglingen

Wenn die Mutter stillt, werden auf diese Weise Tees indirekt auch dem Säugling verabreicht. So kann die Mutter einfach den Tee trinken (z.B. vom Gänsefingerkraut) und erreicht die gleiche Wirkung, als würde sie ihn dem Säugling direkt geben.

Auch Badekräuter sind einfach anzuwenden, sie werden über die Haut gut aufgenommen. Dazu eignen sich Lindenblüten, Zitronenmelisse, Kamille, Lavendel und Hopfen.

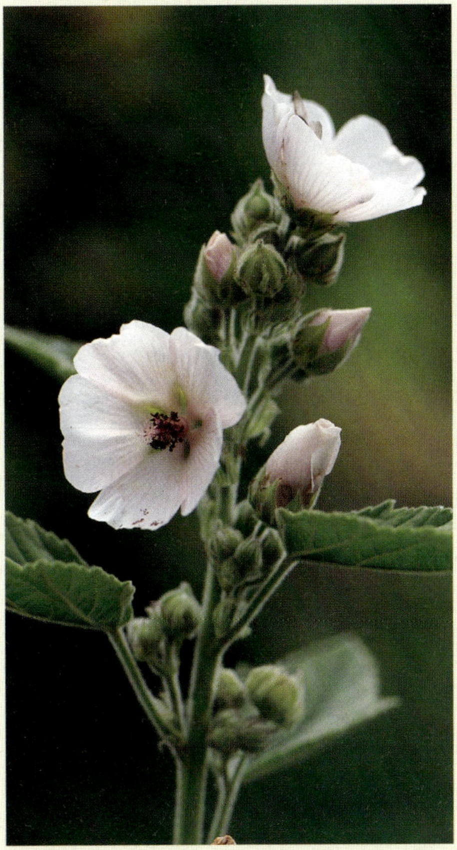

Eibisch lindert Hustenreiz, beispielsweise in Form eines Sirups

◆ Rezept: Beruhigungstee für Säuglinge

Zutaten:
1 Teelöffel Engelwurz
2 Teelöffel Kamille
je 1 Teil Kümmel und Fenchel
wenig Minze
Zubereitung: 1 Teelöffel mit 1 Tasse kochendem Wasser überbrühen und 3 Minuten ziehen lassen.

◆ Rezept: Tee gegen Mundfäule und Fieberblasen

Zubereitung: 1 Teelöffel Storchenschnabelkraut mit 1/4 Liter kochendem Wasser überbrühen und 5 Minuten ziehen lassen. Die betroffenen Stellen mit dem Tee und mit Hilfe von Wattestäbchen einpinseln. Bei Fieberblasen als Creme auf die Blase auftragen oder, wenn das Problem oft auftritt, 3 x 5 Tropfen einer Storchenschnabeltinktur einnehmen.

Speihkinder sind Gedeihkinder

Speihkinder sind unruhig im Schlucken und verschlucken daher zu viel Luft. Der Schließmuskel verkrampft und anstatt die Luft in den Darm abzugeben, wird erbrochen.

Bauchweh

1/4 Liter Milch mit Kümmel aufkochen und mit Honig süßen. Schluckweise trinken.

Auch eine Wärmflasche eignet sich gut. Wenn das Wasser länger warm bleiben sollte, einfach einen Teelöffel Salz dazugeben.

◆ Rezept: Windtee

Zutaten und Zubereitung: Gerade die Gewürze, die man für gewöhnlich ja fast alle im Haus hat, sind sehr gut geeignet: Fenchel, Koriander, Anis, Kümmel. Diese Gewürze im Mörser anquetschen. 1-2 Teelöffel davon mit 1/2 Liter kochendem Wasser überbrühen und 3 Minuten ziehen lassen. Diesen Tee kann man auch gut für Bauchauflagen mit einem Tuch verwenden.

Ätherische Öle gegen Blähungen

Buben sind von Blähungen meist stärker betroffen als Mädchen. Ätherische Öle von Fenchel, Melisse und Kümmel in Olivenöl einbringen und mit Notfalltropfen versetzen. Mit dieser Mischung wird der Bauch einmassiert. Wenn nötig, noch eine Wärmflasche auflegen.

◆ Rezept: Kinderpulver oder Tee bei Winden

Zutaten:
25 g Fenchel
25 g Kamille
35 g Gänsefingerkraut
25 g Angelika (Engelwurz)
25 g Schafgarbe
Zubereitung: Bei Bedarf einen Tee zubereiten und 1-2 Tassen trinken. Für ein Pulver werden alle Zutaten im Mörser zerrieben und messerspitzenweise verabreicht. Das Pulver kann auch mit Honig gemischt werden.

◆ Rezept: Allgemeiner Fiebertee

Dazu kann man folgende Kräuter gut verwenden:
- Thymian
- Melisse
- Katzenminze
- Lindenblüte
- Schafgarbe

Die Kräuter wirken einzeln oder in der Mischung. Bei Kindern nicht zu lange ziehen lassen.

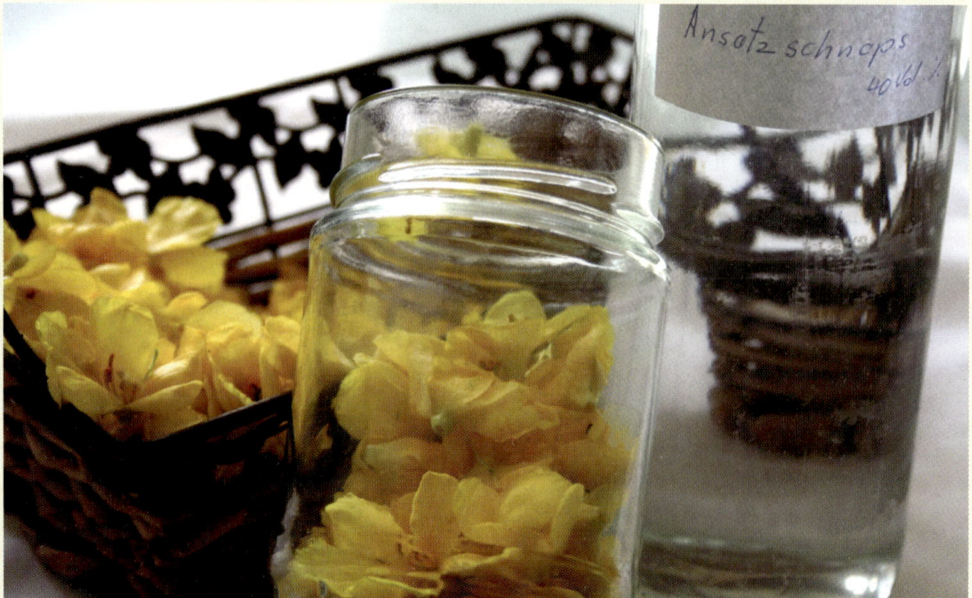

Tinkturen und Essenzen kommen bei Kindern eher verdünnt oder äußerlich zum Einsatz

◆ Rezept: Spezieller Fiebertee

Zutaten:
25 g Holunderblüten
25 g Lindenblüten
10 g Salbei
evtl. 5 g Weidenrinde
Zubereitung: 2 Teelöffel mit 1/2 Liter kochendem Wasser übergießen und ca. 5 Minuten ziehen lassen. 3-5 x 1 Tasse am Tag trinken.

Weitere Maßnahmen gegen Fieber

- Zäpfchen: (z.B. von der Firma Weleda) wirken unterstützend.
- Abkühlungsbad: Ein Frottiertuch mit kaltem Wasser und Zitronensaft oder kaltem Kamillentee tränken. Hände und Füße, Beine und Brust, Bauch und Rücken damit abreiben. Das Tuch sollte nicht zu nass sein. Das Kind darf auch nicht frieren, danach also warm anziehen.
- Fieberwickel: Fieberwickel dürfen nur angewendet werden, wenn die Waden heiß sind (nicht bei kalten Füßen und Frösteln). 2 Leintücher in eine Schüssel mit 18 °C warmem Wasser eintauchen, gut auswringen und um den Fußknöchel bis zum Knie wickeln. Darüber ein trockenes Tuch (Wolltuch) und Socken anziehen. Die Wickel sollen fest sein. Nach einer halben Stunde abfrottieren. Diesen Vorgang stündlich wiederholen.

Mittelohrentzündung

Wenn Babys sich immer wieder an die Ohren fassen oder an ihnen zupfen und sie offensichtlich Schmerzen haben, ist das sehr verdächtig. Dann wird eine Kontrolle beim Arzt bzw. der Ärztin nötig, um festzustellen, was fehlt.

Unterstützend kann ein Tuch mit Johanniskrautöl auf das Ohr aufgelegt oder das Ohr mit Johanniskrautöl eingecremt werden.

Auch die Essenz von der Gundelrebe kann helfen: Frische Gundelrebe in 38%igen Alkohol einlegen, 3 Wochen stehen lassen und abseihen. Auf Watte geben und ins Ohr stecken.

Mein eigener Hörtest bei meinen Kindern

Natürlich ersetzt dieser Test nicht den Arzt, er ist für einen selbst gedacht, um auf mögliche Probleme aufmerksam zu werden. Man klatscht oder redet hinter dem Kind und beobachtet, wie es reagiert.

Um Problemen mit den Ohren vorzubeugen, rieb ich die Kinder hinter den Ohren mit Tigerbalsam ein, das durchblutet die Gehörgänge.

Allgemeines zu Schnupfen und Husten

Gerade im Winter, um die Weihnachtszeit und im Jänner, häufen sich die Schnupfenerkrankungen und Katarrhe. Es mögen das üppige Essen und der viele Zucker Ursachen sein, man kann aber auch beobachten, dass Menschen, die viel in der frischen Luft sind, wenig oder kürzer an Schnupfen leiden als die Stubenhocker oder jene Leute, die in Räumen arbeiten müssen. Auch Kinder sollen viel an der frischen Luft sein.

Man hat festgestellt, dass Kinder, die im Sommer viel barfuß laufen, seltener an Erkältungen erkranken. Tiere haben ihre natürliche warme Winterbekleidung und andere werden sogar in den Süden geschickt. Bei den Menschen heißt es: Die Füße sollen warm und trocken sein, aber Kopf und Hals frei.

Abhärten ist angesagt: sich im Sommer öfter kalt waschen und bei offenem Fenster schlafen, wenn möglich. So ist man bei Wetterveränderungen besser gewappnet.

◆ **Rezept: Majoranbalsam**

Zutaten und Zubereitung: Majorankraut, in Öl eingelegt, in etwas Bienenwachs einarbeiten. Ätherisches Öl von Majoran wird in Butter eingearbeitet.

◆ **Rezept: Schnell wirkender Schnupfentee**

Gleich am Abend, wenn Symptome von Schnupfen auftreten.
Zutaten:
2 Teile Spitzwegerich
2 Teile Frauenmantel
1/2 Teil Pfefferminze
Zubereitung: Die Kräuter können in der Mischung, aber auch einzeln eingesetzt werden. 1 bis 3 Tassen trinken lassen. Mit Pfefferminze bei Kleinkindern etwas Vorsicht walten lassen.

◆ **Rezept: Nasensirup zum Einträufeln**

Zutaten und Zubereitung: Einen Kamillen- oder Salbeitee zubereiten – 1 gehäufter Teelöffel Kraut oder Blüten für 1 Tasse kochendes Wasser nehmen, 5 Minuten ziehen lassen. Abseihen und in den heißen Tee Zucker oder kandierten Honig einrühren. Es soll ein Sirup entstehen. Mit einer Pipette 3-5 x am Tag 4 Tropfen in die Nase träufeln.

Andere Maßnahmen gegen Schnupfen

- Leichten Pfefferminztee auf einen Lappen geben und unter die Nase halten.
- Homöopathie: Sticta pulmonaria D8 – 3 x täglich 10 Globuli bei Schnupfennase.
- Bitterpulver stärkt den Magen und löst die Verschleimungen im Körper auf. Wie ich meinen Kleinen Bitterpulver verabreiche? Zwischen zwei Oblaten.

Allgemein: Husten lindernde Pflanzen

- Eibisch
- Kamille
- Steinklee
- Käsepappel

◆ **Rezept: Auswurffördernder Tee**

Zutaten:
2 Teile Ehrenpreis
2 Teile Spitzwegerich
1 Teil Huflattich
2 Teile Eibisch
Zubereitung und Anwendung: 1 Teelöffel mit 1 Tasse kochendem Wasser überbrühen und 5 Minuten ziehen lassen. Bei Husten mit zähem Schleim oder Rasseln in der Brust 3 Tassen von diesem Tee trinken.

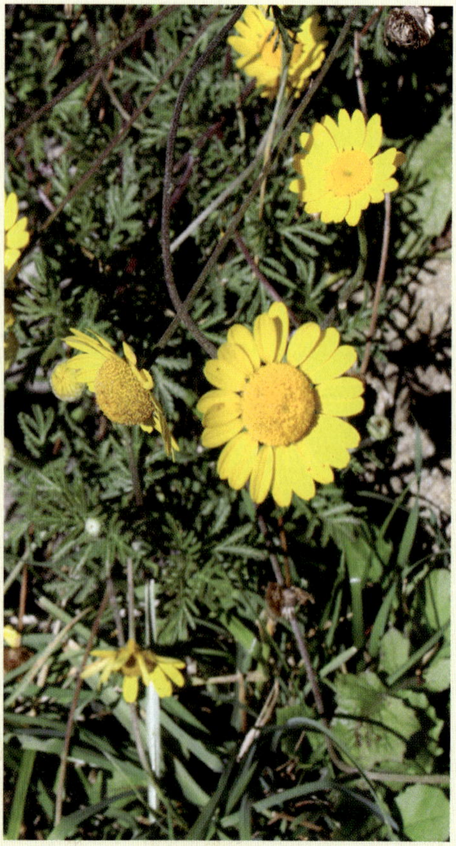

◆ Rezept: Tee gegen trockenen Husten

Geeignete Kräuter für den trockenen Husten sind:

- Spitzwegerich
- Königskerze
- Schlüsselblumen

Zubereitung und Anwendung: Diese Kräuter zu gleichen Teilen mischen und 1 Teelöffel pro Tasse mit heißem Wasser überbrühen. 3 Minuten ziehen lassen und ca. 3 Tassen trinken, auch kalt.

◆ Rezept: Tee bei akutem Reizhusten und trockenem Husten

Zutaten und Zubereitung: 20 g Eibisch besser kalt vorher ansetzen. 15 g Anis und 10 g Schlüsselblume überbrühen und 5 Minuten ziehen lassen. Mit dem Eibischtee versetzen und trinken.

Homöopathische Mittel gegen Husten

- Tartarus stibiatus D4 (5 Globuli): auswurffördernd.
- Rumex D6 (stündlich 5 Globuli): bei andauerndem Husten nachts und bei schlechtem Schlaf.
- Cuprum arsenicum D8 (alle 2 Stunden 5 Globuli): wenn die Hustenanfälle nachts schlimmer sind.
- Bryonia D6 (4 x 5 Globuli): bei trockenem Husten mit Schmerzen in der Brust.

Verreibung gegen Husten

Gut bei Verschleimung und Husten ist auch eine Verreibung von gut getrockneter Kamille: im Mörser verreiben und in Honig einlegen. Das Ganze wird eingenommen.

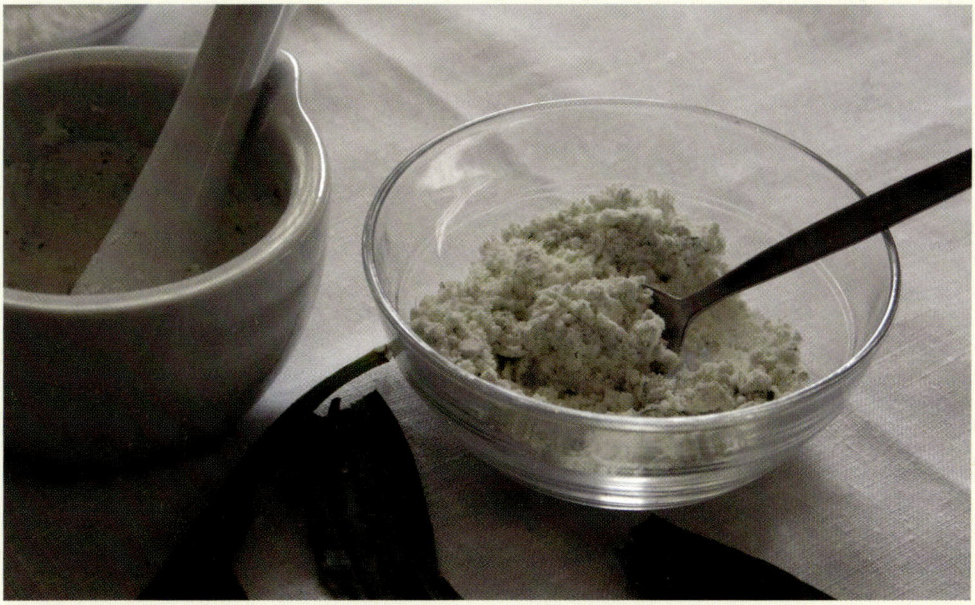

Mit Honig gemischte Verreibungen schmecken den Kindern besser. Sie helfen gut gegen Verschleimung der Atemwege

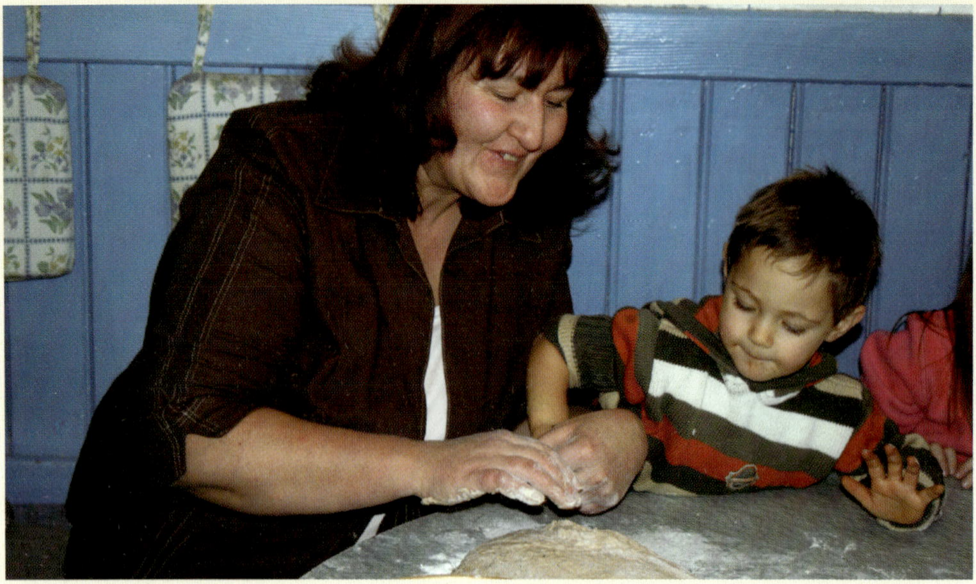

Kinder beteiligen sich gerne am Brotbacken und lernen spielerisch, dass gesunde Ernährung wichtig ist

Atmungsorgane entkrampfen, Husten stillen, Schleim lösen

Ein Stofftuch mit Topfen bestreichen (vorher etwas erwärmen), zusammenschlagen und auf den Brustkorb legen. Darüber noch ein trockenes Handtuch geben und ab ins Bett. Das Gleiche kann man mit Zwiebeln und etwas Fett machen, beides in einer Pfanne etwas anschwitzen und auf das Tuch geben (gleich verfahren wie oben). Die ganze Nacht drauf lassen und am Morgen wechseln.

Lunge und Leber stärken

Stündlich ein Stück Lakritze lutschen, dazu 1 Esslöffel Pinienkerne essen.

Alternativ einen Tee aus Ingwer und Kamille bereiten.

◆ Grundrezept: Sirup

Gerade bei Kindern ist Sirup einfach der Renner. Zucker ist zwar nicht unbedingt in rauen Mengen zu verwenden, aber hier muss man ihn einfach als Konservierungshilfe und Geschmacksstoff sehen.

Zutaten und Zubereitung: 1/2 Liter Kräutertee mit 500 g Zucker aufkochen und warm in Flaschen füllen. Kühl lagern. Auf diese Weise lassen sich etwa Löwenzahnsirup, Huflattichsirup und Käsepappelsirup herstellen.

◆ Rezept: Spitzwegerichsirup

Wenn man von Kindern und Husten spricht, kommt man am Spitzwegerichsirup nicht vorbei, da er einfach und gut in der Anwendung ist. Diesen Sirup machten schon unsere Vorfahren, mit Spitzwegerich oder auch Himmelschlüssel. Er hilft, die Atemwege bei Husten und Verschleimung zu befreien.
Zutaten und Zubereitung: 1 Teelöffel Spitzwegerichkraut pro Tasse mit kochendem Wasser überbrühen. 5 Minuten ziehen lassen und 2 Teile Zucker (also 2 Tassen) hinzufügen. 2-3 Teelöffel am Tag einnehmen. Das Gleiche kann man wie gesagt mit Himmelschlüssel oder eventuell auch mit Huflattich machen – Letzteres aber mit Vorsicht, da zu viel davon für die Gesundheit nicht dienlich ist.

◆ Rezept: Eibischwurzelsirup

Zutaten und Zubereitung: Wurzel klein zerhacken und mit etwas Alkohol einige Stunden ziehen lassen. 100 ml Wasser dazugeben und weiter ziehen lassen. Durch das Wasser werden Saponine und Schleimstoffe besser gelöst. Mit 100 g Zucker aufkochen, in Flaschen füllen und kühl stellen.

Anwendungen der Kräutersirupe

Da Kinder gerne Sirup trinken, kommen sie hier immer wieder zur Anwendung.

Gerade bei Husten und Fieber eignen sie sich sehr gut, auch z.B. Holundersirup ist eine Art von Kräuteranwendung. Der folgende schmeckt ganz besonders angenehm.

◆ Grundrezept: Sirupvariante

Zutaten und Zubereitung: Ein Haferl mit 1/2 Liter Fassungsvermögen mit Pflanzen füllen, die Kräuter mit 2 1/2 Liter Wasser übergießen und etwas ziehen lassen. Noch lauwarm 2 1/2 Löffel braunen oder weißen Zucker und 30 g Zitronensaft oder Weinstein dazugeben. Hierfür eignen sich:

- Holundersaft
- Melissensaft
- Pfefferminzsaft

◆ Rezept: Hustensirup aus Rettich

Zubereitung und Anwendung: Schwarzen Rettich aushöhlen, Kandiszucker oder Honig einfüllen. 1 1/2 Stunden stehen lassen. Ab einem Alter von 2 Jahren können 4 x 3 Teelöffel dieses Sirups gegeben werden.

◆ Rezept: Lungen- und Influenzasirup

Zutaten:
3 Teile Spitzwegerich
1 Teil Brennnessel
2 Teile Königskerze
1/2 Teil Bibernellwurzel
2 Teile Lungenkraut
1 Teil Ehrenpreis
2 Teile Flechten
2 Teile Gundelrebe
2 Teile Wacholderbeeren
Zubereitung und Anwendung: 1 Hand voll dieser Kräutermischung mit 2 Liter Wasser auskochen und abseihen. 1 kg braunen Zucker dazugeben und weiter sieden lassen. In Flaschen füllen und dunkel sowie kühl stellen. Nach 2-3 Wochen ist der Sirup für die Einnahme fertig. Er kann übrigens auch zur Nieren- und Blasenreinigung verwendet werden.

◆ Rezept: Sirup für Blut und Magen

Dieser Sirup verleiht Kraft und das blühende Leben kann wiedererlangt werden.
Aus Pfefferminze, Kümmel, Schafgarbe, Brennnessel, Ringelblumen, Johanniskraut, Spitzwegerich (zu gleichen Teilen) einen Sirup wie oben beschrieben zubereiten.

Maßnahmen bei Halsschmerzen

- Gurgeln mit Salbeitee ist wohl die bekannteste Variante.
- Einen Umschlag mit 1 Esslöffel Zitronensaft mit warmem oder (nicht ganz) kaltem Wasser (wie es das Kind mag) anbieten und um den Hals legen, 1/2 Stunde mit einem Wollschal darüber belassen.
- Es wird auch überliefert, dass der Harn von Kindern mit einem Umschlag um den Hals gelegt wurde und dort einiges bewirken soll.

◆ **Rezept: Lebenswecker für Kinder**

Zutaten:
15 g Erdbeerblätter
10 g Gänseblümchen
25 g Lindenblüten
15 g Odermennig
5 g Vanilleschote
5 g Zimtrinde
Zubereitung und Anwendung: Aus den Zutaten ein Pulver herstellen. 1-2 Messerspitzen in Fruchtsaft auflösen.

Stärkung des Immunsystems

Gerade wenn das Wetter umschwingt oder wenn zu viel Süßes gegessen wird, wird das Immunsystem ganz schön auf die Probe gestellt. Bei einer Wetterumstellung braucht der Körper ca. eine Woche, bis er sich an die neue Situation gewöhnt.

Zu dieser Zeit möglichst viel Lindenblütentee und Holundertee trinken:
1 Teelöffel mit einer Tasse Wasser überbrühen, 5 Minuten ziehen lassen und mit Zitrone und Honig abschmecken.
Auch 1 x 5 Tropfen Echinacea-Essenz sind als Vorbeugung gut geeignet.

Ebenso hilft selbst gemachte Zitronenlimo (lauwarm oder kalt), den Vitamin-C-Bedarf für das Immunsystem zu decken.

Homöopathische Mittel zur Stärkung des Immunsystems

Corallium rubrum D3 – mit diesem Mittel werden in den ersten Lebensjahren Infekte besser überwunden, sie fallen auch schwächer aus. Infekte dienen aber auch dem Reifeprozess des Körpers.

Rote Koralle um den Hals soll übrigens verhindern, dass Kinder leicht erschrecken.

◆ **Rezept: Tee nach Antibiotika, auch bei Milchschorf und Neurodermitis**

Zutaten:
3 Teile Ehrenpreiskraut
2 Teile Gänseblümchen
1 Teil Löwenzahnwurzel
3 Teile Stiefmütterchen
2 Teile Ringelblumen
Zubereitung und Anwendung: 1 Tasse Tee 3-5 Minuten ziehen lassen. 2-3 x trinken.

Nicht organische Herzbeschwerden

Wenn die Beschwerden von Blähungen und hartem Stuhl, der nach oben drückt, herrühren, am besten Feigenwasser zu trinken geben. Ansonsten eignet sich auch Tee mit Borretsch und Schlüsselblumen.

Zecken

Jeder muss selbst für sich entscheiden, wie er mit dem Thema Zeckenimpfung umgeht. Ich habe es bei mir so gehandhabt: Im Frühjahr habe ich je 5 Globuli FSME Nonsode C200 und Borrelien Nonsode C200 (in der Apotheke erhältlich von der Firma Spagyra) zeitversetzt verabreicht. Ich habe daraufhin festgestellt, dass die Kinder kaum mehr Zecken hatten.

Vorbeugen von Impfschäden und Ausleitung

Homöopathisch eignet sich Thuja D6, wenn die Impfung schon länger her ist. Direkt mit der Impfung wird Thuja C200 einmalig eingegeben. Bei und nach der Impfung kann auch Vincetoxicum D30 eingenommen werden.

Bei Impfschäden oder zur Ausleitung bei Viren und Pfeifferschem Drüsenfieber nimmt man Taigawurzeltee.

Allergien

Dr. Max Amann hat mir immer wieder Wissenswertes zu diesem Thema berichtet. Nun, dieses Problem ist nicht gerade einfach, da viele Faktoren zusammenspielen und sowohl vom Psychischen als auch vom Körperlichen her einiges aus der Bahn geraten kann. Klar ist, dass wir in einer Zeit leben, in der das Immunsystem und unser Reinigungsorgane schon sehr belastet werden. Darum lautet mein Motto: reinigen, reinigen und nochmals reinigen, und zwar mit Nierentee, Leber-Gallen-Tee und Lungentee.

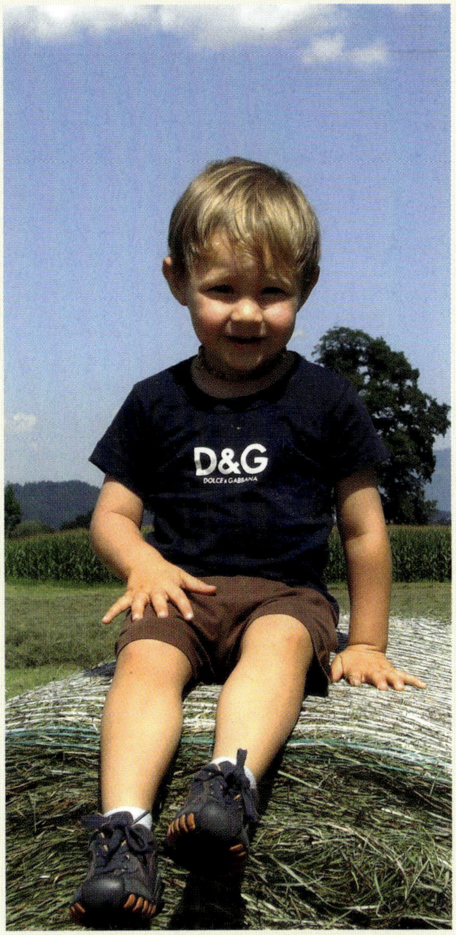

Allergien sind leider im Vormarsch. Kräuter und Homöopathie helfen betroffenen Kindern

◆ Rezept: Leichte Nierentropfen

Zutaten:
40 ml Goldrutentinktur
20 ml Brennnesseltinktur
30 ml Zinnkrauttinktur
10 ml Kamillentinktur
Anwendung: 3 x 20 Tropfen einnehmen. Die Mischung kann aber auch als Tee eingesetzt werden.

◆ Rezept: Leichter Leber-Galle-Tee

Von diesem Rezept habe ich gehört, dass der Tee nicht so bitter schmeckt.
Zutaten und Zubereitung: Man nehme für einen Tee 1 Teil Hirtentäschel, 1 Teil Odermennig und 1 Teil Vogelknöterich. Wenn das Kind diesen Tee mag, sollte es mindestens 1-2 Tassen am Tag trinken. Wer den Kindern das Teetrinken nicht angewöhnen kann, gibt am besten Chelidonium D3 in Form von Globuli (Dosierung 2 x 3 Kügelchen pro Tag).

◆ Rezept: Milder Lungentee

Das Ackerstiefmütterchen ist im Sommer gerade bei Kindern, die Probleme mit den Bronchien haben, das Kraut der Wahl. Auch der kalte Tee kann den Kindern immer wieder in einen Saft beigemengt oder mit Honig gesüßt getrunken werden.
Zutaten:
Ackerstiefmütterchen
Gänsefingerkraut
Schlüsselblume
Königskerze
Anwendung: Aus den Zutaten (je 1 Teil) eine Teemischung herstellen. Den fertigen Tee warm oder kalt zum Trinken geben (mit Honig süßen) oder in Saft mischen.

Vorbeugung gegen Allergien

Um Allergien vorzubeugen, das heißt die Schleimhäute zu festigen und gut vorbereitet zu haben, eignet sich am besten das Ackerstiefmütterchen. Es entfaltet seine Wirkung besonders gut in Mischungen.

◆ Rezept: Tee gegen verschiedene Allergien

Zutaten: Die Hauptmittel, die bei Allergien sehr unterstützend sein können:

- Fenchel
- Hafer
- Ackerstiefmütterchen
- Kamille
- Lungenkraut
- Salbei
- Melisse
- Zimt

Zubereitung: Sie können einzeln oder in einer Mischung verwendet werden. Einige zu gleichen Teilen nehmen (außer Zimt, davon nur sehr wenig), 2 Teelöffel mit 1/2 Liter Wasser überbrühen und 4 Minuten ziehen lassen. Bis zu 3 Tassen trinken.

◆ Rezept: Creme gegen Hautallergien

Zutaten und Zubereitung: Aus Eichenblättern einen Tee zubereiten und in eine Creme einarbeiten. Man kann der Creme anstelle von Tee auch Asche aus Blättern, die im Ofen oder in einer Schale mit Glut verbrannt wurden, beimengen. Das ist ein sehr altes Hausmittel.

◆ Rezept: Tee gegen Neurodermitis

Zutaten:
1 Teil Erdrauchkraut
1 Teil Walnussblätter
2 Teile Gänseblümchen
2 Teile Stiefmütterchenkraut
Zubereitung und Anwendung: 1 Teelöffel pro Tasse. 5-8 Minuten ziehen lassen und bis zu 4 Tassen trinken.

Homöopathie und Neurodermitis

Die folgenden homöopathischen Mittel sind für die Unterstützung der Haut bei Neurodermitis gedacht. Hier sollte aber auf jeden Fall mit einem Arzt oder einer Ärztin zusammengearbeitet werden, um abzuklären, was genau für einen passt.

- Arsenicum album
- Urhco com. (von der Firma Wala)
- Dercut Tropfen oder Lotion zum Einreiben (von der Firma Pekana)
- Proaller Tropfen (von der Firma Pekana)

Allergien mit Ekzemen, auch Neurodermitis

Auch hier ist die Abstimmung mit ärztlichen Fachleuten notwendig.

- Calcium carbonicum
- Cortex
- Calcium Quercus Ampullen oder Globuli (von der Firma Wala)

Noch ein Tipp zu Allergien

Die Firma Spagyra hat eine tolle Mischung für das Immunsystem entwickelt, aber auch hier ist wieder eine ärztliche Abklärung notwendig.
Die Mischung enthält je 20 ml

- Arum maculatum D4
- Corallium rubrum D6
- Echinacea C30
- Ferrum haematinatum D6
- Phytolacca D6

Man kann das Mittel in dieser Zusammensetzung direkt von der Firma Spagyra mischen lassen.

Nagelrisse

Ein Heublumenbad kann helfen – jeden Tag den betroffenen Finger in den Absud halten. Dafür Heublumen mit kochendem Wasser überbrühen und 10 Minuten ziehen lassen. Wichtig ist, nur Bioheu zu verwenden. Heublumen können auch als Auflage bei Kopfschmerz,

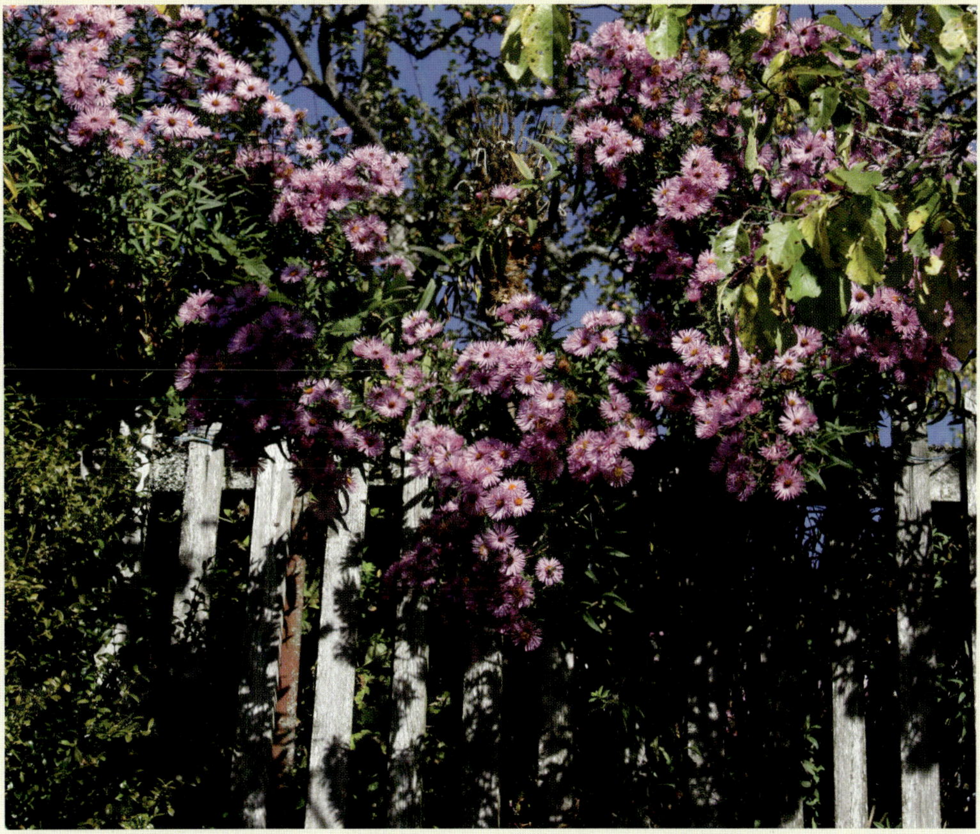

Zahnschmerzen oder anderen Schmerzen eingesetzt werden. Das weiß ich noch von meinem Opa, der immer wieder mit einem warmen Heublumensack auf dem Kopf gesehen wurde.

Für schnelle Blutstillung

Bis man ins Krankenhaus kommt, einen Wattepad oder ein (sauberes) Taschentuch oder Geschirrtuch mit kaltem Wasser auflegen, das kann gut helfen. Bei kleineren Blutwunden einfach Blutwurzelpulver verwenden.

Nasenbluten

Schafgarbenkraut gleich frisch in die Nase stecken oder Salz in die Nase aufziehen. Auch Schafgarbentee und -tinktur kann man auf diese Weise verwenden – auf einen Wattebausch geben und in die Nase stopfen. Selbstverständlich ist auch ein mit kaltem Wasser getränkter Lappen im Genick ein hilfreiches Hausmittel.

◆ Rezept: Rahmteigerl gegen Abszesse

1 Teelöffel Rahm mit Weizenmehl und Honig zu einer Creme mischen. Nach meinen Erfahrungen habe ich Eiterungen nur mit dem Teigerl gut herausgebracht.
Mit Auflagen aus folgenden Kräutertees (einzeln oder als Mischung) lassen sich auch gute Effekte erzielen:

- Käsepappel
- Huflattich
- Sonnenhut (Echinacea)

Homöopathische Mittel gegen Verdauungsbeschwerden

- Nux vomica: nach zu reichlichem Essen; besonders morgens eingenommen, bekämpft Magenschmerzen, Übelkeit, Erbrechen, gereizte Stimmung und eine gelblich belegte Zunge.
- Arsenicum album und Veratrum album: bei starkem Erbrechen, wässrigem Durchfall und immer bei Schwäche.
- Okoubaka: Bauchkrämpfe, Magenverstimmung, Leibschmerzen, starke Durstgefühle, wenn das Kind alles gleich erbricht (leichte Nahrungsmittelvergiftung).
- Podophyllum: Sommerdurchfall, Hitze und Verkühlung, übel riechender, wässriger, spritzender Stuhl mit Bauchschmerzen und Erschöpfung.
- Chamomilla: säuerlicher Durchfall, Zahnen und Bauchkoliken, Schreiattacken.
- Ipecacuanha D6: Magen-Darminfekte, starkes Erbrechen.
- Tartarus emeticus D6: Zunge ohne Belag und starkes Erbrechen.

Bei anhaltendem Erbrechen und/oder Durchfall sollte auf jeden Fall der Rat eines Arztes bzw. einer Ärztin eingeholt werden.

Hausmittel bei Durchfall

- Wie oben erwähnt kann Bitterpulver zwischen Oblaten gereicht werden.
- Bei allen Durchfällen, die sehr heftig sind, darf man wegen des Flüssigkeitsverlustes nicht lange zuwarten. Hierbei kann Tormentille bzw. Blutwurzel (Potentilla erecta), mit Honig angerührt oder als Tee, gut helfen. Blutwurzel kurz ziehen lassen und 1 Tasse trinken.
- Brombeerblättertee: 1 einzelne Tasse trinken.
- Kastanienmehl gibt's sogar in Dosen im Handel – oder frisch. Es schmeckt auf jeden Fall lecker. Auch für Erwachsene mit Bluthochdruck und Herzproblemen ist dieses Mehl ein Tipp. Kastanien werden völlig unterschätzt.
- Getrocknete Heidelbeeren als Tee aufgießen und den Kleinen zum Kauen geben.
- Wenn die oben genannten Kräuter und homöopathischen Mittel nicht zur Verfügung stehen, kann man auch auf eine Teemischung aus Fenchel, Wegerich, Ingwer, Kamille, Rotulme, Melisse und Zimt setzen.

Verstopfung

- Borretsch, Fenchel, Wegerichsamen oder auch -blätter, Ingwer, Kamille und Zimt beseitigen Verstopfung.
- Leinsamenschleim: 1 Teelöffel Leinsamen mit 1/4 Liter heißem Wasser überbrühen und kurz ziehen lassen. Gleich trinken.
- Zum Essen immer wieder Leinsamen als Ballaststoffe verwenden, aber bitte immer geschrotet.

Brechreiz

Hier gibt es einige sehr einfache Hausmittel:

- Eine Teemischung aus Kamille, Pfefferminz und Melisse vermindert den Brechreiz.
- Wermut, Beifuß, Thymian, Fenchel, Melisse, Sonnenhut, Schafgarbe, Rosmarin und Kamille sind als Einzelkräuter für einen Tee sehr geeignet. Oft kann aber schon das Kauen sehr helfen. Man kann auch Zimt zusetzen, aber nur wenig.
- Leichte Suppen aus Haferflocken oder Gemüse, Salzstangerl und Cola (aber nur ausnahmsweise als „Medizin"), geriebene braune Äpfel und zerdrückte Bananen sind bewährte Nahrungsmittel, um den Magen zu beruhigen.

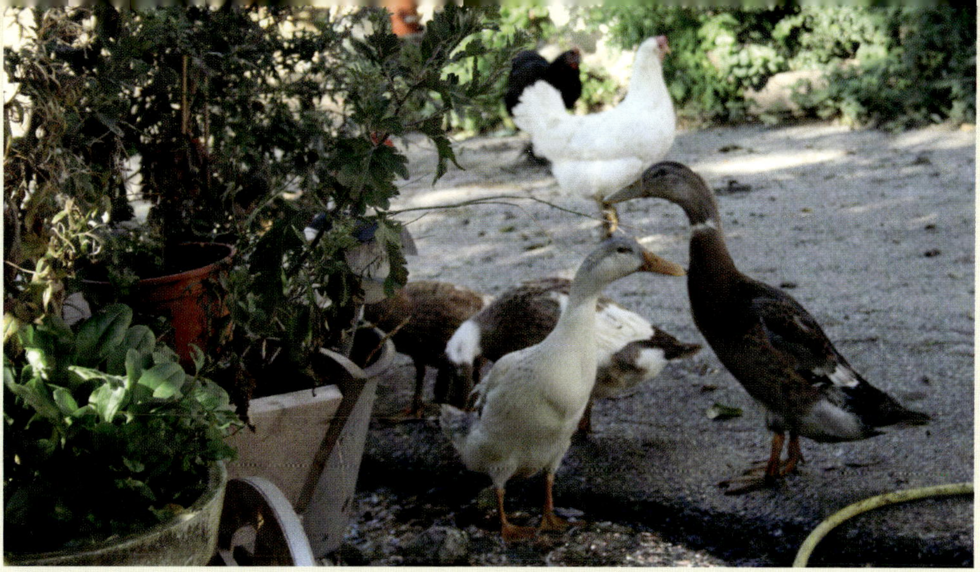

Darmträgheit

1 Esslöffel Leinsamen mit 1/8 Liter Milch kochen und Honig hinzufügen. Auf nüchternen Magen trinken.

Bewährtes gegen Koliken

Die folgenden Hilfsmittel haben lindernde Wirkung:

- Tee mit Fenchel
- Tee mit Katzenminze
- Tee mit Kamille
- Milch mit Knoblauch und/oder Kümmel kochen lassen. Das wirkt in schlimmen Fällen und bei starker Verstopfung schon fast Wunder.
- Johanniskraut trinken oder Johanniskrautöl mit Brot essen.

Auch hier gilt, bei anhaltender Verstopfung oder bei Koliken immer den Rat eines Arztes bzw. einer Ärztin einholen.

◆ Rezept: Blutreinigung

Mit der Reinigung kann man nie früh genug beginnen. Für mich ist Blutreinigung ein schöner, alter Begriff, aber natürlich ist er kein medizinischer Fachausdruck und sollte nicht wörtlich genommen werden.

Zutaten:
5 g Gundelrebe
10 g Brennnessel
5 g Schlehenblüte
10 g Walnussblätter
15 g Stiefmütterchen

Zubereitung und Anwendung: 1 Teelöffel für eine Tasse mit kochendem Wasser übergießen und 4 Minuten ziehen lassen. 2-3 Tassen am Tag trinken.

◆ Rezept: Tee zur Verbesserung des Stoffwechsels

Zutaten:
15 g Brennnessel
10 g Birkenblätter
5 g Schafgarbe
10 g Holunderblüte
20 g Hauhechel

Zubereitung und Anwendung: 1 Teelöffel pro Tasse mit kochendem Wasser übergießen und 4 Minuten ziehen lassen. 2-3 Tassen am Tag trinken.

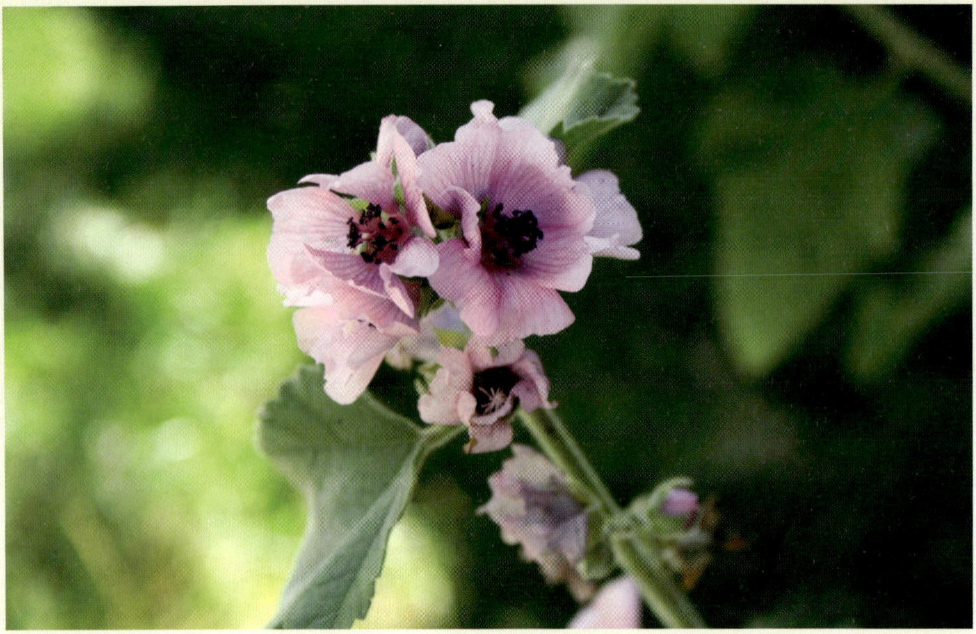

◆ Rezept: Tee für den Zellstoffwechsel

Zutaten:
10 g Schafgarbe
5 g Brennnessel
10 g Ringelblume
5 g Bibernellwurzel
10 g Schachtelhalm
5 g Andorn
5 g Holunderblüten
Zubereitung und Anwendung: Einen leichten Tee bereiten – 2 Teelöffel mit 1/2 Liter heißem Wasser überbrühen und 3 Minuten ziehen lassen. 2 Tassen am Tag trinken.

Insektenstiche aller Art

- Vorbeugung: Damit die Kinder gar nicht so viel gestochen werden, Spitzwegerich- oder Breitwegerichblätter klein schneiden und mit Zitronensaft über Nacht ansetzen. Das Ergebnis kann in Eiswürfelform eingefroren und in jeden Saft hineingegeben werden. Oder den Saft gleich wie eine Limo trinken. Mit diesem Mittel wird die Körperausdünstung verändert und somit die Anziehungskraft auf Gelsen vermindert.
- Hilfreiche Pflanzen: Gut und von alters her wurden Spitzwegerich, Zwiebelsaft, Knoblauch, Kartoffeln oder Duftöle von Zeder, Lavendel und Zitronella gegeben.
- Homöopathisch: mit Ledum D1 einreiben – bei Einstichen aller Art, Reaktionen der Haut und Infektionen. Apis D3 einnehmen bei Stichen aller Art, bei brennendem, stechendem Schmerz; auch Schwellung, Rötung und Überwärmung werden gelindert. Bei meiner Tochter habe ich mit Apis das Schlimmste von 10 Bienenstichen in der Halsgegend abwenden können, bevor ich mit ihr zum Arzt fuhr.
- Anaphylaktischer Schock: Bei Gefahr eines anaphylaktischen Schocks bis zum Eintreffen der Rettung Aconitum napellus und Veratrum album einnehmen und mit Arnika die Schläfen einreiben.

◆ Rezept: Tee gegen Parasiten

Bei allen Tipps gegen Parasiten und Würmer gilt wiederum: Zusätzlich sollte ein Arzt bzw. eine Ärztin zu Rate gezogen werden.
Zutaten:
Mauerpfeffer
Frauenhaar
Anwendung: Morgens nüchtern 1 Tasse trinken und danach 2 Stunden fasten.
5 Tage lang anwenden.

Parasitenkur

3 Stück geschälten Knoblauch in 1/2 Liter Milch simmern (garen) lassen. Wenn die Flüssigkeit lauwarm ist, mit Honig verfeinern und über den Tag verteilt verabreichen.

Bandwurm

Über den ganzen Tag Kokosnuss-Fleisch und Milchsaft trinken. Nüchtern beginnen!

Nahrungsmittel gegen Fadenwürmer

- Bärlauch in Form von Tropfen geben oder viel im Essen verarbeiten.
- Auch Kohl hilft, diesen am besten auspressen und den Saft trinken.
- Karotten – allein oder mit Knoblauch, gerieben oder in Saftform – haben auch positive Auswirkungen.

◆ Rezept: Tee gegen Spül- und Madenwürmer

Zutaten:
25 g Tausendgüldenkraut
25 g Baldrianwurzel
25 g Silberdistel
25 g Enzianwurzel
25 g Wermutkraut
Zubereitung und Anwendung: 1 Esslöffel pro Tasse abkochen. Über den Tag verteilt mehrmals trinken.

◆ Rezept: Kamillentee gegen Würmer

Auch die Strahlenlose Kamille (Matricaria discoidea) hat gute Eigenschaften.
Zubereitung und Anwendung: 35 g für 300 ml Wasser nehmen. Den Aufguss einige Tage warm trinken und auch 1-3 Teelöffel Pulver einnehmen.

◆ Rezept: Teemischung gegen zu geringen Appetit

Zutaten:
10 g Wermut
10 g Pfefferminze
15 g Kalmus
Zubereitung und Anwendung: 1 Teelöffel von der Mischung mit 1/2 Liter kochendem Wasser überbrühen.
2 x 1 Tasse trinken.

Ebenfalls gegen Appetitmangel

Hopfenzapfenpulver mit Milchzucker vermischen. 2 x am Tag 1/2 Teelöffel einnehmen.

Prellungen und Verstauchungen

Beinwell und Arnika sind hier die Kräuter der Wahl. Die Arnika wird als Kraut weiter hinten im Buch vorgestellt.

◆ Rezept: Umschläge mit Beinwell

Zubereitung und Anwendung:
100 g Beinwellwurzel in 1 Liter Wasser ca. 10 Minuten kochen lassen und abseihen. Umschläge mit diesem Aufguss helfen sehr gut bei den unterschiedlichsten Verletzungen und Beschwerden.

Entzündungen

Hier werden Arnikaessenz oder -tinktur angewendet. Wie mit einem Öl einreiben.

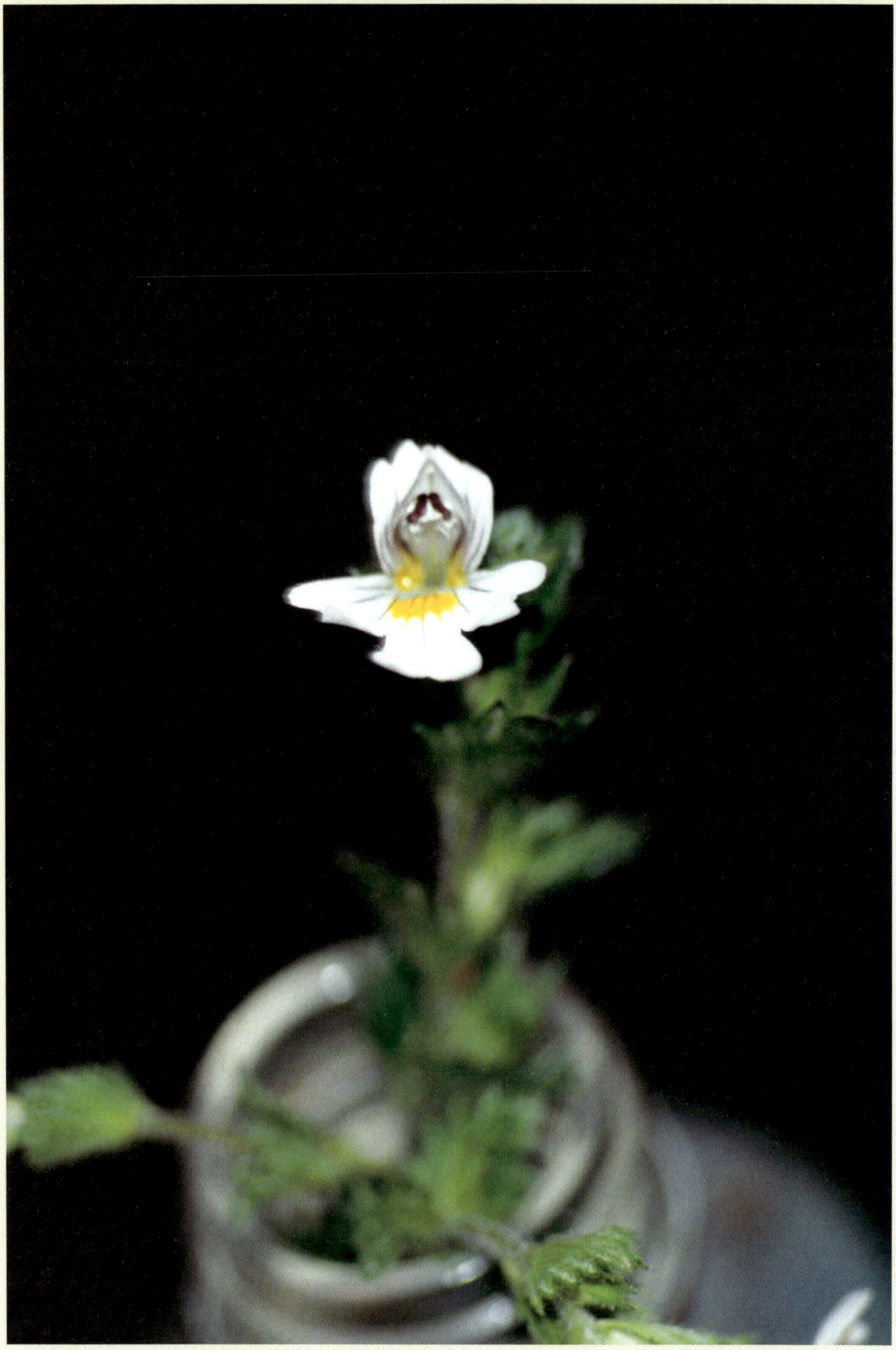

Augentrost verschafft bei vielen Problemen mit den Augen Linderung.
Am einfachsten sind Anwendungen mit einem starken Tee

Schlecht heilende Wunden

Ich empfehle bei diesem Problem Wundheilöl mit Arnika, Ringelblumen und Johanniskraut oder Beinwell- bzw. Blutwurzcreme.

Wunddesinfektion

Lärchenharz wird in Eucerinum anhydricum eingearbeitet und als Creme aufgetragen. Auch mit Alkohol lässt es sich ansetzen und zum Aufsprühen herrichten (Lärchentinktur).

Probleme mit den Augen

- Kamille und Ringelblumen sind gute Kräuter bei Augenleiden im Allgemeinen und Augenentzündungen im Besonderen.
- Augentrost hilft, wie der Name schon sagt, bei Augenschwäche, Lidrandentzündung, Gerstenkorn, ferner bei Bindegewebsentzündung, Heiserkeit, Magenschwäche, Appetitlosigkeit und Kopfschmerz. Als Tee stärkt er auch das Gedächtnis.
- Augenbrennen: Borretschtee oder -essenz in eine Salbengrundlage einrühren. Homöopathisch auch Borago D3 einnehmen.

◆ Rezept: „Augentrost"

Eine starken Tee mit Augentrost zubereiten, diesen abseihen und ca. 10 Esslöffel mit 1/2 Teelöffel Agar-Agar sowie 1 Messerspitze Borax verrühren. Kühl aufbewahren. Wie ein Augengel verwenden.

◆ Angst vor Gewitter

Oft kann man nur mit Melissentropfen oder Tee schon einiges bewirken. Auch Notfalltropfen auf die Schläfe oder eingenommen können gut unterstützen.

Homöopathische Mischung gegen Angstzustände

Gemischt werden:

- 1 Teil Argentum nitricum D12
- 2 Teile Meteoreisen D12
- 2 Teile Melissa cupro culta

Davon 1 x 15 Tropfen einnehmen.

Angst beim Einschlafen, vor schlechten Träumen und Dunkelheit

Hier kann man wieder auf die beruhigende Wirkung der Melisse zurückgreifen, und zwar in Form von Tee oder Tropfen. 1 x 10 Tropfen einnehmen, bei kleinen Kindern allerdings weniger.

Auch ätherisches Öl mit Lavendel, auf das Polster geträufelt, oder ein kleines Polster mit echtem Labkraut und/oder Johanniskraut wirkt beruhigend.

◆ Rezept: Eine Tinktur, wenn die Angst länger anhält

Zutaten:
20 g Melisse
10 g Baldrian
15 g Engelwurz
10 g Weißdorn
Zubereitung und Anwendung: Aus den Zutaten eine Tinktur herstellen und dem Kind am Abend 20 Tropfen davon geben.

Traumatische Angst vor allem

Unser Angstorgan ist die Niere. Nierenmittel sind gleichzeitig Balsam für die Seele.

Homöopathisch eignet sich eine Mischung aus Cuprum phosphoricum D10 und Zincum phosphoricum D10 zu gleichen Teilen. 2 x 10 Tropfen einnehmen. Dazu Goldrutentee trinken.

Unterschiedliche Honigsorten gegen unterschiedliche seelische Probleme

Gerade der Honig vom Wald ist für die zappligen Kinder gut. Blütenhonig hingegen hilft den ängstlichen und depressiven Kindern. Darum kann Honig auch als unterstützendes Mittel dem Tee beigefügt werden.

Spinnenphobie

Tropfen zu gleichen Teilen von Goldmelisse, Borretsch und Melisse mischen und 1 x 15 Tropfen einnehmen. Versuche dazu auch das oben beschriebene Mittel bei traumatischer Angst vor allem.

Schlaflosigkeit bei Kindern

- Tees mit Kamille und Melisse wirken allgemein beruhigend.
- Polster mit den Kräutern Baldrian (Blüte), Melisse und Hopfen machen und dem Kind ins Bett legen.

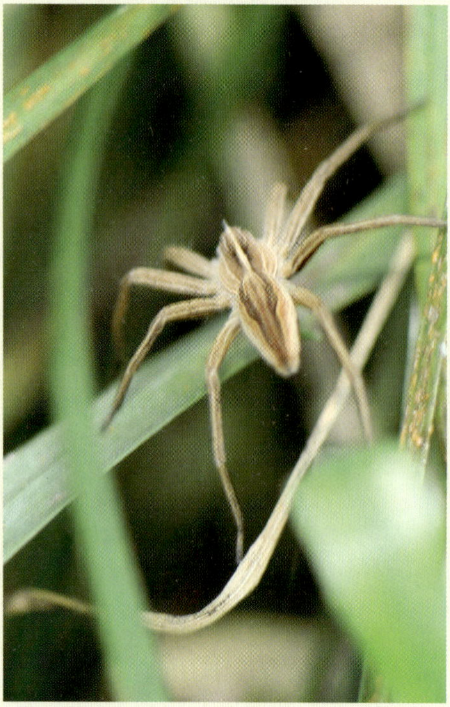

Goldmelisse hilft gegen verschiedene seelische Probleme, z.B. Spinnenphobie

◆ Rezept: Anti-Stress-Tee (bei Schulstress, Nervosität)

Zutaten:
Apfelschalen
Lindenblüten
Salbei
Bio-Orangenschale
Minze
Zubereitung: Aus den Zutaten zu gleichen Teilen eine Teemischung bereiten.

◆ Rezept: Teemischung bei Traurigkeit und Angst nach bösen Träumen oder Verlust

Zutaten:
3 Teile Melisse
2 Teile Lavendel
1 Teil Lindenblüte
1 Teil Basilikum
Bio-Orangenschale oder -blüte
Zubereitung: 2 Teelöffel dieser Mischung mit 1/2 Liter kochendem Wasser überbrühen und 5 Minuten ziehen lassen.

Warzen

Den Saft vom Stängel des Löwenzahns auftragen. Auch Schöllkrauttinktur lässt sich einsetzen (nur äußerlich), ist aber nicht für offene Warzen geeignet.

Ansonsten kann auch Teebaumöl gut helfen.

◆ Rezept: Teemischung gegen Windeldermatitis und Kopfekzem

Zutaten:
Klette
Wegerich
Beinwell
Ackerstiefmütterchen
Zubereitung und Anwendung: 1 Esslöffel dieser Mischung mit 1/2 Liter kochendem Wasser überbrühen und 10 Minuten ziehen lassen. Auf die Stellen auftragen.

Abhilfe bei Kopfschmerzen

Das Inhalieren und das Auflegen von Kompressen mit Lavendel, Mutterkraut, Rosmarin und Eisenkraut sind angenehme Maßnahmen. Auch das Einreiben des Genicks mit ätherischen Ölen wie Rosmarin bewirkt oft Wunder.

Hitzschlag

Mit Brennnessel-Kompressen oder auch kalten Kompressen mit Lavendelöl kann man Erste Hilfe leisten.

Verbrennungen und Verbrühungen

Als Erste Hilfe am besten und einfachsten so lange wie möglich (bei schweren Verbrennungen ca. 15 Minuten) kaltes Wasser über die betroffen Stellen laufen lassen, bei großflächigen Verbrennungen kann allerdings lauwarmes Wasser besser sein, damit es nicht zum Schock kommt.

Sonnenbrand

Das Einreiben mit Brunnenkressentee oder -tropfen kühlt die belastete Haut sehr. Eine Mischung aus Olivenöl, Apfelessig, Brunnenkressentee und 10-15 Tropfen ätherischen Ölen eignet sich auch.

Ansonsten mit Buttermilch, Quark oder Kamillentee abtupfen und Kompressen auflegen.

Wichtig ist, die Stellen mit Johanniskrautöl nachzubehandeln, damit keine Narben entstehen.

Läuse und Nissen

Einige Tropfen Teebaumöl oder auch Nelkenöl auf einen Kamm oder eine Bürste geben und die Haare ausbürsten (mehrmals wiederholen). Es hilft auch gut, wenn 10 Tropfen in ein Haarshampoo gegeben und täglich angewendet werden.

◆ Rezept: Tee gegen Bettnässen

Zutaten:
1 Teil Johanniskraut
1 Teil Schafgarbe
1 Teil Wacholderbeeren
Zubereitung und Anwendung: Mit kochendem Wasser übergießen und 5 Minuten ziehen lassen. 2 Tassen trinken. Zur Stärkung der Blasenorgane am besten Zinnkraut in diese Mischung einbringen oder auch einzeln als Tee zubereiten.

Ohrwickel

Schon von alters her ist den Kindern der feine Ohrwickel gut bekommen. Frische oder leicht gedünstete Zwiebeln in ein Tuch einschlagen. 20-40 Minuten mit einer Wärmeflasche auflegen und mit einer Mütze oder einem Wickel befestigen.

Nabelbruch

Ringelblumencreme ist bei diesem Problem ein altes Mittel.

Sanikel lässt sogar „das Fleisch im Kochtopf zusammenwachsen". Mit diesem Kraut gibt es viele Anwendungsvarianten: Sanikel in 3/4 Liter Wein kochen, auskühlen und auf den Bauch legen. Er kann auch mit Betonienkraut gemischt oder mit Traubensaft und Honig getrunken werden. Schließlich lässt sich die Sanikel-Wein-Mischung auch in Cremes einarbeiten.

Zugpflaster

Günsel auflegen, um Holzsplitter auszuziehen. Auch ein Rahmteigerl (Rezept siehe S. 67) eignet sich dafür.

Wenn Babys Zähnchen bekommen

In Tirol nennen wir das Zandeln oder Zändeln. Es ist jedenfalls gleichermaßen für Eltern und Kindern eine heiße Zeit, die anstrengende, schlaflose Nächte bedeutet. Es gibt aber eine ganze Reihe von Hilfen:

- Bekannt ist wahrscheinlich die Bernsteinkette um den Hals.
- Homöopathisch: Chamomilla D1 Globuli. Mir persönlich und meiner Tochter haben die Osanit-Kügelchen aus der Apotheke sehr gut geholfen.
- Mittel gegen Zahnschmerzen (nicht bei eitrigen Zähnen!): Gurgeln mit Spitzwegerich- oder Frauenmanteltee. Pfefferminz oder Nelken kann man auch in Alkohol einlegen und anschließend mit Wasser vermischt gurgeln oder in kleinen Mengen auf den Zahn pinseln.
- Das Kauen von Hauswurzel lindert auch Schmerzen.
- Eine warme Heublumenauflage ist ebenso wirkungsvoll.
- Mit Kamillentee, Katzenminze und Nelkenöl Spülungen machen. Bei schlechten Zähnen kann man Nelkenöl auch auf Watte träufeln und auf die Zähne legen.
- Wenn die Zähnchen bei den Kleinen klemmen, gibt man auf ein Tuch ein wenig Nelkenöl und lässt die Kinder darauf herumkauen.

◆ Rezept: Nervenmittel für Mutter und Vater bei schlaflosen Nächten

Zutaten:
30 ml Melissentinktur
20 ml Baldrianwurzeltinktur
30 ml Hopfentinktur
Zubereitung: Von der Apotheke mischen lassen und 20 Tropfen einnehmen.

◆ Rezept: Zahnputzmittel

Zutaten:
3 Teile Schlemmkreide
2 Teile Asche oder Milchzucker
Salbei, Pfefferminze (getrocknet)
Zubereitung: Die Zutaten im Mörser zerkleinern und miteinander vermischen.

Noch ein Tipp: Kräuterpulver

Dieses Pulver besteht aus Wermut, Kümmel, Anis, Fenchel, Bibernelle und Schafgarbe. Es gibt es schon fertig in der Apotheke, und zwar unter dem Namen „Heidelberger Kräuterpulver“. Es regt alle giftigen Schleime an und löst diese auf. Diese können so vom Körper besser entfernt werden.

Kräuterpulver kann man gerade bei Kindern anwenden, die mit Husten, Magen-Darm-Problemen, Parasiten, Kopfweh, Mundgeruch oder Dauerschnupfen zu kämpfen haben.

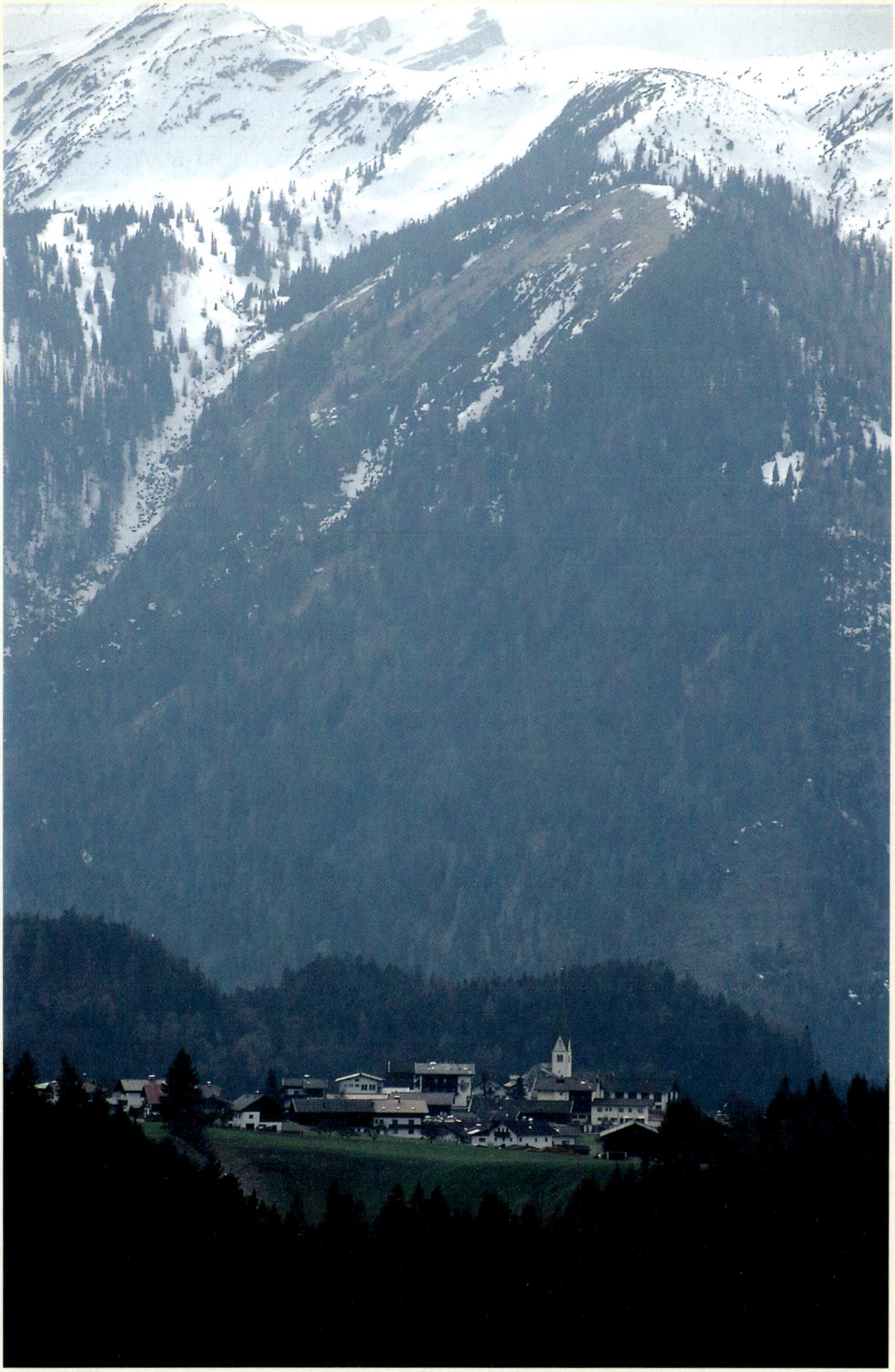

Brandenberg liegt auf einem Plateau und ist bekannt für gesunde Luft und erholsame Ruhe

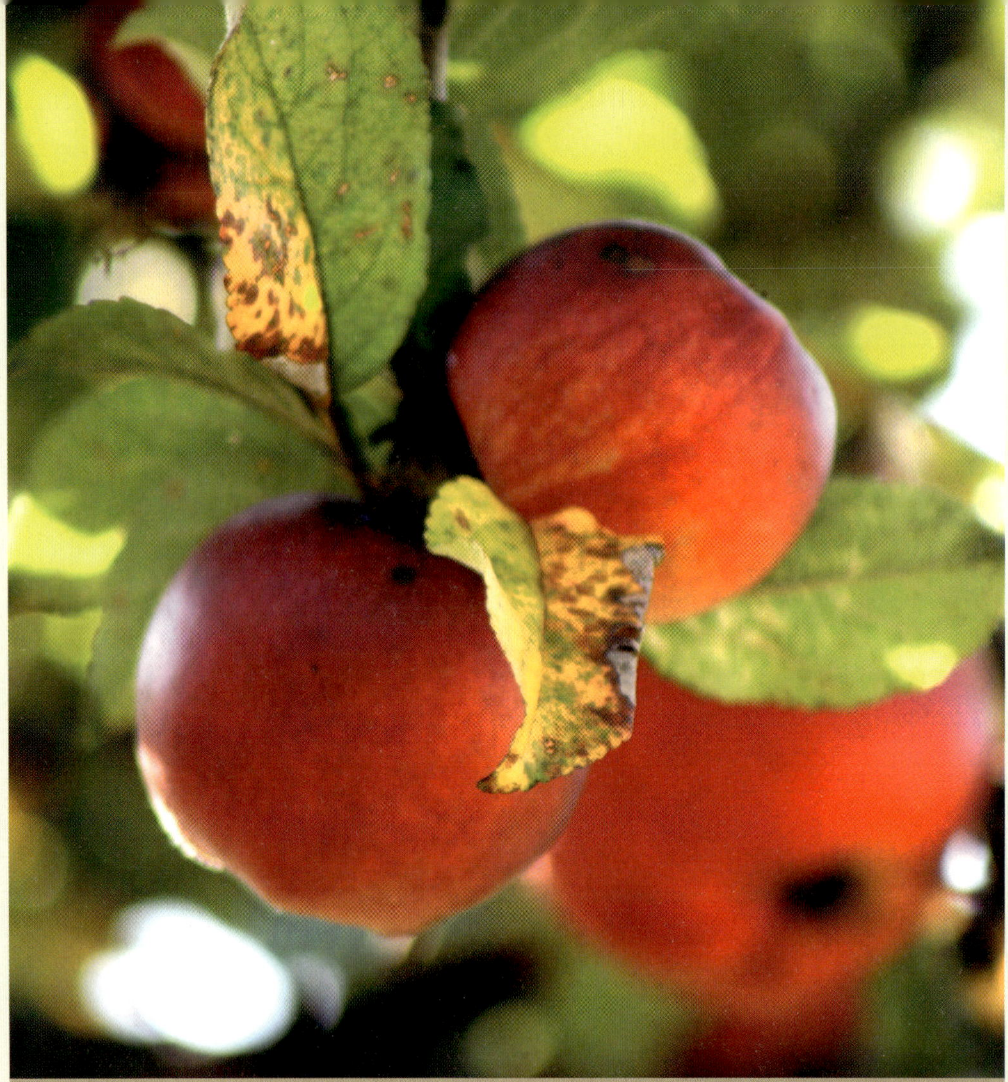

Die richtige Ernährung für die ganze Familie

Gesunde Ernährung kann gerade in der Biolandwirtschaft sehr wohl erhalten und gefördert werden. Der Spruch „Lass uns den Boden heilen, um nicht die Krankheiten bei Tieren und Menschen heilen zu müssen" war ständig mein Wegbegleiter.

Wenn wir das Gleichgewicht der Mineralbestandteile des Bodens durcheinanderbringen, dann stören wir auch das Gleichgewicht der Mineralelemente im Blut von Tier und Mensch.
(Dr. Hans Peter Rusch)

Meine Lebensaufgabe

Man kann wohl sagen, darin habe ich viele Jahre meine Lebensaufgabe gefunden. Der Boden ist die Keimzelle, ob wir alle gesund bleiben oder krank werden. Natürlich hängt es heute auch mit anderen Faktoren zusammen, mit Umweltgiften von oben usw. Aber wenn die Basis nicht stimmt, gibt es keine Gesundheit.

Neben unserer Ernährung können wir auf diese Weise auch die Wirtschaft im Land stärken und die eigenen Bauern unterstützen.

Zur Erinnerung: Grundzüge der Ernährung

- Viel Obst und Gemüse.
- Produkte der Saison und der Region mit Bio-Qualität.
- Milch und Eier nur aus Bio-Landwirtschaft.
- So wenig Fleisch wie möglich.
- Es gibt viel über Wildkräuter zu erfahren – was es da alles gibt, das man nicht weiß! Einige Rezepte findest du weiter unten.

Kleine Ernährungsfibel aus meinem eigenen Leben

Man wird oft darauf hingewiesen, was man so alles tun muss. Ist aber nicht oft das eigene Bauchgefühl das Beste?
Es ist ja interessant, dass man auch mit Obst, Gemüse und Kräutern seinem Körper einiges geben kann, das er dringend braucht. Ich kann nicht oft genug empfehlen, viel Vollkornmehlprodukte, besonders Dinkel und andere Getreidesorten wie Braunhirse, in die Ernährung einzubauen. Gerade in der Schwangerschaft und Stillzeit sind Vitamine und Mineralstoffe sehr wichtig.

Es gibt so viele Möglichkeiten und jeder sollte zu seiner eigenen Linie finden. Natürlich wird es in Zukunft immer wichtiger sein, sich so giftfrei wie möglich zu ernähren. Leider kann man heute gerade im Lebensmittelbereich niemandem mehr trauen, da jeder andere Einstellungen hat oder sich vielleicht nur bereichern will und daher nicht immer ehrlich mit sich selbst und den anderen ist.

Wenn Nahrungsmittel nicht Lebensmittel oder „Heil"-Nahrung für unseren Körper sind, ist Gesundheit einfach nicht möglich. Die Natur ist einfach und klar. So wurde beispielsweise festgestellt, dass die Einschränkung von Kochsalz in der Ernährung von Säuglingen und Kleinkindern eitrige Infektionen der Haut und Schleimhaut, nässende Ekzeme usw. einzutrocknen und abzuheilen vermag.

Interessant ist, dass viele Menschen eigentlich nicht mehr wahrnehmen, wie man mit der Ernährung Krankheiten vorbeugen und den Körper unterstützen kann. Ernährungsbedingte Erkrankungen können auch erst nach 20 Jahren als Krankheit auftreten. Deshalb immer daran denken, dass die Ernährung unsere Lebenskraft bedingt. Solche Inhaltsstoffe wie weiter unten beim Obst beschrieben kann man in fast allen Beeren und Gemüsesorten und auch in Nüssen auffinden.

Ernährung von Babys: Am besten stillen

Eigentlich sollte ich bei der Babyernährung wenig sagen müssen. Ich selbst habe meine Kinder alle sehr lange gestillt, da ich der Meinung bin und von meiner Oma noch zusätzlich ermutigt wurde, dass es einfach das Beste ist.

Das Mindeste sollten 3 Monate sein. Beim Stillen muss man aber doch einige Regeln beachten. Sie sind zwar nicht unbedingt streng wissenschaftlich, aber altüberliefert.

Muttermilch, mit der richtigen Einstellung der Mutter gegeben, ist von den Inhaltsstoffen her das Beste. Heute ist meine Voraussetzung die, dass die Mutter unbedingt biologische Lebensmittel wählen sollte. Sage ich das nur, weil ich selbst Biobäuerin bin? Nein, ich sage es wegen der vielen Schadstoffe, die heute in vielen Lebensmitteln enthalten sind. Das wichtigste Gebot ist viel trinken.

Damit meine ich mindestens literweise, jedenfalls immer dem Durstgefühl nachgeben. Überall habe ich mir Flaschen hingestellt und besonders beim Stillen selbst kann man bequem nebenbei trinken. Auch bei den Kalorien kann die Mutter während der Stillzeit etwas großzügig sein, da sie einfach die Stoffe braucht. Man isst nicht in der Schwangerschaft für zwei, sondern beim Stillen.

Gerade bei der Ernährung wird wohl das Althergebrachte schon seine Vorteile haben. Wenn meine Oma immer von ihrer geliebten Gerstensuppe schwärmte, die gerade in Tirol ihre besondere Beliebtheit hatte, wird dieses Gericht wohl auch für kleine Kinder gut sein. Und das ist auch so. Gerste hat sehr viele Mineralstoffe und besonders die Schleimstoffe sind sehr wertvoll.

◆ Rezept: Gerstenlauchsuppe

Zutaten: 250 g Lauch, 30 g feiner Gerstenschrot, 2 Esslöffel Butter oder Öl, 1/2 Zitrone, Schlagobers, Gewürze nach Wahl (z.B. Petersilie, Ysop).
Zubereitung: Butter oder Öl mit Lauch anrösten. Gerstenschrot dazugeben, etwas anrösten und mit 1 Liter Wasser aufgießen. Zitronensaft hinzufügen, dann Gewürze wie Petersilie oder Ysop. Schließlich mit Schlagobers verfeinern.

◆ Rezept: Rollgerstensuppe

Zutaten: 1 große Tasse Rollgerste auf 3/4 Liter Wasser (nach Bedarf verdünnen), Zwiebel, Mehl, Gewürze nach Wahl.
Zubereitung: Rollgerste 1 Stunde kochen. Mit einer Einbrenn aus Mehl einkochen, Zwiebel hinzugeben und würzen.
Diese Suppe ist eine leicht verdauliche Speise und beruhigt den Magen, daher empfehle ich sie besonders zum Abendessen.

Die wertvollste Getreide-Zubereitung

Seit 10.000 Jahren ist die Getreidekochmethode wohl die wertvollste, da Getreide so am leichtesten vom Körper aufgenommen werden kann. Frischgetreide mit Obst ist nicht sehr gut für die Verdauung und ruft Gärungsprozesse hervor. Getreidebrei ist nicht nur für Mutter und Kleinkind, sondern natürlich auch für alle in der Familie geeignet. Rosinen, Honig und Zimt dazu und fertig. Wenn viel Getreide gegessen wird, ist auf genügend Flüssigkeitszufuhr zu achten, denn es braucht diese, um Getreide zu quellen und den Körper entgiften zu helfen.

Essen für die Nerven: Dinkel und Hafer

Die Heilige Hildegard empfahl, bei jeder Gelegenheit Dinkel zu verwenden. Hafer enthält sehr viel Magnesium, was für den Aufbau der Nerven und der Hirnsubstanz, aber auch für die Herztätigkeit hilfreich ist.

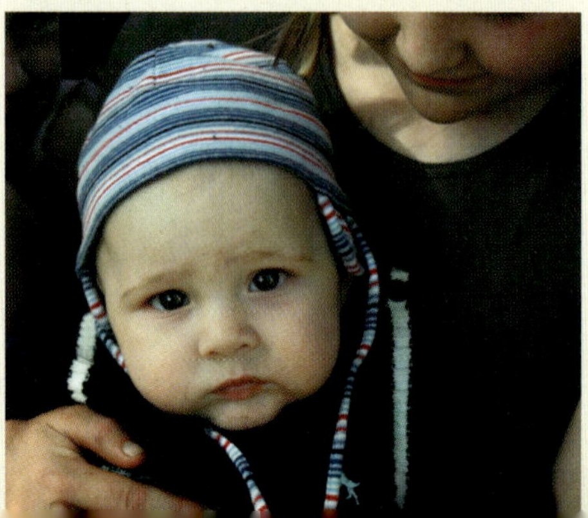

◆ **Rezept: Hafersuppe**

Zutaten und Zubereitung: 1 kleine Zwiebel anrösten, 50 g Haferflocken und 1 kleine Karotte dazugeben. Mit 1 Liter Wasser aufgießen, mit Salz, Pfeffer und Bio-Suppenwürze abschmecken.

◆ **Rezept: Hafermüsli**

Zutaten und Zubereitung: Haferflocken mit Milch, Joghurt oder Mandelmilch anrühren. Mit geriebenen Nüssen, Trockenobst oder auch Bio-Kakao verfeinern.

◆ **Rezept: Hafer- und Dinkelkekse**

Zutaten:
200 g Dinkelmehl
100 g Haferflocken
200 g Butter
100 g Zucker
Honig, Zimt, Vanille
1 Hand voll geriebene Nüsse
1 Ei
etwas Milch
Zubereitung: Die Zutaten zu einem Mürbteig kneten. Ausrollen, Kekse ausstechen und bei 180 °C ca. 20 Minuten backen.

◆ **Rezept: Natronbrot**

Ein ganz besonderes Brot ist das Natronbrot von der Mazdaznangruppe.
Zutaten:
500 g Dinkel- und Weizenmehl
1 Teelöffel Natron
1 Teelöffel Weinstein
1 Teelöffel Salz
1 Teelöffel Rohrzucker
2 Esslöffel Gewürze nach Belieben
Kürbiskerne, Sonnenblumenkerne, Leinsamen (geschrotet) nach Belieben
1/2 Liter kaltes Wasser, mit Buttermilch oder anderer Säure (z.B. Sauerkrautsaft) vermischt
Zubereitung: Aus den Zutaten einen Brotteig kneten. In eine Kastenform geben und bei 150 °C 1 Stunde backen.

◆ **Rezept: Brötchen**

Zutaten und Zubereitung: Ein sehr einfaches Rezept. Diese Brötchen werden im Wesentlichen wie das Natronbrot (siehe Rezept mit den Zutaten oben) zubereitet. Der Teig wird aber mit 500 g Topfen gemischt und verknetet. Brötchen formen und bei 150 °C 1/2 Stunde backen.

Gesund durch den Apfel

Jeder sollte wirklich zwei Äpfel täglich zur Vorbeugung gegen Verkalkung und Herzinfarkt essen. Das Pektin des Apfels kann den Cholesterinspiegel im Blut senken.

Kinder muss man von Zeit zu Zeit etwas bemogeln, da sie nicht immer so wollen, wie wir es gut meinen. Also, wenn meine Kinder keine Lust auf Bio-Äpfel hatten, weil die runzelig geworden waren, verarbeitete ich die Äpfel in Milch.

◆ **Rezept: Mixmilch mit Apfel**

Zutaten und Zubereitung: Apfel ohne Kerngehäuse mit 1/2 Liter Milch im Mixer mischen. Honig und Bourbonvanille dazugeben – fertig.

◆ **Rezept: Apfeltee**

Dieser Tee wirkt kräftigend, nervenberuhigend, blutdrucksteigernd und lindert Beschwerden wie Gicht, Rheuma, Herzstörungen sowie Krankheiten von Leber und Nieren. Auch bei Hautausschlag hilft er, und obendrein ist der Tee wegen des Phosphorgehalts eine sehr gute Nervennahrung, gerade für Kinder. Diesen Tee hat meine Oma immer gemacht; bei ihr wurde nichts weggegeben, sondern immer alles verwertet.
Zubereitung: Geschälte Apfel (getrocknet oder frisch) mit kochendem Wasser überbrühen und 19 Minuten ziehen lassen. Kalt getrunken dient der Tee auch als Erfrischungsgetränk.

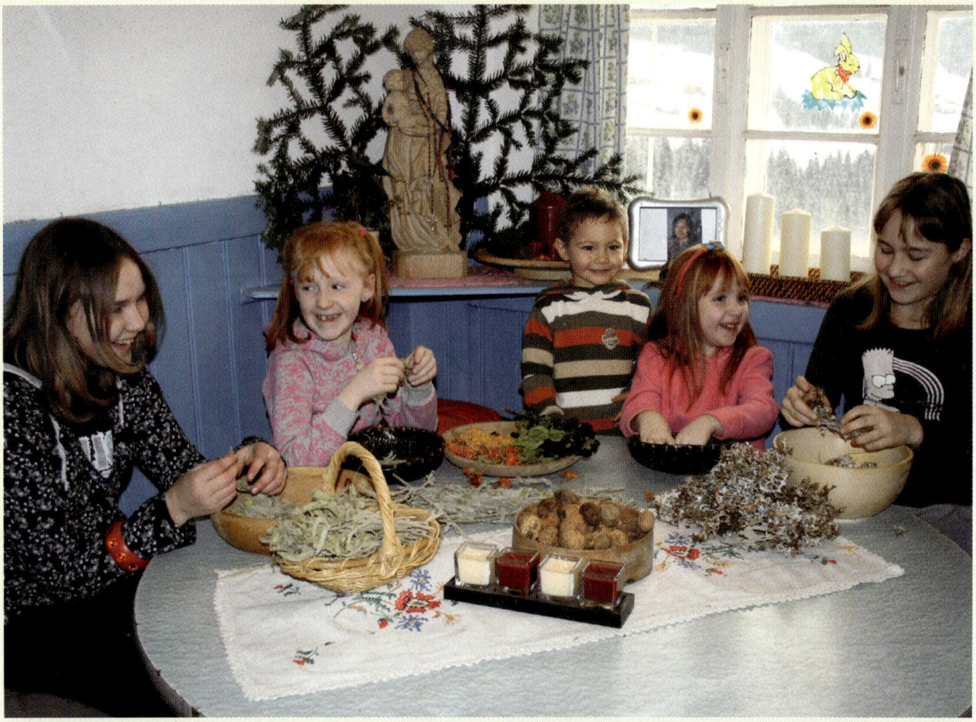

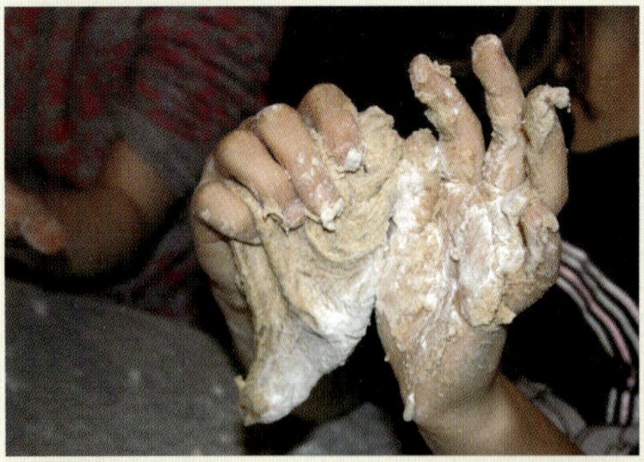

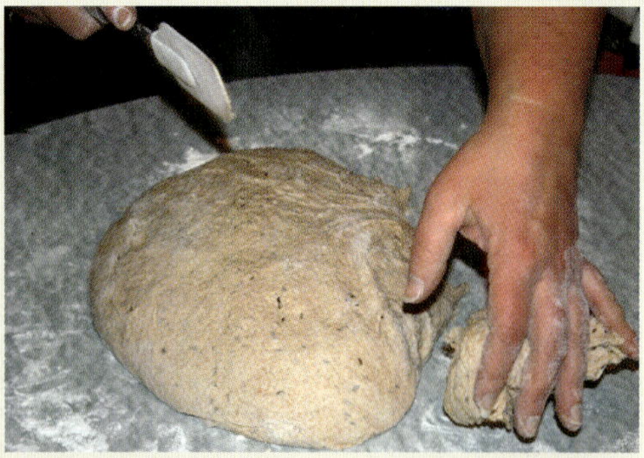

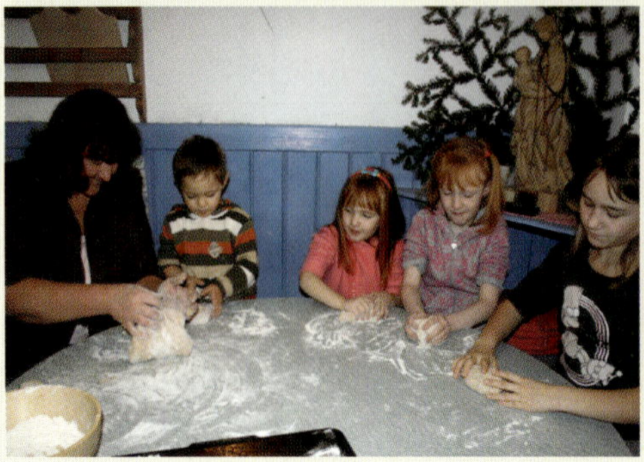

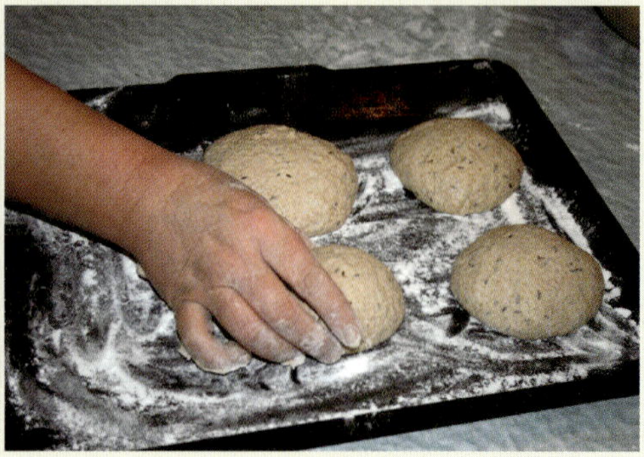

Natronbrot (Rezept auf S. 81) kann mit der ganzen Familie gebacken werden. Verschiedene Kräuter werden für das Einarbeiten in den Teig vorbereitet. Der Teig wird sorgfältig geknetet. Man kann auch kleine Brötchen formen, die sich schon auf dem Backblech sehr hübsch machen

Birne

Gerade in der Schwangerschaft kann man auch mit einfachen Mitteln Wasseransammlungen mit Birne gut abhelfen.

Man kann sie roh und gekocht essen – oder am besten in Verbindung mit Joghurt, Buttermilch, Sauermilch und/oder Vollkornbrot. So wird die Birne noch wertvoller.

◆ Rezept: Apfel-Birnen-Saft gefällig?

Zutaten und Zubereitung: 100 g Birnen und 100 g Äpfel fein schneiden. Mit 10 g Rosinen, 1/8 Liter Apfelsaft und 10 g Honig vermischen. Zum Schluss Joghurt oder Sahne darübergeben.

◆ Rezept: Apfel- und Birnensuppe

Zutaten und Zubereitung: 1/4 Liter Milch mit 20 g Haferflocken aufkochen und in einen Suppenteller geben. Etwas Honig dazugeben und einen halben Apfel hineinraspeln. Eine halbe Birne und etwas Nüsse in den Teller geben. Das ist eine sehr gesunde Suppe, die den Darm und den Vitaminhaushalt in Schwung bringt.

Marille (Aprikose)

Diese Frucht beeindruckt mit ihrem hohen Eisen- und Kaliumgehalt. Gerade bei Blutarmut sind diese Stoffe sehr wichtig. Carotin (Vitamin A Vorstufe) ist auch in getrockneten Marillen enthalten.

Aprikosen unterstützen den Körper dabei, gegen Funktionsstörungen der Haut und der Schleimhaut anzukommen. Die Früchte wirken regenerierend bei Hautschädigungen, wehren Infektionen ab und sollten verstärkt bei Nachtblindheit gegessen werden. Besonders aber sind sie während der Schwangerschaft und der Stillperiode zu empfehlen. Außerdem fördern sie die Erholung nach Krankheiten. Andere Beschwerden, auf die Aprikosen einen positiven Einfluss haben: schlechte Wundheilung, Appetitmangel, Wachstumsstörungen, Schilddrüsenerkrankungen, Leberzellenschäden, Schwäche des weiblichen Unterleibs.

Zwetschken und Pflaumen

Der zelluloseartige Bestandteil reizt die Darmschleimhaut und fördert so die Entleerung des Darms. Gekocht oder getrocknet sind diese Früchte also gut für den Stoffwechsel.

In hartnäckigen Fällen 20 g gekochte Pflaumen (oder zur Hälfte Feigen) mit 15 g Bittersalz versetzen. Jede halbe Stunde 1 Teelöffel davon einnehmen.

Zitronen und Apfelsinen

Der hohe Vitamin-C-Gehalt ist besonders spannend, daher wird gerne geraten, fast täglich Zitronen und Apfelsinen zu sich zu nehmen. Da in der Schwangerschaft besonders viel Vitamin C benötigt wird, kann sich die werdende Mutter so ganz gut versorgen. Aber Vorsicht in der Stillzeit, viele Babys reagieren mit Rötungen am Hinterteil auf Zitrusfrüchte.

Nach altem Brauch wurde den Kindern mit Zitronensaft angesäuerte Milch gereicht, da diese Zusammensetzung die Aufnahme von Kalk in den Darm verbessern soll – so werden die Knochenbildung und die Rachitisvorsorge unterstützt. Ein Brasilianer, der zu Besuch war, erzählte mir, dass sie fast jede leichte Erkrankung mit Zitronen behandeln: Dabei wird der Saft von zunächst einer, am nächsten Tag zwei, dann drei, schließlich 9 Zitronen getrunken.

Bananen, aber bitte nur in Bio-Qualität

Bananen isst man wie die Affen von der Seite, denn dann sind sie leichter verträglich. Wegen des hohen Zuckergehalts und der Gefahr von Blähungen oder Verstopfung sollten sie Säuglingen bis 7 Monaten nicht gegeben werden, später werden sie besser vertragen.

Die Bananen können als Heilnahrung für Magen und Darm gesehen werden.

Andere Einsatzgebiete: allgemeine Schwäche, Rheuma, Gicht, zur Entwässerung, bei Kreislaufschwäche und bei Durchfall (Bananen sind stark durchfallwidrig). 3 Tage vor einer Stuhluntersuchung sollten keine Bananen gegessen werden, da sie Blut im Stuhl vortäuschen können.

Kirschen

Wenn Kirschenzeit ist, sollte dies genutzt werden, da Kirschen gute Wirkungen auf Stuhlträgheit und allgemein auf den Magen-Darm-Trakt haben, ferner auch auf Leber, Galle und Bauchspeicheldrüse.

Pfirsich

Pfirsichsaft wirkt harntreibend, steigert also allgemein die Nierenfunktion.

Wer einen Baum besitzt, kann auch frische Blätter und einige getrocknete Blätter mit 1 Liter kochendem Wasser überbrühen und diesen Tee trinken.

Datteln

Datteln, muss ich sagen, mag ich einfach. Ich hatte die größte Freude, als ich zum ersten Mal frische Datteln im Supermarkt gesehen habe. Dazu muss man wissen, dass Datteln auf einige Probleme positive Auswirkungen haben können: eingeschränkte Leberfunktion, leichte Leberzellschäden, Blutarmut, Stuhlträgheit. Nicht empfehlenswert sind Datteln allerdings bei Zuckerkrankheit und Magenleiden. Das enthaltene Aneurin (Vitamin B1) ist wichtig für die Funktion der Nervengewebe und den Stoffwechsel, ein Mangel an Aneurin ist nicht gut für die Nerven.

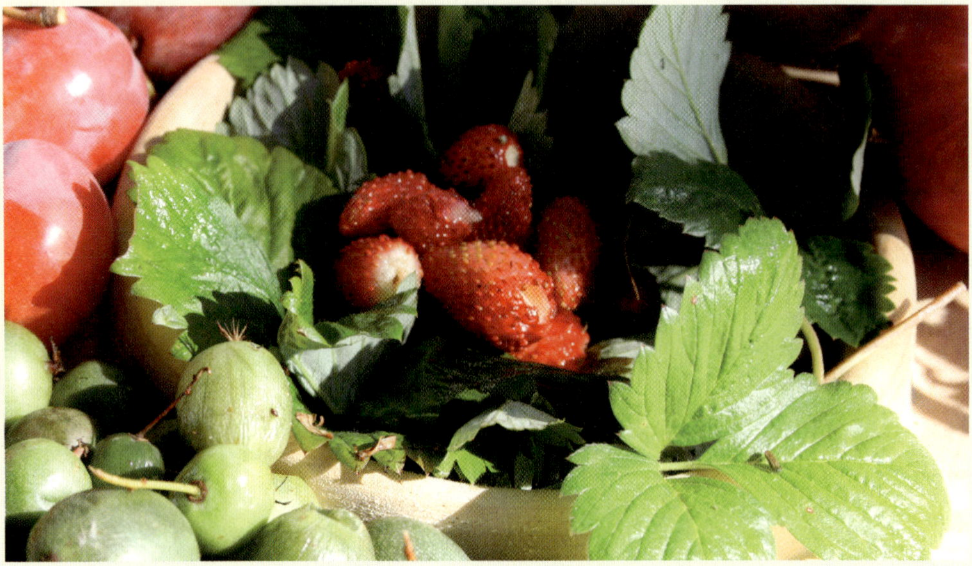

Früchte schmecken nicht nur ganz verschieden, sie haben auch unterschiedliche Inhaltsstoffe

Ein wertvoller Beitrag zur Gesundheit: Wildkräuter

Kräuter oder Wildpflanzen, viele davon sogenannte „Unkräuter“, sind gesunde Zutaten in unserer Ernährung.

Nicht alle Kräuter sind in der Schwangerschaft und während der Stillzeit geeignet. Aber die geeigneten Wildkräuter unterstützen durch Geschmack und die vielen Inhaltsstoffe die Gesundheit. Kräuter agieren auch als Schleuserpflanzen: Gewisse Stoffe wie Eisen oder Kalk können durch sie besser aufgenommen werden.

Dabei sollte man sich den Sammelplatz gut überlegen, denn staubige oder stark befahrene Straßen und Wege, auf denen viele Hunde spazieren geführt werden, sollten unbedingt gemieden werden. Also bieten sich eigentlich nur eine Gartenlandschaft und ihre unmittelbare Umgebung an.

Bärlauch (Allium ursinum)

Zubereitungsarten: Salat, Gemüse, Spinat.
Anmerkungen: Frühjahrskur und Blutreinigung, Anregung von Drüsen, Leber, Galle, Verdauungssäften, Magen und Darm, gut für die Haut, gegen Krämpfe und Koliken.

Guter Heinrich (Chenopodium bonus-henricus)

Zubereitungsarten: Suppe, Spinat, Salat.
Anmerkungen: Die Pflanze ist wenig erforscht, aber es handelt sich um eine uralte Spinatpflanze.

Gundermann bzw. Gundelrebe (Glechoma hederacea)

Zubereitungsarten: Frühlingssuppe, Gemüse, Salat.
Anmerkungen: Gut für Haut, Atmungsorgane, Lunge, Magen, Darm. Sparsam verwenden.

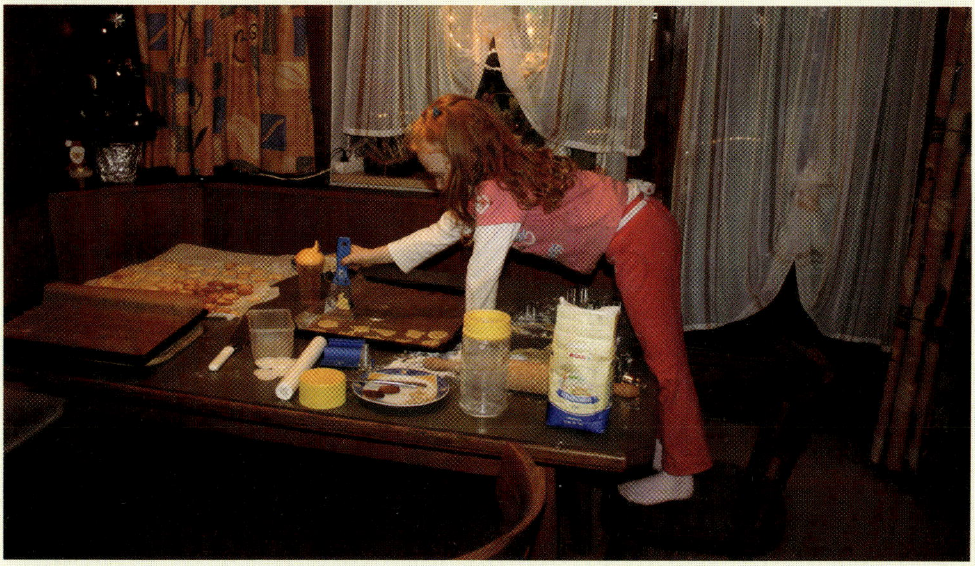

Kinder sind mit viel Freude und Eifer beim Keksbacken dabei.
Besonders gesund sind Kekse etwa mit Dinkel und Hafer, Rezept auf S. 81

Kerbel (Anthriscus cerefolium)

Zubereitungsarten: Salate, Gewürzkraut, Frühlingssuppe.
Anmerkungen: Positiver Einfluss auf Lunge und Haut. Achtung, hier bitte besonders gut aufpassen und kein falsches Kraut verwenden, denn unter den Doldengewächsen sind Verwechslungen mit giftigen Pflanzen leicht möglich!

Löwenzahn (Taraxacum officinalis)

Zubereitungsarten: Salat, Suppe, Gemüse.
Anmerkungen: Eine äußerst wertvolle Pflanze für Leber, Galle, Magen, Darm, Niere. Sie wirkt blähungswidrig, blutreinigend und kreislaufstärkend.

Nachtkerze (Oenothera biennis)

Zubereitungsarten: Gemüse, Suppe.
Anmerkungen: Die Nachtkerze wird auch „Schinkenwurz" genannt, weil sie sich beim Garen rötlich verfärbt. Im ersten Jahr wird nur die Blattrosette verwendet, die Wurzel von der Pflanze im Frühjahr des zweiten Jahres. Die Wurzel in Salzwasser kochen, danach in Fett mit Zwiebel und Zitronensaft dünsten. Zum Eindicken eine Mehlschwitze machen. Nachtkerzenöl aus der Apotheke wird gerne bei Neurodermitis verwendet, es kann einfach in die Suppe eingerührt werden.

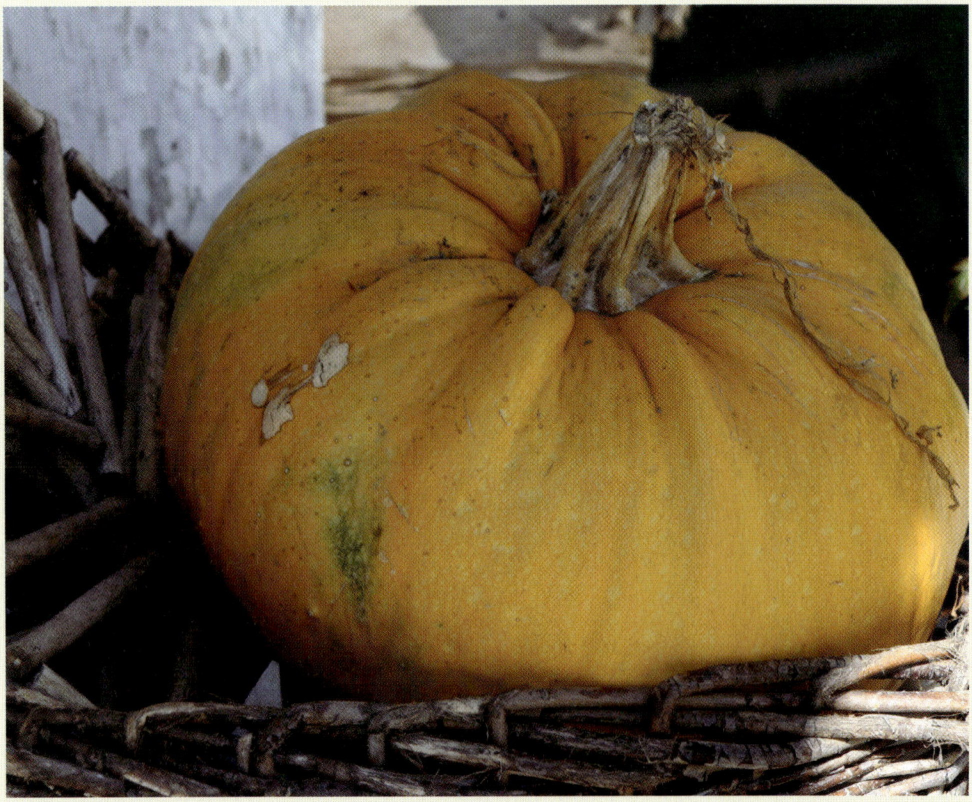

Mit etwas Liebe und Sorgfalt wachsen auch im eigenen Garten gesunde Prachtstücke ohne schädliche Chemie

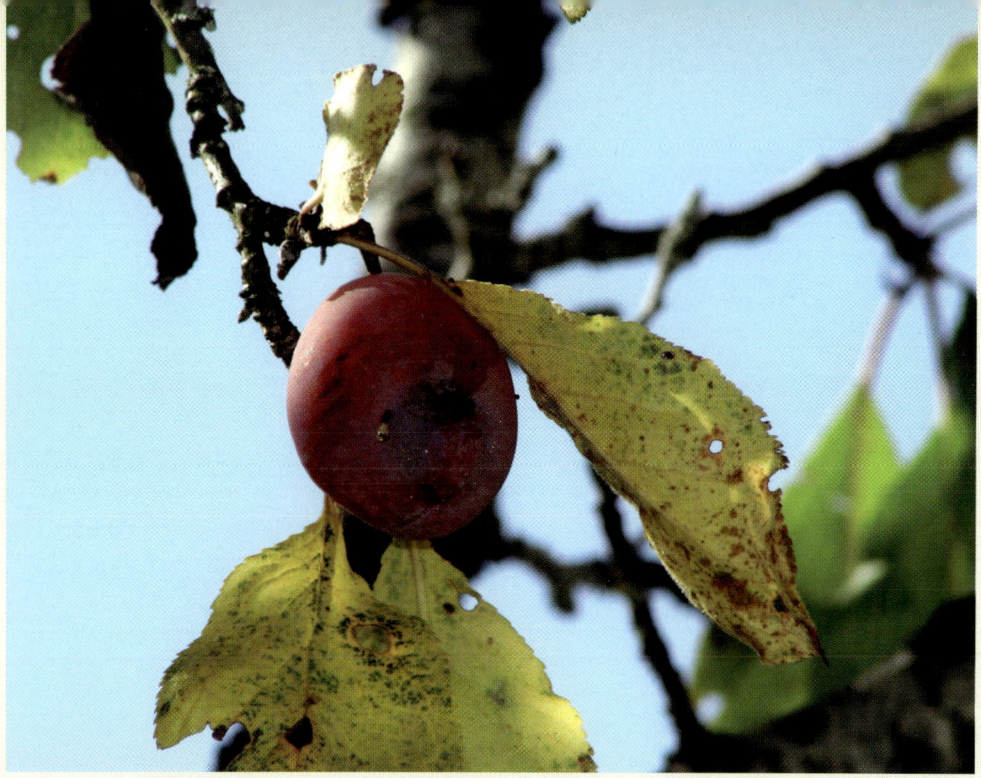

Zwetschken und Pflaumen unterstützen den Stoffwechsel und beugen Darmträgheit vor – frisch oder als Trockenfrüchte genossen

Sauerampfer (Rumex acetosa)

Zubereitungsarten: Gemüse, Salat.
Anmerkungen: Nicht zu viel Sauerampfer essen, gerade bei Kindern aufpassen. Die Pflanze enthält viel Vitamin C und Eisen und ist somit gerade für den Darm gut geeignet.

Andere Wildkräuter mit wertvollen Eigenschaften (gerade im Salat)

- Vogelmiere
- Schafgarbenblätter
- Spitzwegerichblätter
- Scharbockskraut und einige mehr

Pollen für Mütter und Kinder

Pollen sollte man nach der Geburt essen, beispielsweise in Joghurt (allerdings nicht bei Bluthochdruck). Auch für Kinder sind Pollen eine bunte Sache. Pollen haben viele Vitamine und regen die Keimdrüsen an, wirken insgesamt also stärkend und aufbauend. Dazu empfehlen sich Sitzbäder aus Schafgarbe.

Aufstriche ganz anders

Probier mit deiner Familie doch einmal etwas Neues als Belag fürs Brot aus. Die folgenden gesunden Rezepte decken sowohl die Lust auf Pikantes als auch den Gusto auf Süßes ab.

◆ Rezept: Pikanter Aufstrich

Zutaten:
60 g Dinkelschrot (fein)
1/2 Zwiebel
1 Karotte
etwas Lauch, Sellerie, und Paprika (zerkleinert)
Gewürze und Wildkräuter nach Geschmack
Zubereitung: Dinkelschrot in Wasser einkochen. Zwiebel, Karotte, Lauch, Sellerie und Paprika dazugeben. Würzen und mit Wildkräutern abschmecken.

◆ Rezept: Kartoffelaufstrich

Zutaten:
Kartoffeln (gekocht)
4 Esslöffel Olivenöl
1 kleine Zwiebel
Paprika und Tomaten nach Geschmack
Gewürze und Wildkräuter nach Geschmack
Zubereitung: Im Mixer Zwiebel, Paprika und Tomaten mixen. Die zerdrückten Kartoffeln und die Kräuter dazugeben. Würzen kann man beispielsweise mit Oregano, Schnittlauch, Basilikum, Pfeffer und Kräutersalz – alle diese Gewürze lassen sich aber auch durch Wildkräuter ersetzen.

◆ Rezept: Süßer Traum

Zutaten:
4 Aprikosen
2 Esslöffel Rosinen
3/4 Liter Apfelsaft
1 Apfel
etwas Zitronensaft
1 Prise Zimt
1 Prise Ingwer
2 Hände voll Nüsse
Zubereitung: Aprikosen mit Rosinen und Apfelsaft über Nacht einweichen. Mit dem Apfel und etwas Zitronensaft pürieren. Zimt, Ingwer und Nüsse hinzufügen.

◆ Rezept: Dattelcreme

Zutaten:
150 g Butter
12 Datteln (entkernt und püriert)
1 Teelöffel Zitronensaft
Zubereitung: Butter schaumig rühren und mit den Datteln und dem Zitronensaft mixen. Das Rezept enthält etwas Fett, aber der Geschmack ist toll.

Honig

Honig kann man unbedenklich als den Sonnenschein bezeichnen. Er fängt über die Blüte einfach alles von der Sonne ein und ist ein Gesundheitsmittel erster Güte.

Es ist besser, Honig in den Speisen zu verstecken, da er direkt verzehrt etwas aggressiv sein kann, gerade für die Zähne. Darum hat man früher Honig immer wie eine Creme in Butter auf dem Brot vermischt.

Honig wird schon lange bei Wunden, besonders bei eitrigen Wunden angewendet. Ich habe einmal gehört, wie jemand sagte, dass die Bienen die besten Chemiker seien. Honig wird als wundreinigend und bakterientötend eingestuft. Der keimtötende Stoff dürfte aus den Drüsen der Bienen gebildet werden. Aber Honig wartet mit noch viel mehr tollen Stoffen auf: Mineralstoffe, Enzyme, Fermente und noch einige mehr. Dass die Biene noch weitere gute Produkte wie Pollen, Gelée Royal und Propolis erzeugt, möchte ich hier nur erwähnen.

Honig ist das reinste Lebensmittel und deshalb für Gesunde und Kranke, Alt und Jung gleichermaßen empfehlenswert. Durch Honig wie Wald- oder Blütenhonig können Kinder besser Kalk aus der Nahrung verwerten, daher ist Honig gut für den Knochenaufbau. Auch bei Kreislaufproblemen, Nervosität, Überarbeitung, Schwäche und schlechter Verdauung empfiehlt sich Honig. Und das

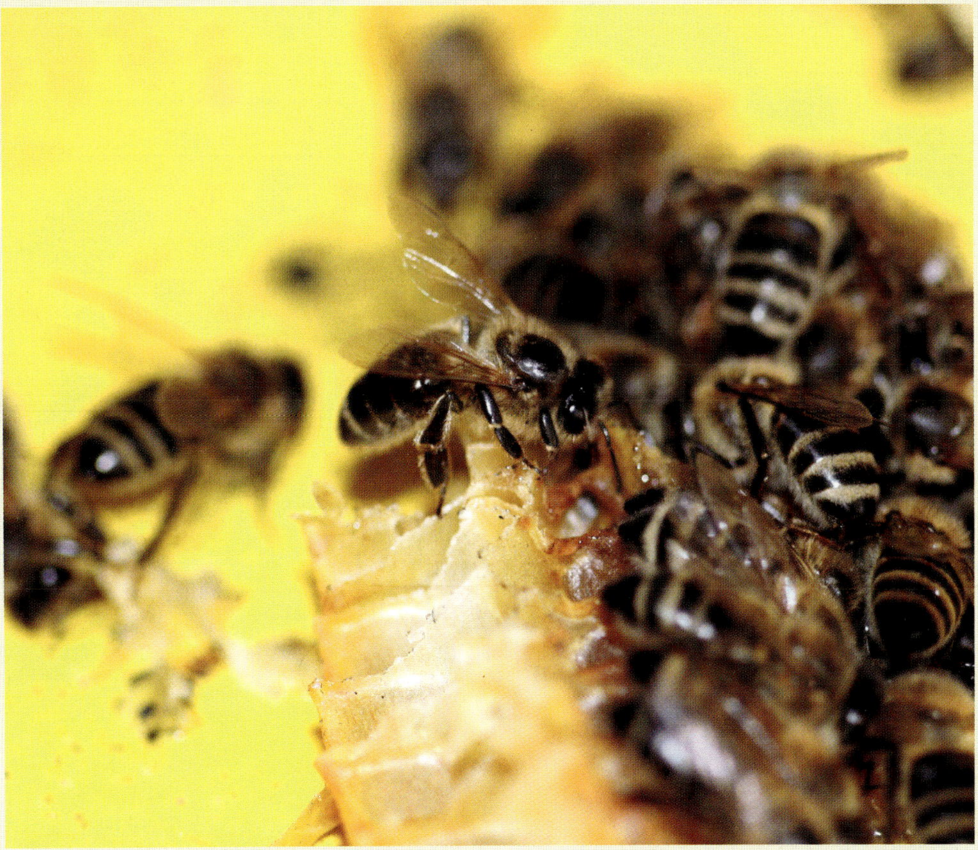

Bienen fangen mit dem Honig die Sonne ein. Honig ist ein Gesundheitsmittel allerhöchster Güte. Achte beim Kauf aber auf Qualität

Beste: Bei all diesen Wirkungen ist Honig unschädlich.

Eine Einschränkung gilt für Säuglinge: In den ersten 12 Lebensmonaten soll vollständig auf Honig verzichtet werden, da Sporen bildende Bakterien, die in Spuren im Honig vorkommen können, für ein Baby mit noch instabiler Darmflora sehr gefährlich sein können.

Honigmilch

Das einfachste und schnellste Hausmittel: 2 Teelöffel Honig in warmer Milch auflösen und bei Erkältungen oder Schlaflosigkeit verwenden. Die Milch wirkt reizlindernd, z.B. bei Reizhusten.

Honigspülung

Von alters her weiß man, dass man Honig gut bei Nasen- und Rachenerkrankungen einsetzen kann. Honig mit Wasser verdünnen und mit der Nasenbadewanne dreimal am Tag die Nase spülen.

Für den Rachen öfter am Tag einen Löffel Honigwasser einnehmen oder damit gurgeln.

Honigkräuter

In Honig eingelegte Kräuter sind eine gute Möglichkeit, um Kindern Kräuter zu verabreichen, wenn sie beispielsweise keinen Tee mögen. Einfach frische Kräuter in Honig einlegen und etwas ziehen lassen.

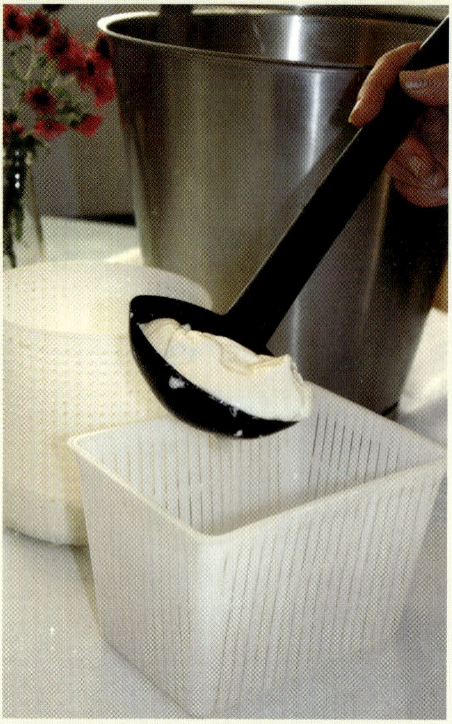

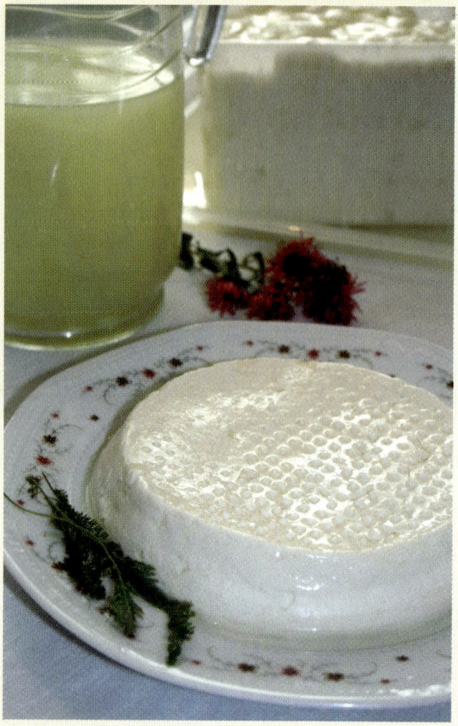

Milchprodukte wie Topfen und Käse kannst du auch selbst herstellen und sie nach Geschmack und Belieben mit Kräutern verfeinern

Stevia

Gerade in der Schwangerschaft und für Kinder ist das Gesündeste und Feinste gerade gut genug. So kann man sich auch Gedanken über die Stevia-Pflanze machen. Es handelt sich dabei um ein Kraut, das wie ein Süßstoff verwendet werden kann. Stevia ist für all jene ein Tipp, denen der Zucker zu „leer" ist.

Die Pflanze hat die 100-fache Kraft von Zucker und kann in getrockneter Form oder als Tee konsumiert werden.

Wenn man von Milch redet

Das seltsame Phänomen, dass viele Menschen ein altes Naturprodukt heutzutage einfach nicht mehr vertragen, beunruhigt mich als Biobäuerin schon sehr. Kann die Milch inzwischen so sehr mit seltsamen Stoffen angereichert sein? Sind es die nicht mehr naturähnliche Ernährung oder sonstige Wirtschaftsmaßnahmen mit der Kuh?

In alten Büchern findet man sehr oft Bemerkungen zum gewaltigen Wert der Milch. Ihre Inhaltsstoffe sind einfach mächtig, und oft stellt sich mir die Frage: Kann es sein, dass Soja besser ist als Milch? Nein, das kann ich mir nicht vorstellen, da Soja bei uns nicht üblich ist. Ja, es ist schon klar, dass Milch mit ihren Inhaltsstoffen mehr schleimt, wenn man einen grippalen Infekt hat, da es ein tierisches Produkt ist. Trotzdem dürfte die Waagschale mit den Inhaltsstoffen doch schwerer sein.

Die heutige Errungenschaft, dass man Keime und Zellen messen kann, diese auch lückenlos überwacht, um so manches auszuschließen, kann aber auch dazu führen, dass vor lauter Angst übertriebene Futtermittel-Zusätze und Impfstoffe verabreicht werden, was einfach zu viel sein kann. Gerade der Biobauer sollte einen sehr engen Kontakt zum Konsumenten haben, da wir die gleichen Ziele verfolgen. Wenn man weiß, dass die Bauernkinder, die oft mit viel Schmutz in Berührung kommen, am gesündesten sind, kann man schon etwas nachdenklich werden. Der Weg muss heißen: zur Natur zurück – nur mit ihr ist eine lebenswerte Ernährung möglich.

Was Sauermilch und rechtsgedrehte Milch können

Das Wertvollste an der Milch für Erwachsene sind die Sauermilchprodukte.

Rechtsgedrehte Milch ist für den Organismus gut, und insbesondere die Herzmuskelzellen lieben und benötigen sie. Dickmilch, so wie es die Bauernfamilien noch pflegen, ist genauso wertvoll. Eine Kur von 1-2 Liter Acidophilusmilch ist mir persönlich am liebsten.

◆ Rezept: Joghurt aus der eigenen Küche

Zutaten und Zubereitung: 2 Liter Milch bis knapp vor dem Kochpunkt erhitzen (90 °C), in einem kalten Wasserbad auf 45 °C abkühlen. Mit 1/8 Liter stichfestem Joghurt aus dem Geschäft oder einer Joghurtkultur aus der Drogerie (nach Anweisung) einrühren. In eine Thermoskanne für Speisen mit breiter Einfüllung geben und 5-8 Stunden stehen lassen (am besten einfach über Nacht). Alternativ Gläser in eine Auflaufform mit heißem Wasser einstellen. Im Rohr bei 45-50 °C ca. 5 Stunden stehen lassen.

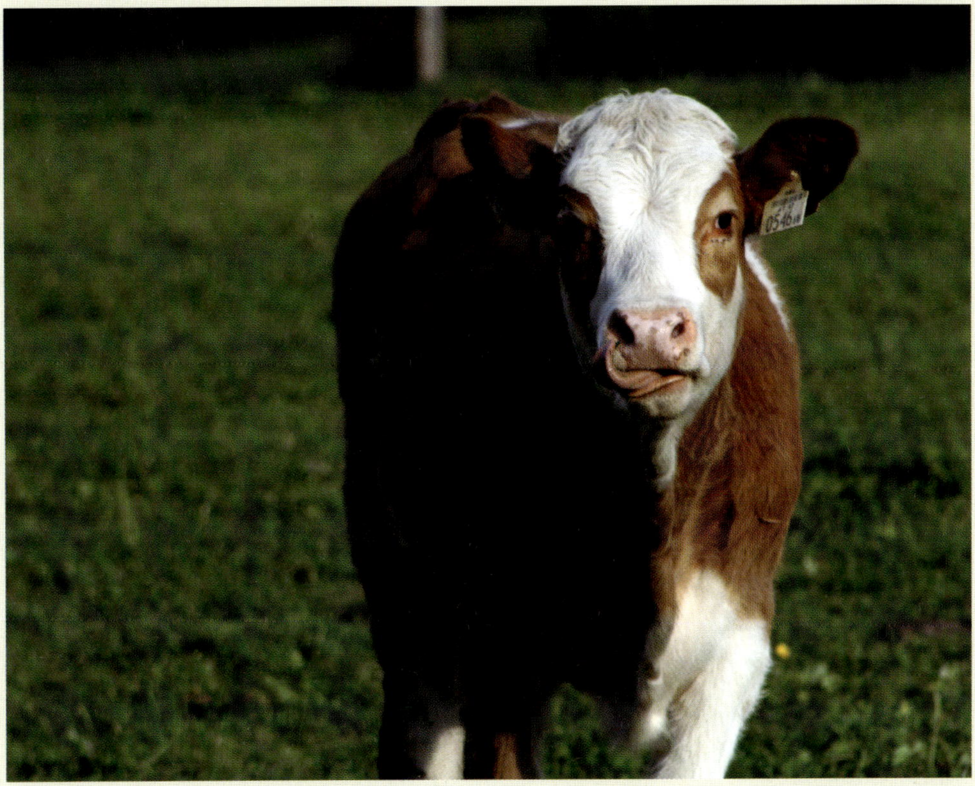

Milch ist ein Naturprodukt mit vielen gesunden Inhaltsstoffen. Auf die Herkunft sollte man achten

◆ Rezept: Selbstgemachter Käse

Zutaten und Zubereitung: Milch auf 31 °C erwärmen und Lab nach Anweisung einlaben. Warten, bis die Milch dick geworden ist. Mit einem Messer in 3 cm große Würfel schneiden. Etwas stehen lassen, auch quer einschneiden und wie Topfenkäse in eine Form einfüllen.

◆ Rezept: Tirggenkoch – Maisgrieß für Mutter und Kind

Zutaten und Zubereitung: 1 Tasse Maisgrieß mit etwas Salz und 2 Esslöffel Mehl in 3 Liter kalte Milch geben. Unter ständigem Rühren aufkochen lassen. Wenn man das in einer Kupferpfanne kocht, kommen die berühmten Prinzen heraus, die so gut schmecken, aber nur in diesem Topf erzeugt werden können (Prinzen = angekochte Kruste am Boden und Rand der Pfanne). Mit braunem Zucker, Zimt und viel Butter garnieren.

◆ Rezept: Weizenkoch

Zutaten und Zubereitung: 1 Tasse Weizenmehl mit etwas Salz in 3 Liter kalte Milch einrühren. Unter ständigem Rühren aufkochen lassen. Mit braunem Zucker, Zimt und Butter in der Mitte garnieren.

◆ Rezept: Grießbrei

Zutaten und Zubereitung: 1 Tasse Grieß mit etwas Salz in 3 Liter Milch einrühren und aufkochen lassen, dabei aber ständig umrühren. Mit Zimt, Zucker und Butter garnieren.

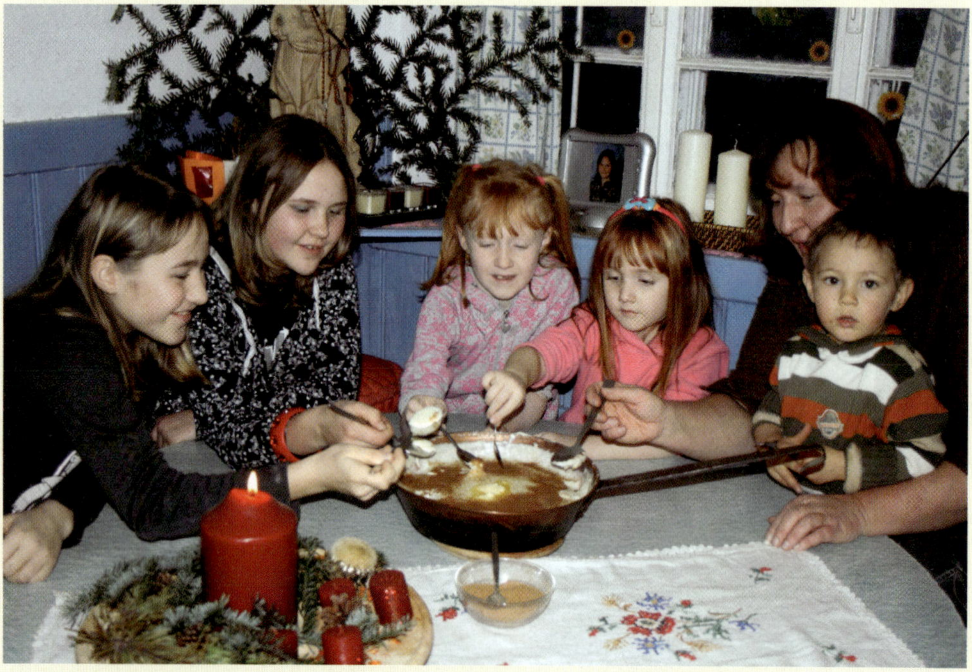

Tirggenkoch ist ein bäuerliches Gericht, das heute wieder öfter auf den Tisch kommen sollte. Maisgrieß ist sehr nahr- und schmackhaft

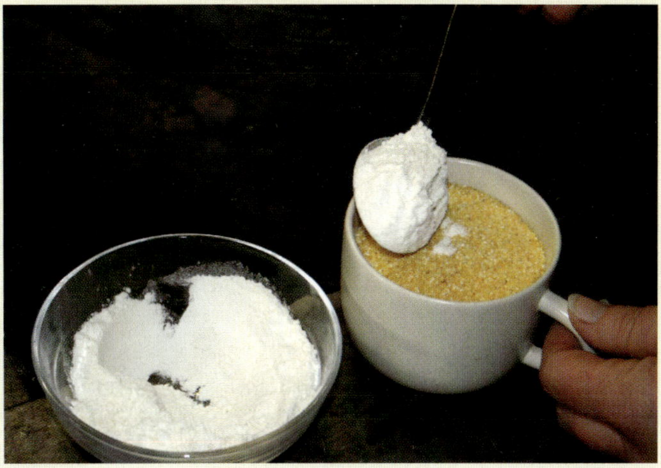

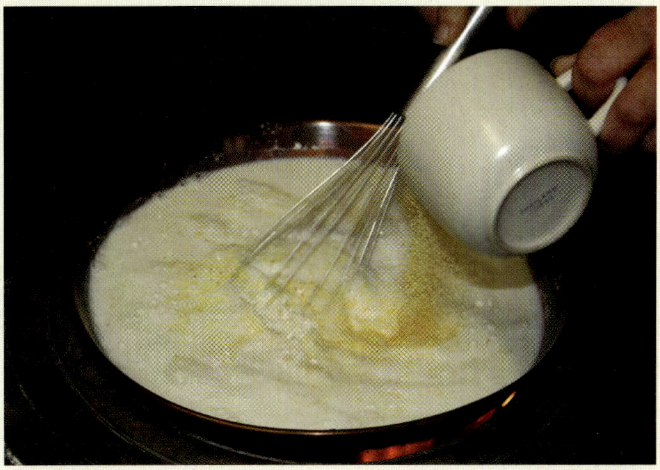

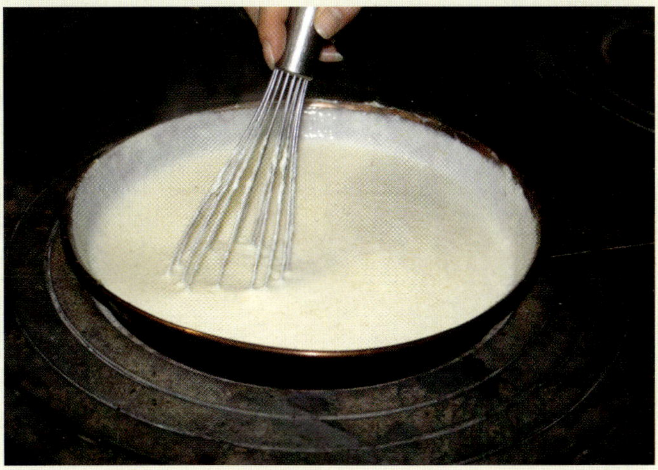

1. Maisgrieß mit Salz und Mehl mischen
2. Unter ständigem Rühren in Milch einkochen
3. In einer Kupferpfanne zubereitet gelingt dieses Gericht besonders gut

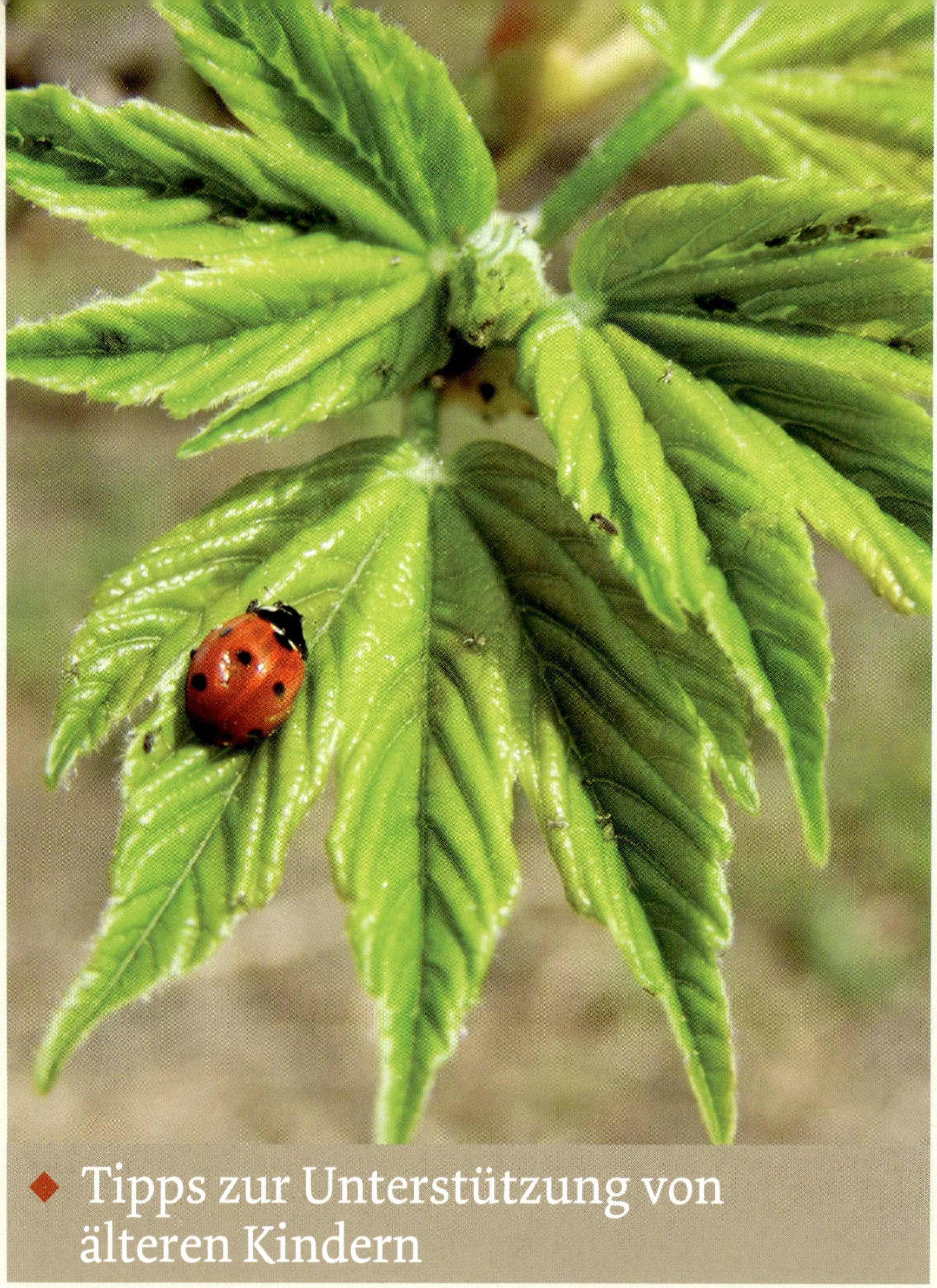

Tipps zur Unterstützung von älteren Kindern

Psychische Veränderungen sind in der Zeit des Erwachsenwerdens wichtig, aber manchmal für die Betroffenen und ihr Umfeld nervenaufreibend.

Am besten wirkt man mit Tee oder Tropfen und gemeinsamen Gesprächen entgegen.

Folgende Pflanzen sind für Jugendliche sehr gut geeignet

- Beifuß
- Johanniskraut
- Melisse
- Heidekraut
- Odermennig
- Baldrianwurzel

Wenn Jugendliche noch auf die Eltern hören, kann man auch die Bachblüten zu Rate ziehen.

Zum hormonellen Ausgleich könnte man gerade bei Jugendlichen mit Beifuß einiges beitragen. Eine Tinktur von der Blüte ist im Frühling schnell gemacht.

◆ Rezept: Nerventee

Auch Eltern leiden oft sehr unter den körperlichen und psychischen Veränderungen der Kinder. Die Heranwachsenden werden von den Eltern ja oft als sehr schwierig wahrgenommen. Ein guter Nerventee kann den Eltern helfen.

Zutaten:
2 Teile Taubnessel
2 Teile Goldmelisse
1/2 Teil Arnika
1 Teil Kalmus

Zubereitung und Anwendung: Die Kräuter mischen und als Tee zubereiten. Bei Bedarf 1 Tasse trinken.

Mein wichtigster Tipp ist allerdings, mit den Kindern so viel wie möglich zu reden. Dabei sollten die Jugendlichen auf keinen Fall das Gefühl bekommen, bevormundet zu werden. Man kann viel besser auf Jugendliche eingehen, wenn man noch eine gemeinsame Gesprächsbasis hat.

Mädchen in der Pubertät unterstützen

Gerade bei Mädchen ist es bereits mit 12 Jahren oder früher wichtig, die Unterleibsorgane in ihrem Reifungsprozeß zu unterstützen. Mit Frauenmanteltee kann man hier gut helfen.

Bei verschiedenen Regelbeschwerden, besonders auch bei Krämpfen, muss erwähnt werden, dass man unbedingt den Darm reinigen sollte. Die einfachste Kur ist die Natronkur, die 6 Wochen lang durchgeführt werden sollte: 1 gestrichenen Teelöffel Natron in 1/4 Liter heißem Wasser auflösen und 10 Tropfen Zitronensaft hinzufügen. Auf nüchternen Magen trinken. Die Natronkur dient auch der Unterstützung bei Akne.

PMS – Prämenstruelles Syndrom

Typische Merkmale sind: aufgeblähter Bauch, geschwollene Beine und Brüste, Letztere auch empfindlich, Heißhunger auf Süßes, gereiztes oder sogar zorniges Verhalten oder Depressionen (schwankende Gefühle), Verstopfung und Durchfall.

Allgemein kann über die Ernährung mit viel Vitamin B (z.B. in Weizenkeimöl oder Weizenkeimen enthalten) etwas entgegengewirkt werden, es gibt auch einen guten Tee:

◆ Rezept: Tee bei PMS

Zutaten:
20 g Hopfen
30 g Schafgarbe
25 g Kamille
40 g Frauenmantel
10 g Melisse
10 g Birke

Zubereitung und Anwendung: 2 Teelöffel mit 1/4 Liter kochendem Wasser überbrühen und 5 Minuten ziehen lassen. 2 Tassen trinken.

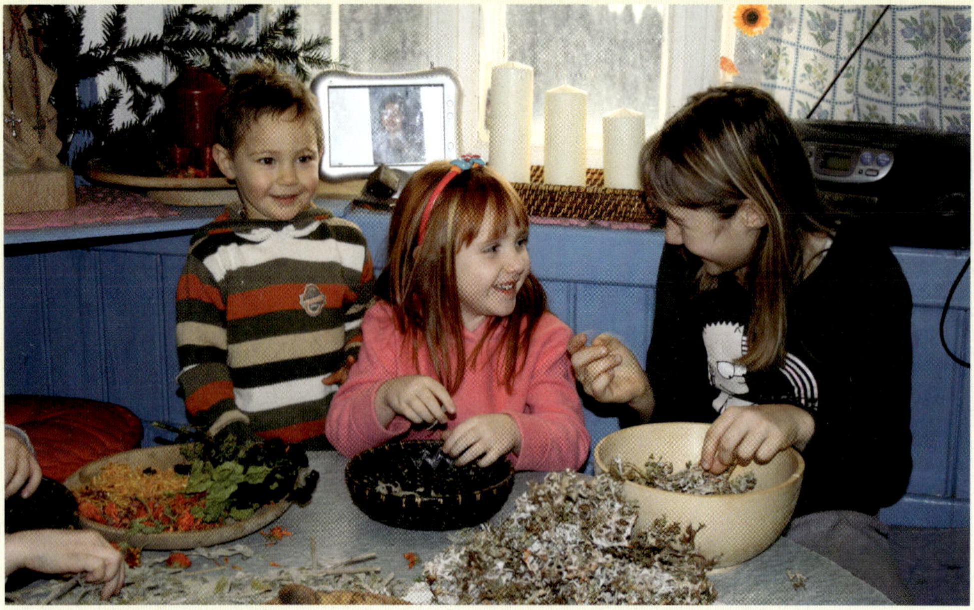

Das Aufwachsen mit anderen Kindern ist wichtig für die soziale Entwicklung

◆ Rezept: Tee gegen Periodenschmerzen und Krämpfe allgemein

Zutaten:
Frauenmantel
Weißdornblätter und -blüte
Melisse
Pfefferminze
Schafgarbenblüte
Gänsefingerkraut
Schneeballrinde
Zubereitung: Die Zutaten zu gleichen Teilen mischen und einen Tee bereiten. 2-3 Tassen trinken.

◆ Rezept: Tee bei starken Schmerzen und Krämpfen

Zutaten:
15 g Baldrianwurzel
20 g Alant
20 g Andorn
25 g Johanniskraut
25 g Gänsefingerkraut
25 g Schafgarbe
Zubereitung und Anwendung: 1 Teelöffel mit 1/4 Liter kochendem Wasser überbrühen. 3-4 x 1 Tasse trinken.

◆ Rezept: Tee bei keiner oder zu schwacher Blutung

Zutaten:
1 Teil Eichenrinde
1 Teil Eisenkraut
2 Teile Frauenmantel
1 Teil Ringelblume
1 Teil Blutwurz
2 Teile Schafgarbe
Zubereitung: Bei Bedarf aus den Zutaten eine Teemischung bereiten. 1 Teelöffel pro Tasse mit kochendem Wasser überbrühen.

◆ Rezept: Tee bei unregelmäßiger Blutung

Zutaten:
20 g Kamille
25 g Andorn
25 g Baldrian
Zubereitung und Anwendung: Aus der Kräutermischung einen Tee zubereiten und 2-3 Tassen am Tag trinken.

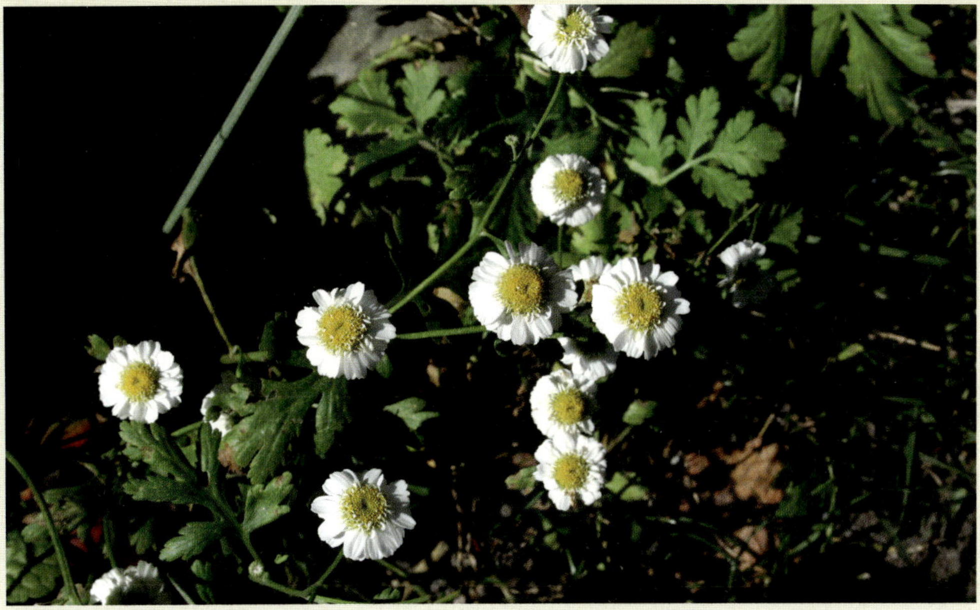

Die Kamille hilft bei vielen Frauenleiden

◆ Rezept: Tee oder Badezusatz bei Reizungen der Geschlechtsorgane, starker Blutung und Weißfluss

Zutaten:
2 Teile Ehrenpreis
2 Teile Frauenmantel
1 Teil Hirtentäschel
1 Teil Kamille
2 Teile Schafgarbe
Zubereitung und Anwendung: 1 Teelöffel dieser Mischung mit 1 Tasse kochendem Wasser überbrühen und 5 Minuten ziehen lassen. 2 Tassen am Tag trinken. Auch Sitzbäder aus diesen Kräutern sind möglich, dazu aber noch 2 Teile Eichenrinde geben und auf 5-10 Liter Wasser 10 Minuten ziehen lassen (bei Fußbädern 5 Liter und bei Sitzbädern 10 Liter Wasser).

◆ Rezept: Tee gegen Scheidenpilz und Soor

Zutaten und Zubereitung: Zu gleichen Teilen aus Kamille, Klette, Thymian und Knoblauch einen starken Tee zubereiten.

◆ Rezept: Badezusatz gegen vaginalen Juckreiz

Zutaten und Zubereitung: Zu gleichen Teilen aus Ringelblumen, Käsepappel und Kamille einen starken Tee machen (10 Minuten ziehen lassen) und mit ihm Sitzbäder durchführen.

Pubertär bedingte Hautprobleme

Akne ist ein großes Problem für Jugendliche, da sich ihre Hormone in dieser Zeit stark verändern. Es gibt da viele Möglichkeiten zu helfen. Anfangen sollte man, indem man dem Hormonhaushalt mit dem folgenden Rezept auf die Sprünge hilft.

◆ Rezept: Hormontee

Zutaten:
10 g Mönchspfeffer
10 g Wilde Yamswurzel
10 g Falsches Einkorn
30 g Ringelblume
10 g Herzgespann
Zubereitung und Anwendung: Mit der Kräutermischung einen Tee bereiten. 5 Minuten ziehen lassen und 2-3 Tassen trinken.

◆ Rezept: Reinigender Tee

Außerdem ist es für die Haut auch gut, wenn Leber und Darm angeregt werden, um die Ausscheidung zu fördern.
Zutaten:
20 g Klette
25 g Löwenzahnwurzel und -blätter
20 g Rosmarin
15 g Brennnessel
20 g Kletten-Labkraut
Zubereitung und Anwendung: Mit der Kräutermischung einen Tee bereiten. 5 Minuten ziehen lassen und 3 Tassen trinken.

◆ Rezept: Aknemittel (Gesichtswasser)

Zutaten:
1 Teil Korbweidenrinde (Salix viminalis)
1 Teil Kamillentee
2 Teile Quendel
2 Teile Beinwell
2 Teile Rosmarin
2 Teile Gundelrebe
200 ml Alkohol (45%)
100 ml Alkohol (90%)
Zubereitung und Anwendung: Einen Ansatz machen und 2 Wochen stehen lassen. Mit diesem Gesichtswasser wird die Haut abgetupft.

Weitere Tipps für Aknegeplagte

- Ein Gesichtswasser mit entzündungshemmender Wirkung auf die Talgdrüsen: Echinacea-, Thymian- und Salbeitee oder -tinktur verwenden.
- Die Gundelrebe eignet sich besonders gut als Essigansatz. Diesen gut verdünnt auf das Gesicht auftragen.
- Bei Akne, Hautunreinheiten und Ekzemen kann Alantwurzeltee gekocht oder Alantwurzeltinktur wie ein Gesichtswasser eingesetzt werden.
- Bei schweißtreibender Akne hilft folgender beruhigender Kräutertee: Kamille, Eisenkraut, Helmkraut zu gleichen Teilen mischen, mit kochendem Wasser überbrühen und 10 Minuten ziehen lassen. Die betroffenen Stellen damit abtupfen.
- Äußerlich sind lauwarme oder warme Auflagen oder Aufgüsse hilfreich. Einmal in der Woche kann man ein Gesichtsdampfbad mit Spitzwegerich, Ringelblumen, Holunder und Kamille durchführen: Die Teemischung 10 Minuten ziehen lassen, dann ca. 20 Minuten ein Dampfbad machen.
- Damit Akne keine Narben hinterlässt: Beinwellcreme, Ringelblumencreme oder Öl von Lavendel auftragen. Am Abend kann auch Johanniskrautöl verwendet werden. (Tagsüber geht dies nicht wegen der Sonnenempfindlichkeit, die Johanniskrautöl auslöst.)

◆ Rezept: Tee bei Blasenentzündungen

Oft werden Frauen und Mädchen von Blasenentzündungen geplagt. Warme Füße sind hier das Um und Auf. Dazu schlage ich einen förderlichen Tee vor.
Zutaten:
15 g Birkenblätter
20 g Bärentraube
15 g Queckenwurzel
15 g Schachtelhalm
20 g Goldrute
Zubereitung und Anwendung: 1 Teelöffel Kräutermischung mit 1 Tasse kochendem Wasser überbrühen. Bis zu 2-3 x am Tag trinken.

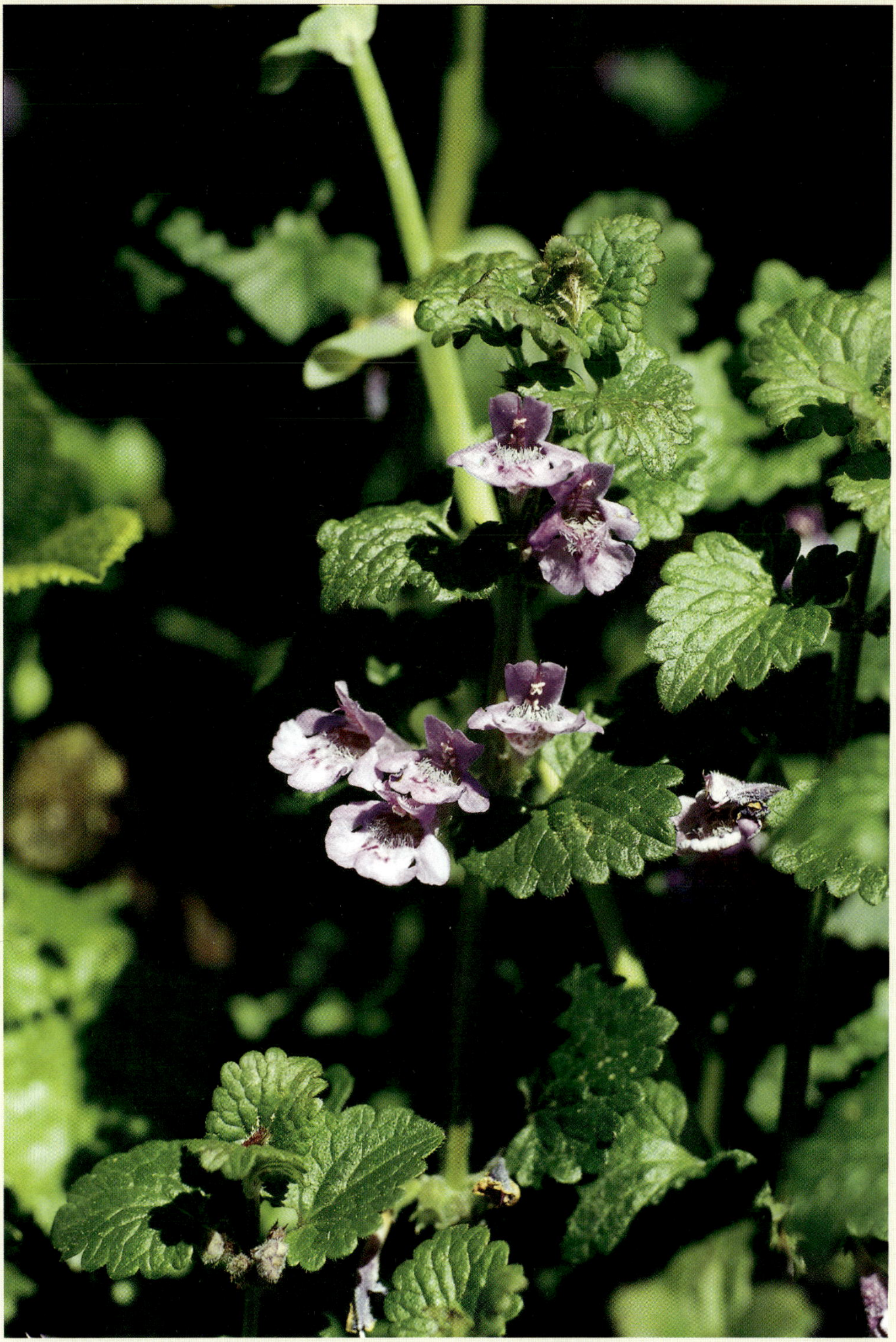

Gundelrebe ist eine wichtige Pflanze für Aknegeplagte. Verdünnter Gundelrebenessig eignet sich als Gesichtswasser

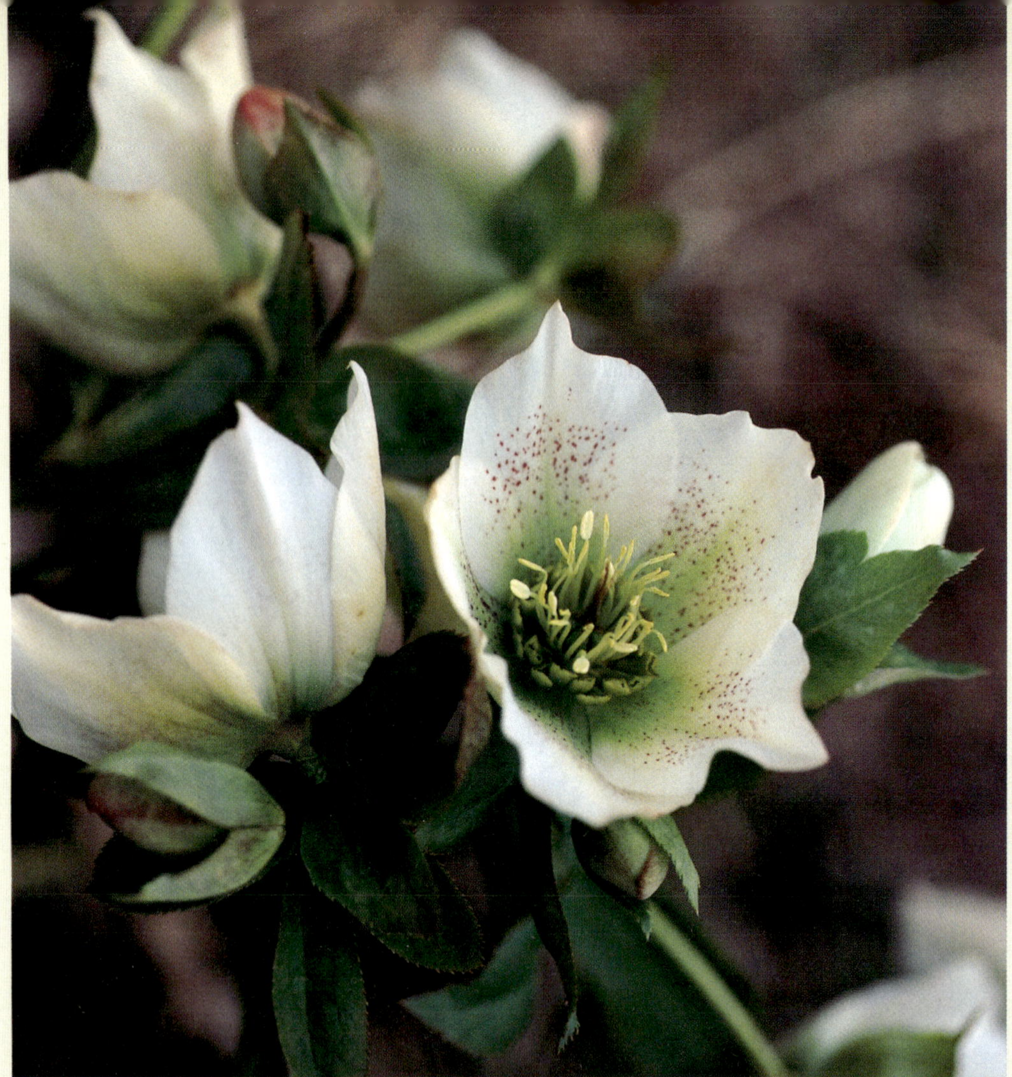

Veränderungen in der Familie und in der Partnerschaft

Gerade wenn ein Kind auf die Welt kommt, wird auch die Partnerschaft stark auf die Probe gestellt. Das wunderschöne Ereignis, eine Familie zu sein, steht im Mittelpunkt. Jedes andere Familienmitglied, besonders der Partner, wird gegenüber dem Neuankömmling ein wenig vernachlässigt. Da ist die Frau und Mutter schon gefordert, alles so gut zu regeln, wie sie kann. Es braucht aber Liebe und Mitgefühl von beiden Seiten, dann können die Partner auch diese Zeit gut meistern.

◆ Rezept: Hochzeitsnacht-Elixier

Mein besonderer Tipp für eine gute und erfolgreiche Hochzeitsnacht (zum Durchhalten). Dieses Elixier wurde früher in vielen Kulturen häufig verabreicht.
Zutaten:
30 g Damianakraut
20 g Rosenblüten
10 g Muskatellersalbeiblüte
30 g Beifuß
Zubereitung: Die frischen Zutaten in Wein sieden oder in getrockneter Form als Tinktur ansetzen. 3 x 20 Tropfen zwei Tage vor der Hochzeit einnehmen.

◆ Rezept: Wenn die Liebe schwindet ...

Zutaten und Zubereitung: Einen Weinauszug mit Muskat, Rosenblüten, Zitronen, 2 Gewürznelken und 13 Anissamen machen (aufkochen). Mit Kandiszucker mischen. Dieser Trank wirkt leicht aphrodisierend – dem Partner nicht zu knapp geben und selbst auch einen Schluck nehmen.

◆ Rezept: Der Liebe mehr Kraft verleihen

Zutaten und Zubereitung: Milch, Fenchel, Süßholz und Butterschmalz mit Honig, Nelke, Lorbeer und Distel erwärmen – vor dem Zubettgehen heiß trinken.

Für Liebe und Lust

- Eine Beckenmassage mit Öl aus Basilikum, Rose, Muskatellersalbei und Rosmarin erweckt die Liebe zu neuem Leben.
- In arabischen Ländern wurde gerne an den Granatapfelkernen herumgeknabbert – und zwar vollkommen zu Recht. Man weiß mittlerweile, dass gerade diese Granatapfelsamen sehr stark vitalisieren und die Lust wieder steigern können.
- Bei Frauen kann die Lust auch durch Ingwer stark angehoben werden.
- Basilikum wirkt fruchtbarkeitssteigernd und krampflösend. Er fördert den Eisprung. Auch über das Essen gereicht löst er Kopflastigkeit.
- Muskatellersalbei verursacht Schweißgeruch mit östrogener Wirkung. Die sinnliche Frau wird geweckt.
- Rose: Wildrosenöl (z.B. von Weleda) bringt den Prinzen im Mann hervor. Einfach mit dem Öl einreiben (bloß nicht zu wenig nehmen).
- Rosmarin: Rosmarin kann in einem Liebeswein eingesetzt werden. Der müde Tiger wird geweckt. Das Kraut erfrischt die Sinne und den Kreislauf und regt überdies den Eisprung an.

Scheidung

Nun, zum Streiten gehören immer zwei. Dramatisch wird es, wenn einer der Partner nicht mehr reden will, denn auch zum Reden gehören zwei. Wenn das eingetreten ist, kann man den beiden nicht mehr gut helfen. Solange der Dialog geführt wird, kann sich alles wieder klären. Jede Lebenssituation und jeder Mensch ist ein bisschen anders und deshalb muss man einfach für alles Verständnis aufbringen. Auch hier gilt, dass man niemanden in eine Schublade geben kann, nur damit aufgeräumt ist. Ich bin immer gut damit gefahren, alles rechtzeitig auszusprechen. Man darf einfach nicht schlafen gehen, solange man noch böse auf den anderen ist. Es muss unbedingt vorher alles geklärt werden. Wenn ein Streit unvermeidlich ist, soll man das am besten am Donnerstag hinter sich bringen, denn an diesem Tag klärt sich so manches eher.

Hilft alles nichts, kann man Kinder in der Zeit der Scheidung gut mit Bachblüten unterstützen.

Loslassen der Kinder – Einstieg in den neuen Lebensabschnitt

Wenn die Kinder aus dem Haus gehen, ist das ein sehr emotionales Ereignis. Wenn es mit den Gefühlen allein nicht geht, kann vielleicht ein Ritual helfen. Es wurde von alten Kräuterfrauen gerne empfohlen und durchgeführt. Das Nachtkerzenöl kann gut helfen: So oft es geht, sollte es in einem feuerfesten Gefäß verbrannt werden. Nachtkerze wird als „Stumme Blume der Liebe" bezeichnet. Bei Vollmond kann man z.B. eine silberne Kerze mit Nachtkerzenöl einreiben und abbrennen.

◆ Rezept: Tropfen oder Tee für das Loslassen, bei Schock und Verlust

Zutaten:
1 Teil Arnika
1 Teil Johanniskraut
2 Teile Eisenkraut
2 Teile Hafer
1 Teil Lavendel
1 Teil Bibernellwurzel
Zubereitung und Anwendung: 1 Teelöffel mit 1/2 Liter kochendem Wasser überbrühen, 3-5 Minuten ziehen lassen. 2 Tassen trinken.
Eine Hilfe bei diesem Problem können eventuell auch die Bachblüten sein.

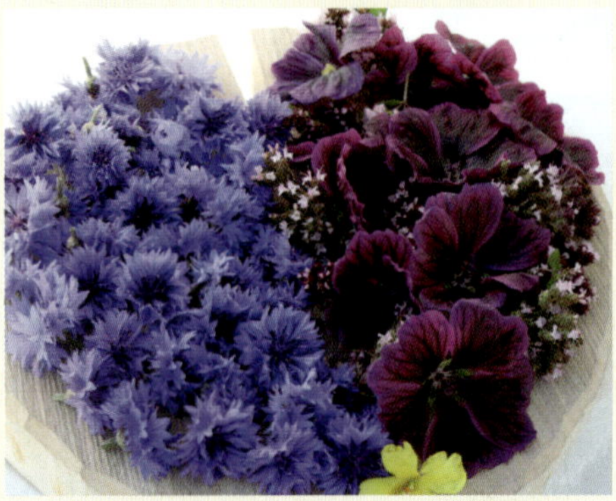

Damit die Liebe nicht verloren geht, müssen beide Partner gemeinsam viele kleine Schritte tun

Das Klimakterium besser meistern

Frauen ab dem 40. Lebensjahr können jeden Monat 10 Tage lang Frauenmanteltropfen oder -tee verwenden.

◆ Rezept: Der einfache Tee im Klimakterium

Zutaten:
25 g Hirtentäschel
25 g Wiesenknopf
15 g Weinraute
20 g Frauenmantel
Zubereitung und Anwendung: 2 Teelöffel der Kräutermischung mit 1/2 Liter heißem Wasser überbrühen und 8 Minuten ziehen lassen. Den Tee jeden Monat 1 Woche lang trinken.

◆ Rezept: Tee bei Menopausesyndrom

Zutaten:
35 g Frauenmantel
25 g Weißdornblätter und -blüte
30 g Melisse
10 g Pfefferminze
15 g Schafgarbenblüte
20 g Gänsefingerkraut
10 g Schneeballrinde
Zubereitung und Anwendung: 1 Teelöffel der Mischung mit 1 Tasse heißem Wasser überbrühen und 5 Minuten ziehen lassen. Je nach Symptomstärke 2-3 Tassen am Tag über 3-4 Wochen hinweg trinken, dies öfter im Jahr durchziehen.

◆ Rezept: Tee für die Knochen

Zutaten:
viel Frauenmantel
1 Teil Kalmus
1 Teil Zinnkraut
Zubereitung und Anwendung: Die Zutaten mischen und 2 Teelöffel pro Tasse 10 Minuten ziehen lassen. Zweimal die Woche trinken.

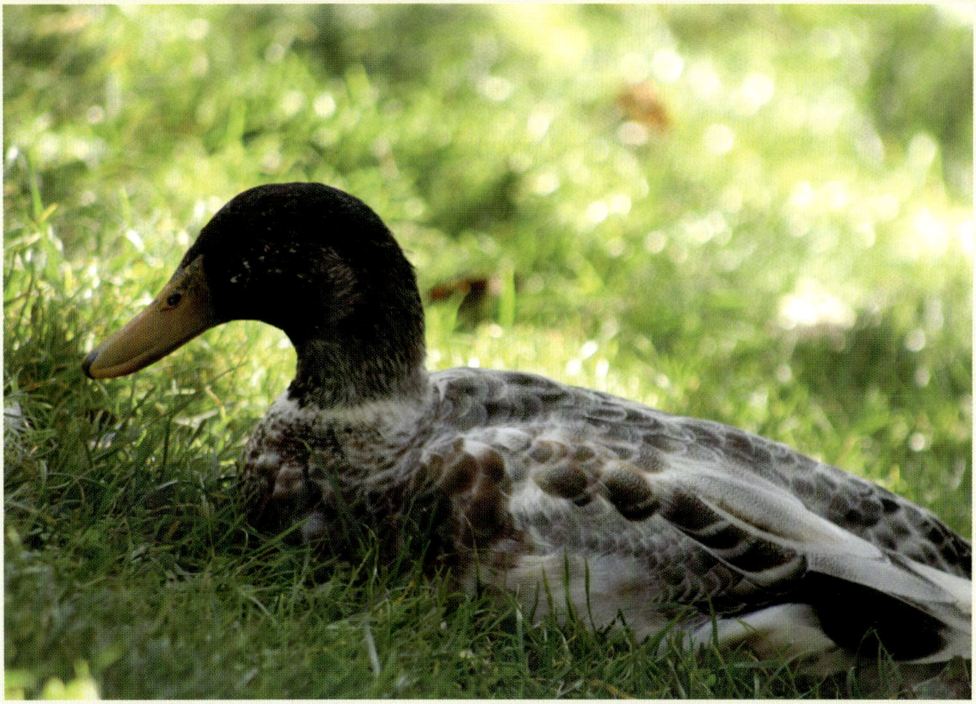

◆ Rezept: Eierkur

Zitronensaft in ein Glas geben und ein ganzes (sehr frisches) Ei mit Schale (aus biologischer Landwirtschaft, Schale gut mit heißem Wasser abbürsten) hineingeben. Auflösen lassen. Das Ganze kann gleich nach der Auflösungsphase eingenommen werden. Sonst mit Kandiszucker und Whiskey haltbar machen und im Kühlschrank lagern. 2 x 1 Teelöffel einnehmen.

◆ Rezept: Hormonregulierende Tinktur

Zutaten:
Erzengelwurz (Angelica archangelica) Urtinktur
Pulsatilla D12
Melisse (Melissa officinalis) Urtinktur
Rosmarin (Rosmarinus officinalis) Urtinktur
Cimicifuga D30
Zubereitung und Anwendung: Die Tinktur am besten in der Apotheke mischen lassen. 2 x 20 Tropfen einnehmen.

◆ Rezept: Venentee

Bei Krampfadern und Venenstauung ist dieser Tee sehr hilfreich.
Zutaten:
3 Teile Rosskastanie
2 Teile Steinklee
1 Teil Waldmeister
3 Teile Berberitze
2 Teile Hopfen
1 Teil Weißdorn
1 Teil Mistel
Zubereitung und Anwendung: Man nimmt 1-2 Teelöffel pro Tasse. Über 3-4 Wochen hinweg bis zu 2 Tassen am Tag trinken.

Wer die ewige Jugend anstrebet …

Östrogenartige Pflanzeninhaltsstoffe können dabei helfen:

- Frauenmanteltee
- Pulsatilla D4
- Chelidonium D4
- Vitex agnus-castus D4
- Ovaria siccata D8

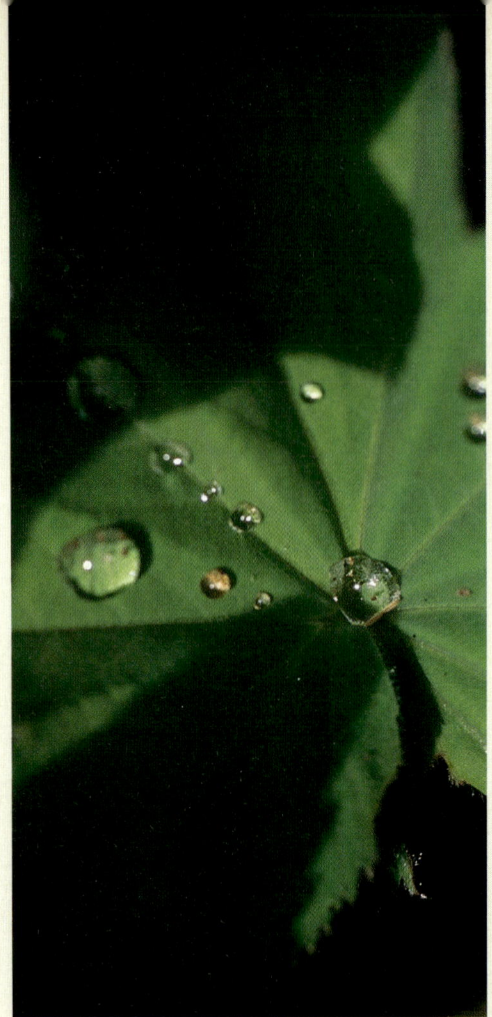

◆ Frauenmantel
(Alchemilla vulgaris)

Eine ganz besondere Pflanze der Mädchen und Mütter ist der Frauenmantel, einer meiner persönlichen Favoriten unter den sogenannten Mutterkräutern. Schon sein Aussehen (die „Signatur"), das Blatt wie ein Mantel, zeigt, dass er Schutzwirkung für die Frau oder Mutter hat. Deshalb wird Frauenmantel hier etwas ausführlicher vorgestellt.

Wissenswertes über den Frauenmantel

Ab wann für Kinder geeignet?

Ab einem Alter von 1 Jahr.

Andere Namen

Alchimistenkraut, Frauentrost, Trauermantel, Jungfernwurz, Silberkraut, Johannisblume, Gänsefuß, Frauenhilf, Frauenrock, Perlkraut.

Wo findest du ihn?

Er ist auf Wiesen, an Bach- und Straßenrändern, in Wäldern, eigentlich sehr häufig in der freien Natur zu finden.

Wie erkennst du ihn?

Familie: Rosengewächs, ausdauernd
Stängel: Wurzelstock kräftig, verholzt, Stängel aufrecht oder aufsteigend
Blätter: Unterseite weißlich behaart, fünf- bis neunlappig, gezähnter Blattrand
Blüte: klein, hellgrün bis gelblich
Höhe: 10 bis 50 cm

Besonders wertvoll ist auch der Silbermantel (Alchemilla alpina).

Verwendet wird ebenso der wollige Frauenmantel. Es wird so manchen überraschen, aber es gibt ca. 1.000 Arten vom Frauenmantel.

Blütezeit

Mai bis September.

Verwendete Teile

Blätter und Blüten.

Gesundheit

Wirkungen

- Entzündungshemmend, narbenbildend, mensesregulierend, wundheilend, blutreinigend, blutstillend, uterusstimulierend, adstringierend, milchbildend, hilfreich bei allen Arten von Frauenproblemen, insbesondere zur Geburtsvorbereitung und zum Schließen von Geburtswunden.
- Bei Erkältungen, grippalen Infekten und nach der Geburt.

Rezept: Frauenmanteltee

1 Esslöffel pro Tasse. 5 Minuten ziehen lassen und 1-3 Tassen am Tag trinken. Dieser Tee dient auch als Spülmittel bei Zahnfleischblutungen.

◆ Rezept: Frauenmantel als Badezusatz

Das ganze Kraut mit 3 Liter Wasser überbrühen und 10 Minuten ziehen lassen. Bei Entzündungen ins Badewasser geben.

Hilfe bei Wunden

Bei Wunden einen Umschlag machen oder zerquetschte Blätter auf Verletzungen und Geschwüre auflegen.

1 Teelöffel Frauenmantel mit 1/4 Liter kochendem Wasser überbrühen und 8 Minuten ziehen lassen. Abkühlen lassen und mit einem Tuch auf die Wunden auflegen, die nicht frisch sein sollten.

Die Wunden können auch nur befeuchtet werden.

Sitzbäder

Besonders toll für den Unterleib sind Sitzbäder.

2 Hände voll Frauenmantel mit 4 Liter Wasser überbrühen, 15 Minuten ziehen lassen und in die Badewanne oder in das Schaff geben. Wenn es ein Schaff ist, kann sehr gut eine Art Hockstellung eingenommen und das Hinterteil darin eingetaucht werden. Dann sollte das Wasser etwas heißer sein.

◆ Rezept: Einfacher Teeauszug

1 Teelöffel Kraut mit 1/4 Liter heißem Wasser überbrühen und 2-3 Tassen pro Tag trinken. Zur allgemeinen Vorsorge 3-4 Wochen oder einige Tage vor der Menstruation trinken.

◆ Rezept: Tee gegen Unpässlichkeiten aller Art der Frau und zum Kräftigen der Unterleibsorgane

Zutaten:
3 Teile Frauenmantel
2 Teile Brennnessel
1 Teil Römische Kamille
1 Teil Pfefferminze
3 Teile Schafgarbe
1 Teil Faulbaumrinde
Zubereitung und Anwendung: 1 Esslöffel pro 1/2 Liter kochendem Wasser 5 Minuten überbrühen. Eine andere Möglichkeit: über Nacht einweichen lassen (ca. 6-8 Stunden) und am Morgen nur mehr lauwarm machen. Ca. 4 Wochen lang jeden Tag 2 Tassen trinken.

◆ Rezept: Ölauszug vom Frauenmantel

Ein sehr feines Mittel für die Haut. Dieser Auszug sorgt für ein glattes Aussehen und wirkt entzündungshemmend.
Zutaten und Zubereitung: Blätter und Blüten vom Frauenmantel in Olivenöl einlegen (das Gefäß nicht zu voll machen).
4 Wochen im Haus warm stehen lassen. Danach etwas kühler und dunkel lagern.

◆ Rezept: Frauenmanteltinktur

Tinkturen haben eigentlich dieselben Wirkungen wie der Tee, aber sie können einfacher angewendet werden.
Zutaten und Zubereitung: Ein Glas mit Kräutern zu 1/3 füllen, mit 38%igem Alkohol auffüllen und 3 Wochen stehen lassen.
Anwendung: Je nach Bedarf 3 x 15 Tropfen einnehmen

◆ Rezept: Frauenmantelmaske

Zutaten und Zubereitung: Aus 1 Esslöffel Honig, 1/8 Liter Frauenmanteltee und etwas Weizenvollmehl einen Brei rühren.
Anwendung: Auf das Gesicht auftragen und 20 Minuten einwirken lassen. Danach abwaschen. Diese Maske wirkt wie ein Peeling und eignet sich besonders für normale Haut.

◆ Rezept: Frauenmantelzäpfchen

Zutaten und Zubereitung: Entweder Zäpfchenmasse aus der Apotheke oder Kakaobutter zerlassen. Mit Frauenmanteltinktur vermischen (nicht mehr als 5%). Eventuell ätherische Öle wie von der Rose oder von Geranium dazugeben. In den gut gewaschenen Händen kleine Kugeln formen und im Kühlschrank aufbewahren. Es gibt auch Gießförmchen in der Apotheke.

Die Tautropfen vom Frauenmantel

Vielleicht hast du schon mal beobachtet, dass Frauenmantelpflanzen nach einer trockenen Nacht kleine feine Tröpfchen auf den Blättern haben. Diese Tröpfchen können mit der Pipette oder Watte gesammelt und in einem Glas aufbewahrt werden. Sie wirken sehr beruhigend, entweder eingenommen oder einfach nur auf die Schläfe bei Mutter oder Kind getupft. Von der Wirkung her sind die Tropfen mit den Bachblüten vergleichbar.

Kleinigkeit zum Silbermantel

Pfarrer Künzle sagte, dass der Silbermantel bei längerem Gebrauch gegen Fettleibigkeit und aufgedunsenen Leib hilft, „sofern dies nicht vom guten Tisch und Mangel an Bewegung herrührt".

Küche

- Eine Suppe mit Frauenmantel ist gut für Kinder, die zu Knochenbrüchen neigen und keine Muskeln ansetzen.
- Die frischen Blätter kann man auch in den Salat geben. Mit Löwenzahnblättern und Kartoffeln abrunden (die wertvollen Bitterstoffe werden für den Geschmackssinn neutralisiert, sind aber im Salat enthalten).

Geschichten und Magie

Gib der Mama Frauenmantel zum Kauen und sie wird besonders lieb und nett. Frauenmantel ist ein sogenanntes Mutterkraut. So werden Pflanzen bezeichnet, die besonders für Mütter und Frauen gedachte Kräuter sein sollen. Weitere bekannte Mutterkräuter sind Mutterwurz, Muttertee, Mutternblatt, Marienkraut.

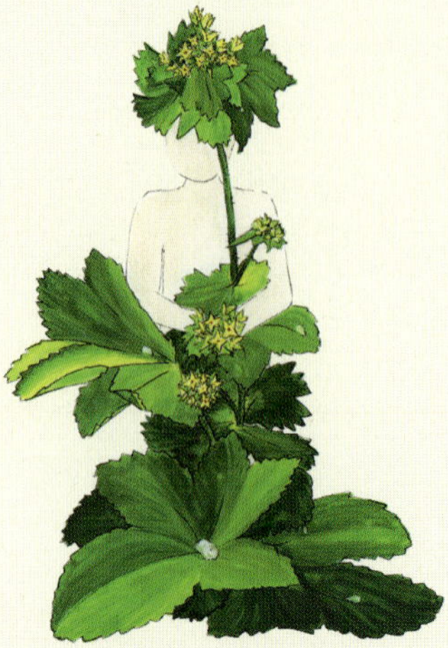

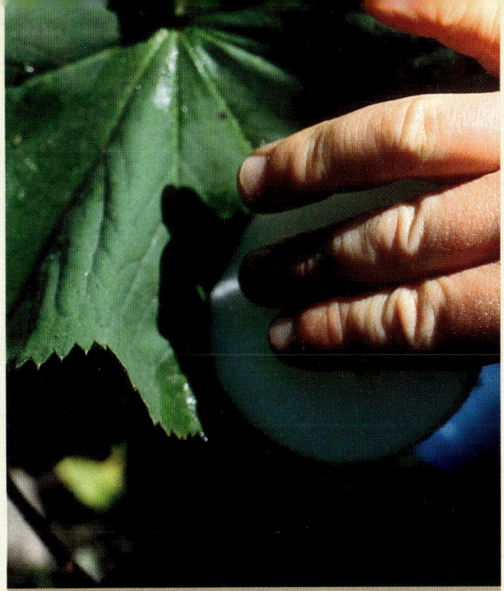

◆ Wenn Inhaltsstoffe Erklärungen liefern: *Inhaltsstoffe von Pflanzen*

Ich durfte einmal bei Margret Madejsky einen Kräuterkurs besuchen. Ich war hoch erstaunt, was die verschiedenen Inhaltsstoffe so alles können und was es da so alles gibt. Die folgende Aufstellung von wichtigen Pflanzenbestandteilen und Mineralstoffen soll verdeutlichen, wie viele Inhaltsstoffe Pflanzen haben können. Es lohnt sich, doch einen kleinen Blick darauf zu werfen. Es ist wichtig, hier ein kleines Grundwissen zu haben. Es ist aber immer ebenso wichtig, Arzt oder Apotheker zu befragen, um keine Fehler zu machen und die richtige Dosis zu finden. Natur heißt nicht „Viel ist gut", sondern „Wenig ist besser". Diese Faustregel solltest du immer beherzigen.

Ätherische Öle

Die Wirkung der ätherischen Öle vom Frauenmantel ist noch nicht ganz offengelegt, aber es wird vermutet, dass sie antibakteriell und stimmungsaufhellend wirken.

Bitterstoffe

Bitterstoff ist besonders viel im Alpenfrauenmantel zu finden. Er wirkt blutbildend, verdauungsfördernd (als Transporter von Eisen und Mineralstoffen sehr wichtig), regt den Stoffwechsel und den Appetit an.

Carotinoide

Diese Stoffe werden besonders in den oberirdischen Pflanzenteilen gebraucht und erzeugt. So schützen sie die Pflanze unter anderem vor Strahlenschäden.

Carotinoide wirken bei uns antioxidativ und reparieren somit Zellschäden, die durch Strahlen, Umweltgifte und Viren entstehen können.

Chlorophyll

Auch dieser Stoff wirkt in den oberirdischen Pflanzenteilen. Er fördert äußerlich die Wundheilung und regt die Blutbildung an. Eine krebsfeindliche Wirkung wird angenommen.

Cumarine

Cumarine können gegen Neigung zu Ödemen wirken und sind venenstärkend.

Flavonoide

Flavonoide finden sich besonders im Alpenfrauenmantel. Sie wirken vorbeugend gegen die Neigung zu Ödemen, außerdem bindegewebstärkend, gefäßstärkend und krampflösend.

Der Stoff Quercetin ist leicht harntreibend, antiviral und entzündungshemmend.

Kampferol wird nachgesagt, dass er antiallergisch wirkt (d.h., er kann die Freisetzung von Histamin hemmen).

Gerbstoffe

Gerbstoffe sind in den oberirdischen Teilen vorhanden; es sind Ellagitannine, Agrimoniin, Pedunculagin und Laevigatin.

Im Wurzelstock sind vor allem Catechingerbstoffe (besonders im Alpenfrauenmantel). Dies ist der Hauptwirkstoff mit einer breiten Wirkung: adstringierend (zusammenziehend), antibakteriell, antioxidativ, antimykotisch (gegen Pilze), antiviral, entzündungswidrig, immunmodulierend, kapillarabdichtend, wundschlussfördernd, mild stopfend, blähungswidrig, bluthemmend (verkürzt die Blutgerinnungszeit). Es ist ein Antidot zu Alkaloiden und Metallen.

Leukocyanide

Leukocyanide finden sich in den Blüten. Vermutete Wirkungen: entzündungswidrig, blutflusshemmend, krampflösend.

Phytosterine

Sie wirken entzündungshemmend, tumorhemmend, bei Prostatavergrößerung, reizlindernd bei Reiz- und Altersblasenschwäche der Frau.

Salicylsäure

Sie ist nur in Spuren enthalten und wirkt entzündungshemmend und schmerzlindernd.

Eisen

Eisen wird für den Sauerstofftransport im Blut gebraucht und hat blutbildende Wirkung.

Kalium

Dieses Elektrolyt kommt in allen Zellen vor und ist verantwortlich für den Flüssigkeitsgehalt in der Zelle. Es hat Einfluss auf die Erregbarkeit von Muskeln und Nerven und ist auch wichtig für den Eiweißaufbau und die Kohlenhydratverwertung.

Kalzium

Kalzium findet sich im getrockneten Kraut. Es wird für den Knochenaufbau benötigt. Ferner beeinflusst es die Blutreinigung, die Erregbarkeit von Nerven oder Muskeln, wirkt entzündungshemmend sowie antiallergisch.

Kieselsäure

Am meisten Kieselsäure ist in der Pflanze nach den zwei Ernteschnitten zu finden, dann ist der Gehalt sogar verdoppelt. Sie wirkt wie Kalzium in den Knochen. Außerdem regt Kieselsäure die Vitalität der Lymphozyten (eine besondere Art der weißen Blutzellen) an, daher eignet sie sich besonders bei chronischen Entzündungen und für die Krebsprophylaxe.

Magnesium

Magnesium findet sich im getrockneten Kraut. Es ist sehr wichtig für die Zellfunktion und regelt die Erregbarkeit von Muskeln und Nerven. Somit wirkt es auch krampflösend.

Sulfate

Sulfate sind die Salze der Schwefelsäure. Sie sind Antidote bei Metallvergiftungen.

Mit der Aufzählung all dieser Inhaltsstoffe wollte ich nur einmal aufzeigen, welch eine wertvolle Pflanze allein der Frauenmantel ist. Diese Auflistung soll beweisen, dass zur Wirkung dieser Pflanze bereits einiges wissenschaftlich untermauert worden ist. Heute kann man auf solche Untersuchungen zurückgreifen, früher hatte man nur die Erfahrung. Leider sind viel zu wenige Pflanzen gut erforscht, weil dafür einfach das Geld fehlt.

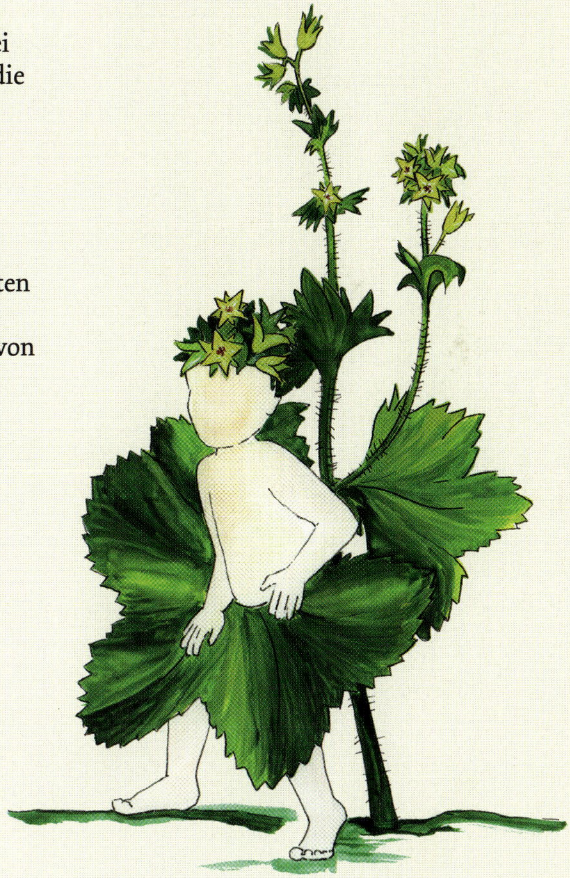

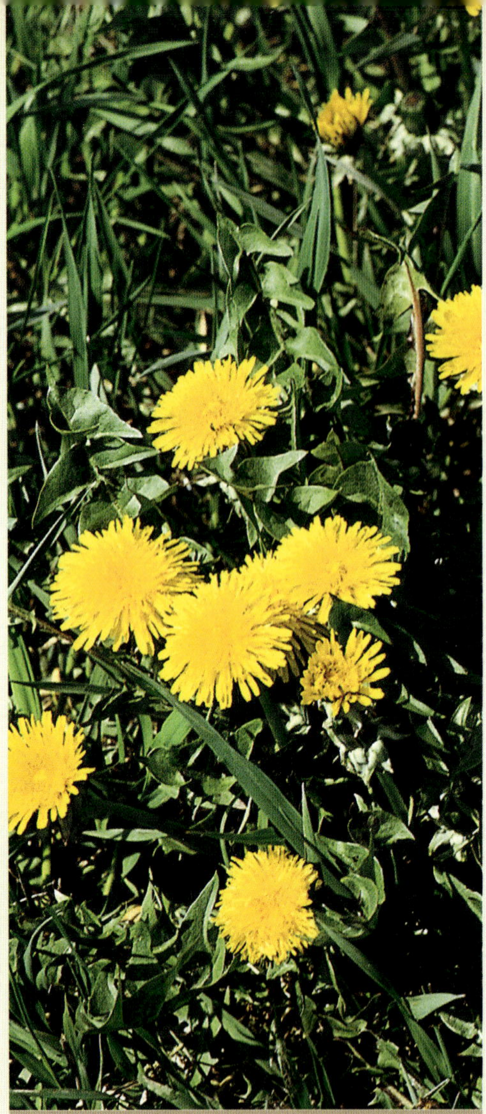

◆ Löwenzahn
(Taraxacum officinale)

Löwenzahn kenne ich – wie wahrscheinlich die meisten Leserinnen und Leser – von früher Kindheit an, und zwar als Röhrlsalat. Wenn man es nicht übertreibt, ist dieser Salat auch sehr gesund. Allerdings birgt Löwenzahn noch viele weitere Möglichkeiten, etwas für die Gesundheit zu tun.

Wissenswertes über den Löwenzahn

Ab wann für Kinder geeignet?

Ab 1 Jahr.

Andere Namen

Eierbusch, Feldblume, Apostelkraut, Sommerdornkraut, Pfaffenblume, überdüngte Saunelke, Teufelsblume, Sonnenwurzel.

Wo findest du ihn?

In Gärten, auf fetten Wiesen.

Wie erkennst du ihn?

Familie:	Korbblütler, ausdauernd
Stängel:	dicke Pfahlwurzel, hellbraun
Blätter:	lanzettlich (länglich), stark gezähnt oder fiederspaltig (nicht allzu tiefe Einschnitte)
Blüte:	gelb
Höhe:	10 bis 50 cm

Blütezeit

April bis Mai.

Verwendete Teile

Blätter, Stängel, Wurzel, Blüte.

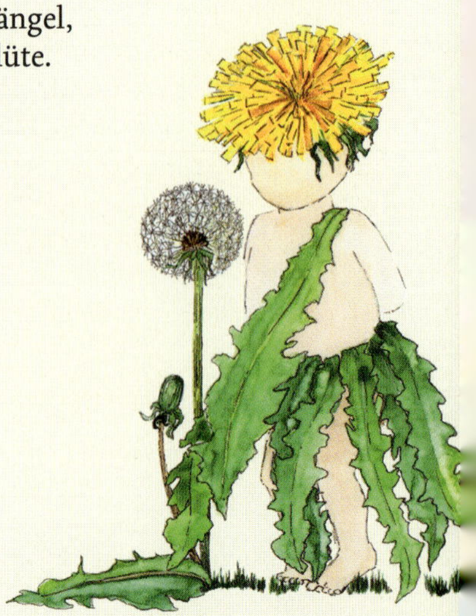

Gesundheit

Wirkungen

- Stoffwechselanregend, pankreasanregend, harntreibend, blutreinigend.
- Gegen Hautekzeme.
- Bei Appetitlosigkeit.
- Zur Entgiftung über Leber und Galle.
- Besonders zu empfehlen nach Impfungen.

◆ Rezept: Löwenzahntee

Löwenzahn wird Kindern wegen des bitteren Geschmacks besser in einer Mischung als Tee angeboten.
Zutaten:
Löwenzahnwurzel
Brennnesselblätter
Holunderblüte
Schlüsselblume
Zubereitung: 2 Teelöffel dieser Mischung mit 1 Liter heißem Wasser überbrühen und bis zu 2 Tassen trinken.

Küche

Wurzel und Blätter

Die Wurzel kann in kleinen Mengen in jeder Suppe wie Wurzelwerk mitgekocht werden. Außerdem kann man sie als leichten Tee oder im Salat in die Ernährung von Erwachsenen einbauen. Junge, zarte Blätter kann man auch Kindern in kleinen Mengen ins Essen geben.

Vom Stängel im Mai jeden Tag 1 cm kauen, das kann für die Leber und die Galle gut sein.

◆ Rezept: Salat

Fein geschnittene Löwenzahnblätter mit Zwiebeln, Kartoffeln, Salz, Pfeffer, Essig und Öl vermischen – dieser Salat schmeckt nicht so bitter wie die Löwenzahnblätter allein. Bitte in Maßen genießen! Kinder können Erbrechen und Bauchschmerzen bekommen, wenn sie zu viel davon essen.

◆ Rezept: Löwenzahnhonig

Dieser Honig ist bei Kindern sehr beliebt.
Zutaten und Zubereitung: Aus 100 Blüten und 3 Litern Wasser einen Tee zubereiten. Einen halben Tag stehen lassen. Mit etwas Zitronensaft verfeinern und mit 3-4 kg Zucker haltbar machen. Noch einmal aufkochen lassen, bis ein zähflüssiger Saft entsteht.
Dieser Honig kann aufs Brot geschmiert, in Säfte gemischt oder teelöffelweise eingenommen werden.

Geschichten und Magie

Löwenzahn ist das Wunschkraut:
Du darfst dir bei jedem Löwenzahn am 1. Mai etwas wünschen. Wenn du deinen guten und freundlichen Engel und Hilfe brauchst, ruft ihn dir der Löwenzahn herbei, wenn du ihn bittest.

Löwenzahn ist bekannt und beliebt als Pusteblume – aber auch als Bettprunzerkraut, weil Buben unter 13 Jahren verstärkt ins Bett machen, wenn sie den harntreibenden Löwenzahn essen.

Mit der Pusteblume kann man viele kleine Orakel abhalten. Ein Beispiel: Ob du ein Engerl oder Bengerl bist, sieht man, wenn du die Samen abpustest. Wenn innen schon ein dunkler Fleck zu sehen ist, dann bist du ein Bengerl. Wenn nicht, bist du brav wie ein Engerl.

Wenn dir Löwenzahn im Traum erscheint, deutet das auf schwierige Zeiten hin.

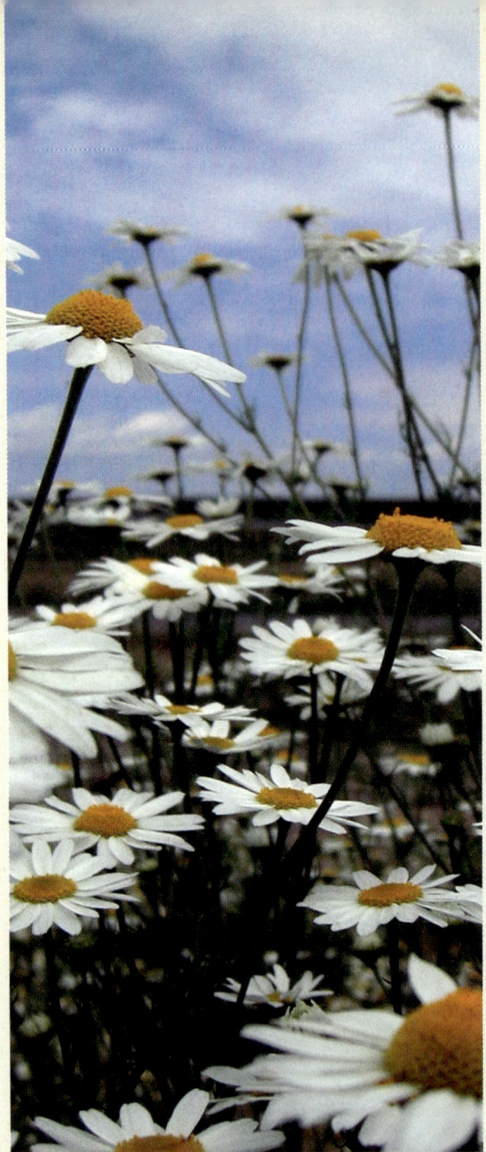

◆ Kamille
(Matricaria chamomilla)

Kamillentee ist wahrscheinlich der bekannteste Kräutertee in unseren Breiten. Zu Recht, denn die Kamille deckt ein breites Anwendungsspektrum ab. Hier entdeckst du wahrscheinlich Möglichkeiten, die dir bisher nicht bewusst waren.

Wissenswertes über die Kamille

Ab wann für Kinder geeignet?

Ab 1 Jahr.

Andere Namen

Echte Kamille, Drudenkraut, Feldkamille, Mägdeblume, Mutterkraut.

Wo findest du sie?

Vor allem an Wegrändern, auf Äckern und in Getreidefeldern.

Wie erkennst du sie?

Familie: Korbblütler, einjährig
Stängel: grün, rund
Blätter: hellgrün, 2-3-fach fiederteilig
Blüte: weiß
Höhe: bis zu 60 cm

Blütezeit

Mai bis August.

Verwendete Teile

Blüte.

Gesundheit

Wirkungen

- Krampflösend, wurmtreibend, entzündungswidrig, blähungswidrig (treibt Winde aus), nervenberuhigend.
- Kamille wird häufig gegen Erkältungen eingesetzt.
- Berühmt ist sie als Magenkräutl, z.B. bei verdorbenem Magen.
- Auch bei Augenentzündungen sowie Haut- und Schleimhautproblemen findet Kamille Anwendung.

◆ Rezept: Kamillentee

Man nimmt 1-2 Teelöffel pro Tasse. Kinder bekommen 1-2 Tassen, sie sollten den Tee aber nicht zu oft und nicht zu lange trinken.
4-5 Tassen gibt man ausnahmsweise bei Spül- und Madenwürmern.
Mit Honig wird der Tee gesüßt, um die Nerven nach Ärger und Aufregung zu beruhigen. Die Dämpfe der Kamille helfen gegen Schnupfen und Nebenhöhlenentzündung.

Kamillentee bei Stuhlverhärtungen

2 Teelöffel Kamille mit 1/4 Liter kochendem Wasser überbrühen, 10 Minuten ziehen lassen. Mit 1 Teelöffel Honig und 1 Teelöffel Leinöl warm schluckweise einnehmen oder Biskotten darin einweichen.

◆ Rezept: Kamillenöl

Zutaten und Zubereitung: 70 g Blüten in 3/4 Liter Öl einlegen und 2-3 Wochen stehen lassen. Bei Bauchschmerzen, Wunden, Ekzemen, Juckreiz, Blasenschmerz und Erkrankungen der Ohrgänge.
Bekannt ist das Kamillosan (in Salben- oder Tropfenform) aus der Apotheke.

Geschichten und Magie

Kamille hilft der geistigen Reinigung im Schlaf nach Streit und unangenehmen Gesprächen.

Mit Kamille wird das Geld angezogen.

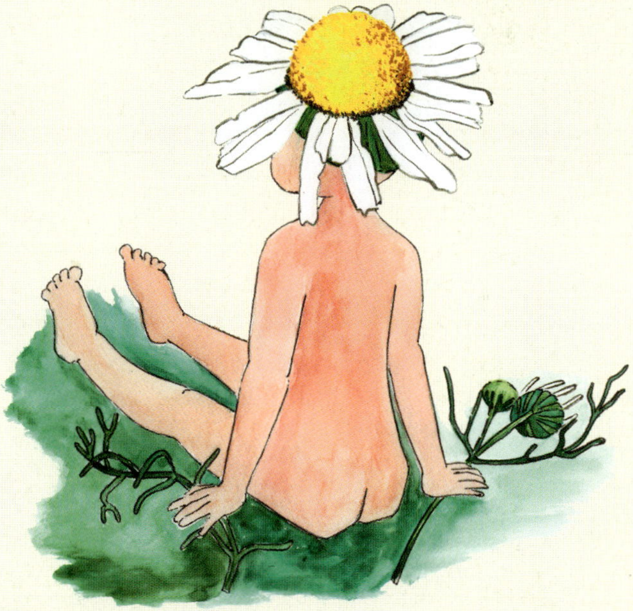

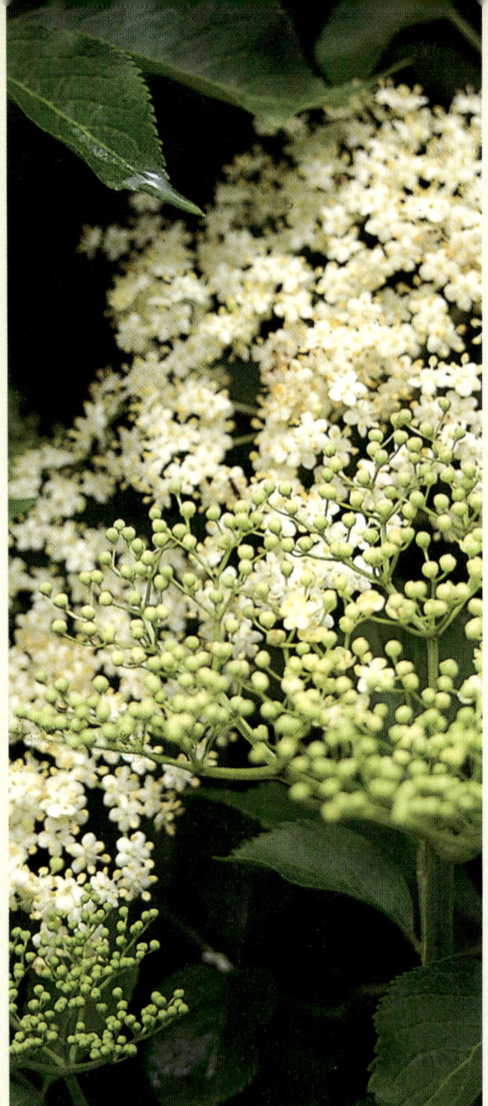

◆ Holunder
(Sambucus nigra)

Der Geschmack von Holundertee ist nicht jedermanns Sache. Holunder stärkt das Immunsystem, begünstigt die Genesung der Bronchien und hilft gegen Husten, wenn man ihn als Tee trinkt. Die Blüten sind hingegen sehr wohlschmeckend und in vielen Rezepten einsetzbar.

Wissenswertes über den Holunder

Ab wann für Kinder geeignet?

In jedem Alter.

Andere Namen

Flieder, Flier, Holder, Holderbusch, Holler.

Wo findest du ihn?

Er wächst besonders gerne in der Nähe von Häusern und ist in vielen Gärten Standard.

Wie erkennst du ihn?

Familie:	Moschuskrautgewächs
Aussehen:	erreicht manchmal Ausmaße eines Baumes, meist strauchartig
Blätter:	gegenständig oder wechselständig, unpaarig gefiedert, gesägter Blattrand
Blüte:	fünfzählig, weiß, doldenartig
Höhe:	1 bis 10 m

Blütezeit

Mai bis Juni

Verwendete Teile

Blüten und Beeren

Gesundheit

Wirkungen

- Die Blüte wirkt schweißtreibend und gegen Erkältungen.
- Die Beere, nur gekocht, fördert die Widerstandskraft, ist schwach verdauungsfördernd.
- Gerade bei Säuglingen und Kleinkindern ist der Holunderbeerensaft eine einfache Maßnahme zur Blutreinigung.
- Holunder hat einen gewöhnungsbedürftigen Geschmack, aber mit anderen Kräutern gemischt ist er ein ausgezeichnetes Blutreinigungsmittel. Bei Fieber ist er gut geeignet. Er stärkt das Immunsystem, begünstigt die Genesung der Bronchien und hilft gegen Husten, wenn man ihn als Tee trinkt.

◆ Rezept: Holunderblütentee

1-2 Esslöffel pro Tasse nehmen. Mit Honig süßen und bis zu 5 Tassen am Tag trinken.

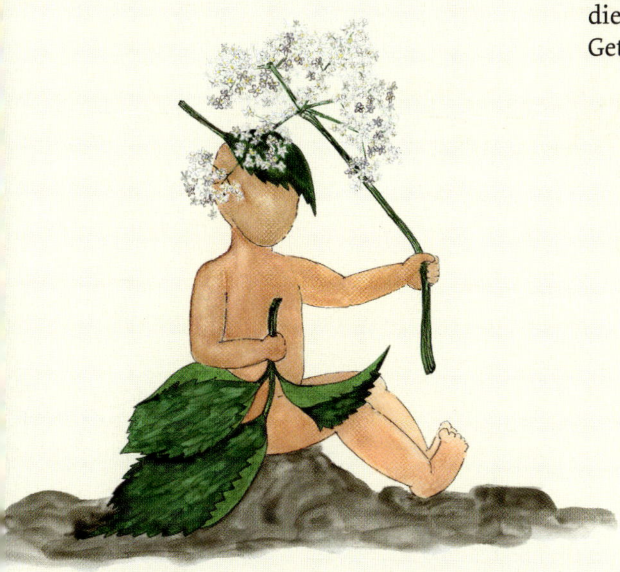

Küche

◆ Rezept: „Holundersekt“

Auf 10 Liter warmes Wasser 10 Blütendolden legen, am besten in einem Kübel. 1/2 kg Zucker, etwas Zitronensaft und Zitronenscheiben hineingeben, ganz wenig Germ hinzufügen und über Nacht stehen lassen. In Flaschen füllen (besser in Plastikflaschen, eine Glasflasche könnte zerreißen). Nach 3 Tagen ist das Getränk fertig.

◆ Rezept: Holunderblütenmilch

Holunderblüte mit anderen Kräutern (z.B. Melisse) mischen, mit 1/4 Liter Milch übergießen und 10 Minuten ziehen lassen. Mit Honig servieren und kalt trinken. Dieser Trank dient der Vorbeugung in der Winterzeit.

◆ Rezept: Holunderblütenhonig

1 kg Zucker in 1 Liter Milch auflösen und 5 Minuten kochen lassen. Ca. 400 g Holunderblüten vom Stiel abzupfen und dazugeben. Etwa 24 Stunden stehen lassen und in Flaschen abfüllen. Mit Wasser oder Mineralwasser aufgespritzt ergibt dies ein herrliches und erfrischendes Getränk.

◆ Rezept: Holunderkompott

Holunderbeeren (eingefroren oder frisch) mit Wasser aufkochen und mit Honig oder Zucker süßen. Damit es etwas dicker wird, Mehl mit Wasser einkochen. Es ist ein tolles, gesundes Kompott – mit Apfel gemischt bekommt es noch eine andere Note.

◆ Rezept: Holundersirup

2 Hände voll Holunderblüten mit 5 Liter kochendem Wasser überbrühen. Über Nacht stehen lassen. Mit 10 g Weinstein und 5 kg Zucker aufkochen und abfüllen.

◆ Rezept: Holunderblüten- oder Mädesüßkiachl

Zutaten:
15 Blütendolden (von Holunder oder Mädesüß)
200 g Mehl
3 Eier
0,3 bis 0,4 Liter Milch
2 Esslöffel Öl
Salz und etwas Bourbonvanille
Zubereitung: Mehl, Eigelb, Milch, Öl, Salz und Vanille zusammenmischen, Eischnee unterheben. Die Blüten in den Teig eintauchen und in Fett goldgelb herausbacken. Mit Zimt und/oder Zucker bestreuen.

Geschichten und Magie

Schon Frau Holle wusste: Wenn es schneit, sind es weiße Holunderblüten, die in Federn verwandelt wurden. Der Holunderbaum beschützt das Haus, in dessen Garten er steht.

Wenn du ihn bei dir trägst, fördert der Holunderzweig Liebe und Schlaf.

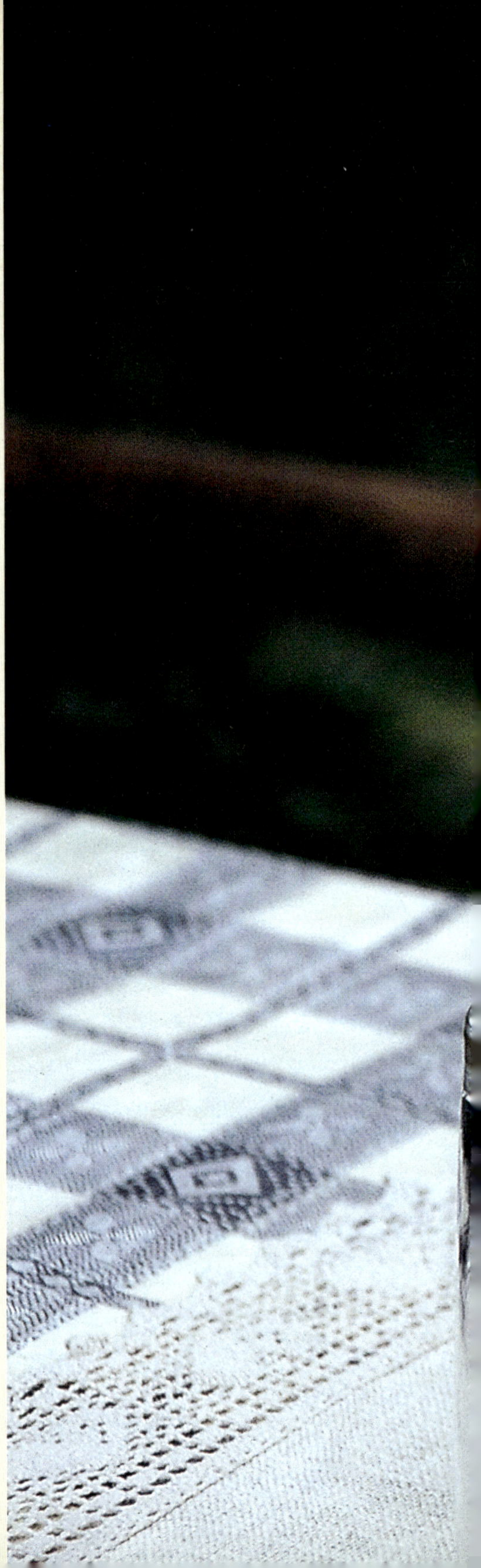

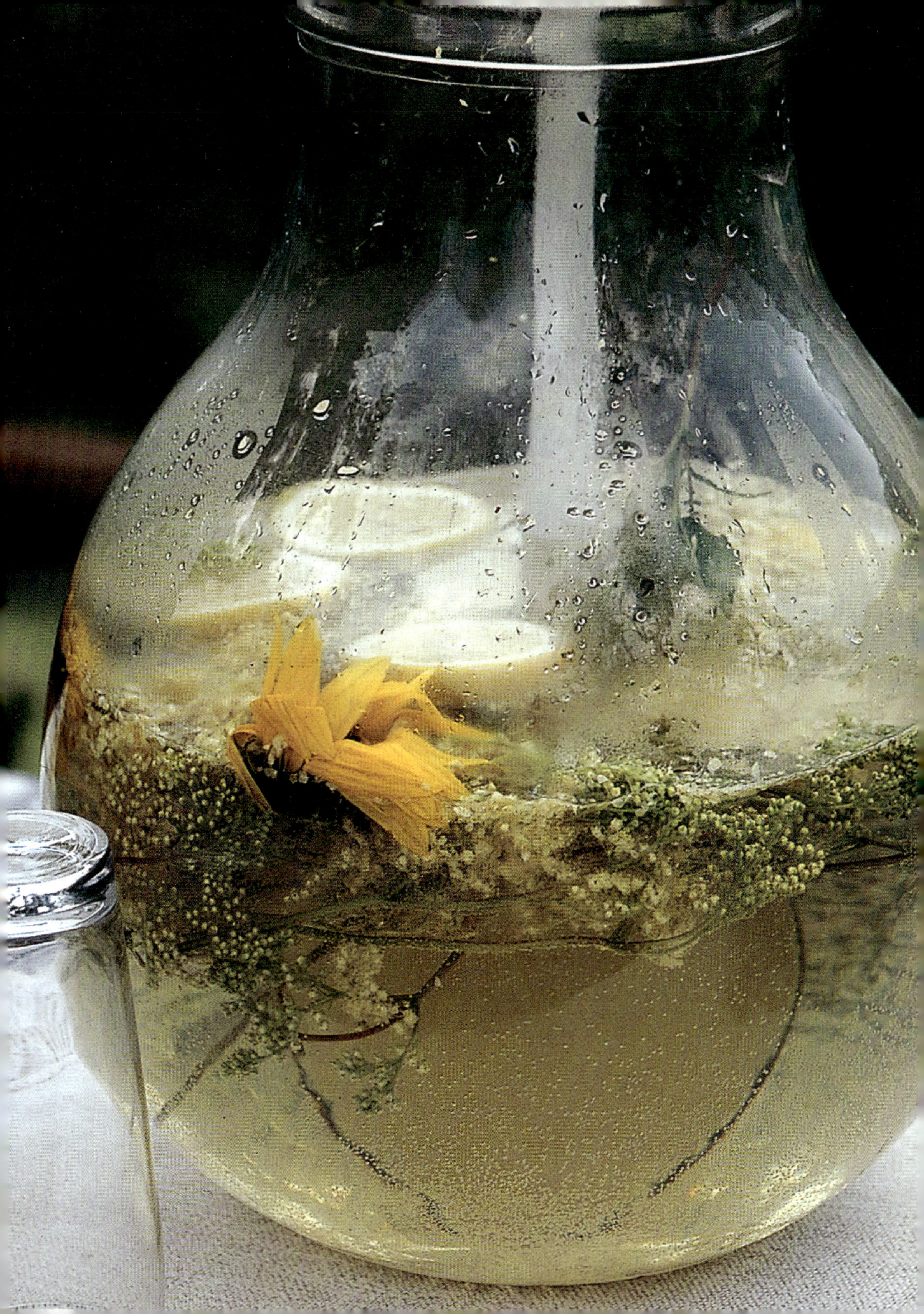

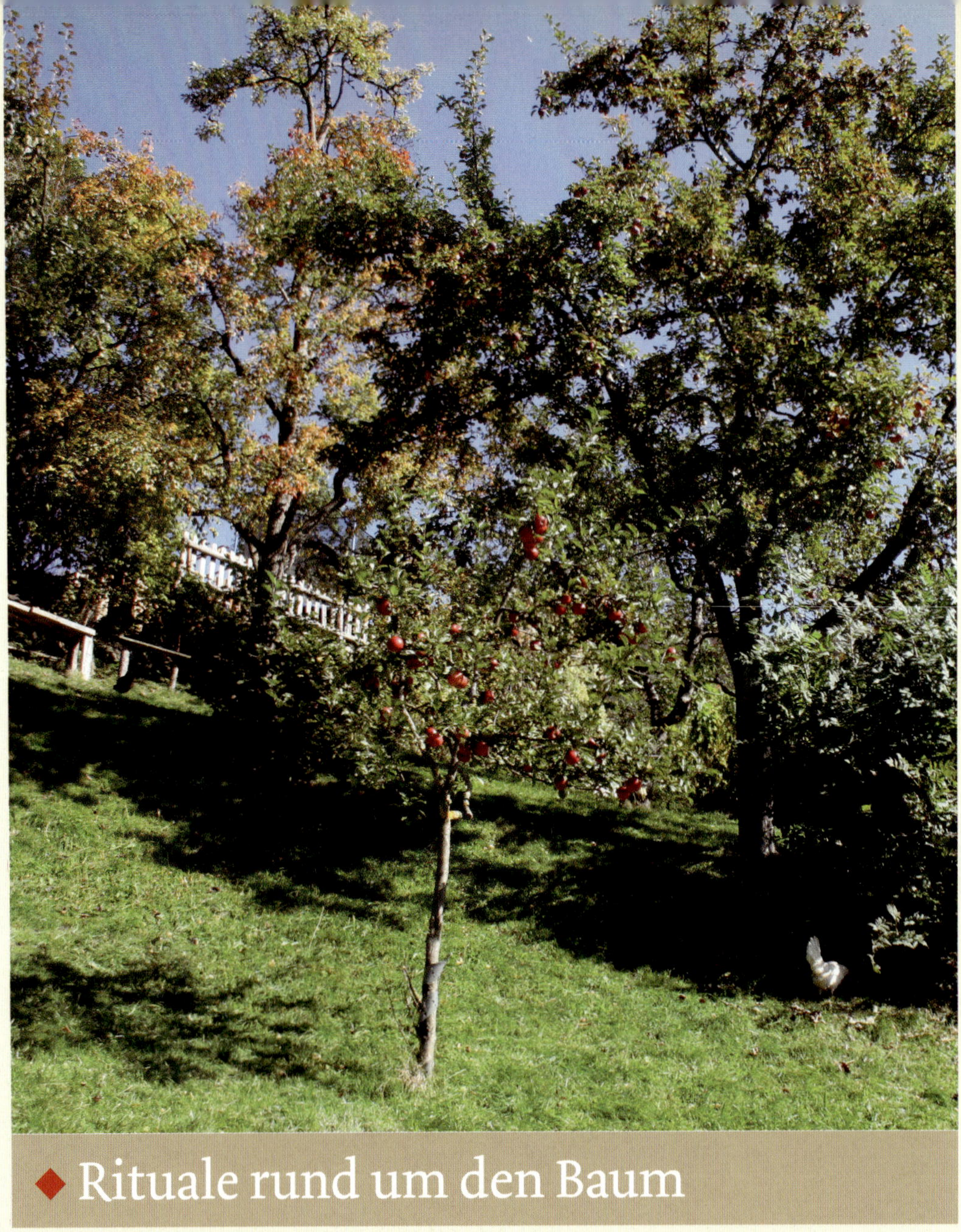

Rituale rund um den Baum

Ich finde, dass alle Rituale in unserem Leben einfach sehr wichtig sind, allen voran natürlich Weihnachten, Ostern und Fasching. Es gibt viele Bräuche, die davon bedroht sind, in Vergessenheit zu geraten. Das Kreuz vor dem Zubettgehen gehört zu den Zeichen und Ritualen, ohne die Kinder, wenn entsprechend erzogen, einfach gar nicht einschlafen wollen. Genau das brauchen sie: Geborgenheit.

Der Lebens- und Hochzeitsbaum

Bestimmte Lebensabschnitte wurden früher mit dem Pflanzen eines Baumes gekennzeichnet. Dazu gehören auf jeden Fall die Eheschließung und die Ankunft eines Kindes. Die Hochzeit ist der schönste Tag im Leben, die Geburt ein bewegendes Erlebnis! Was hat aber der Baum mit dem Heiraten oder mit Kindern zu tun?

Die Bedeutung des Baumes

Schon sehr früh in unserer Kultur wurden Bäume gesetzt. „Pflanz dir einen Obstbaum, dann darfst du heiraten", wurde bereits im 18. Jahrhundert gesagt.

Die Erlaubnis zur Heirat gab es aber erst, wenn der Baum oder die Bäume gediehen. Wer Bäume setzt, schaut in die Zukunft. All die schönen Bräuche, die es rund ums Heiraten gibt, sollten unbedingt gepflegt werden.

Bäume haben in unserer Kultur viele Bedeutungen – als Symbol und als Nutzpflanze.

- Bäume finden wir auf vielen Wappen.
- Bäume sind Friedenszeichen.
- Über den festlich geschmückten Weihnachtsbaum freuen sich Kinder und Erwachsene.
- Durch den Richtbaum soll die Kraft des Baumes in das neue Haus übergehen.
- In vielen Märchen, Sagen und Mythen spielen Bäume eine Hauptrolle.
- Bäume sind Schattenspender, Sauerstoffproduzenten, Baumaterial und Heilpflanzen.
- Ihre Früchte dienen als Nahrung und als Dünger.
- Selbst Kohle bestand vor Urzeiten aus Wald.

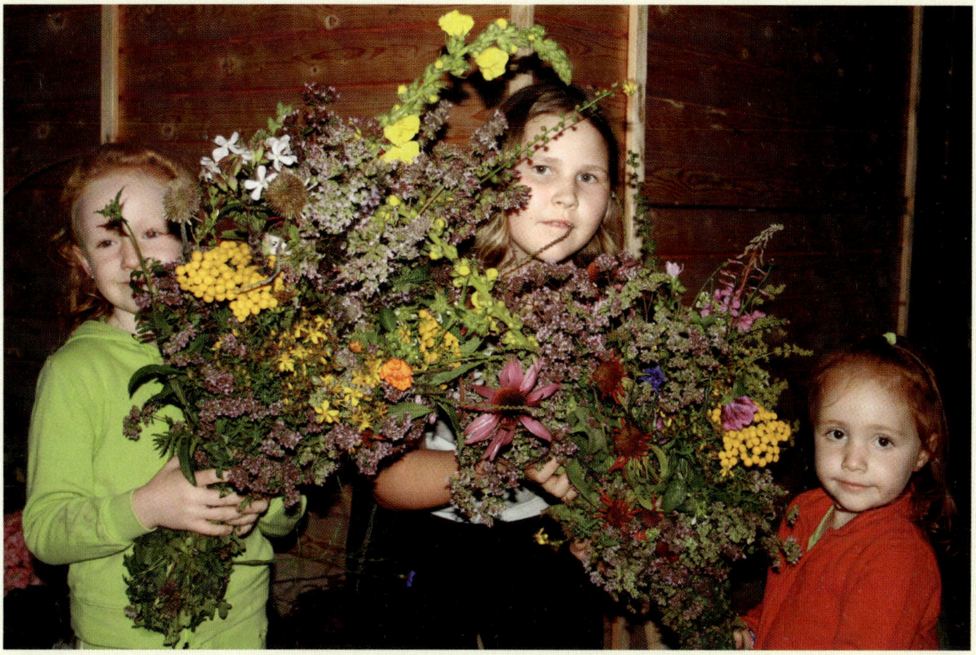

Kinder basteln gerne mit Naturmaterialien. Über einen dekorativen Kräuterstrauß freut sich sicher jede Mama

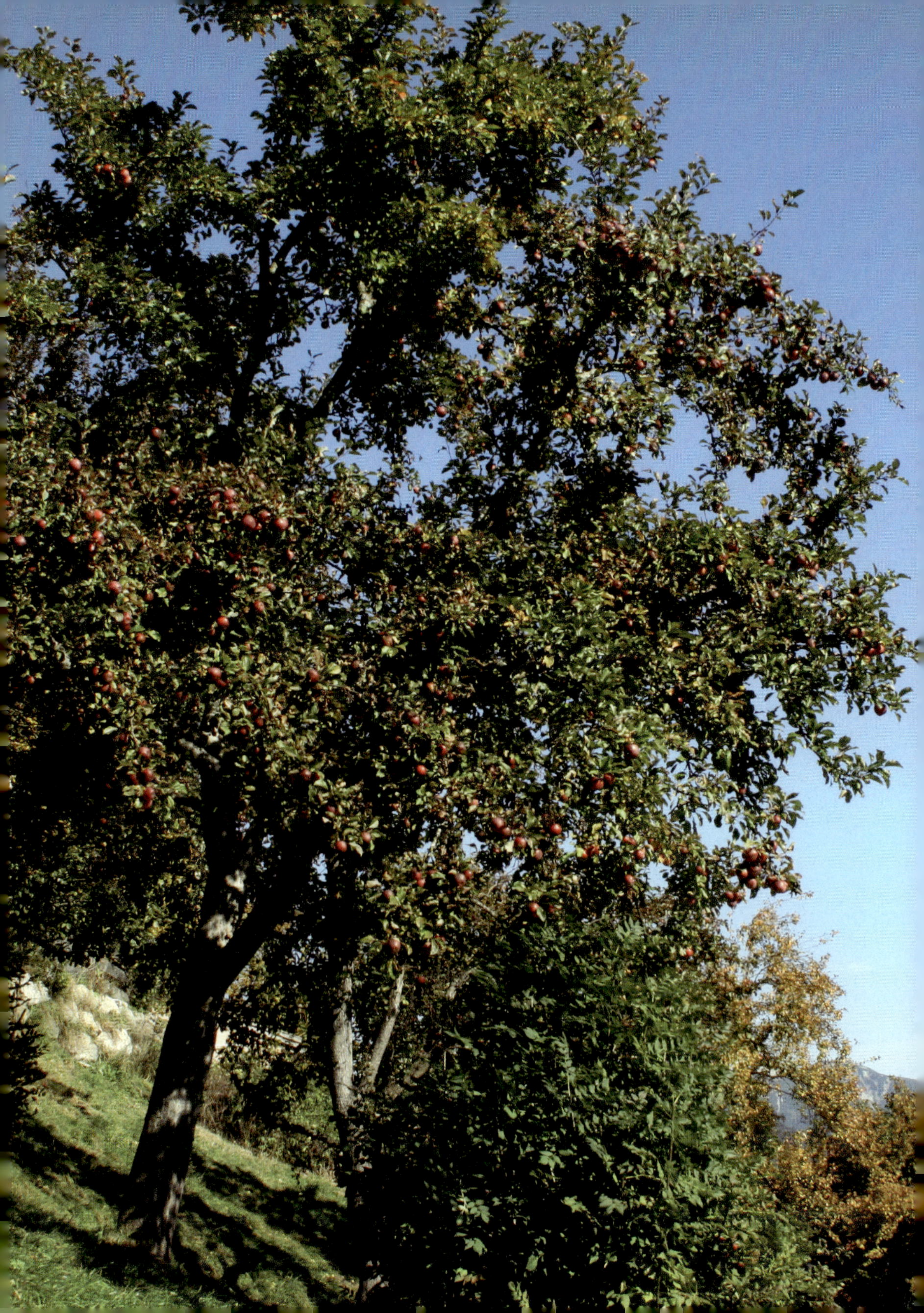

Bäume als Generationentreff

Bäume sollten wieder als Generationentreff dienen. Es ist doch eigentlich schade, dass sich kaum noch Leute unter Linden treffen, wo dort doch alle Generationen miteinander reden und einiges erfragen könnten. Wo sind die rüstigen Älteren geblieben und wo verstecken sich die Jugendlichen? Ihr gehört zusammen, um Altbewährtes wieder zu erfragen und Neues zu erfahren.

Baumpatenschaft

Darum empfehle ich die Baumpatenschaft, wenn ihr Spaß daran habt, ein Denkmal zu setzen. Wer daran Interesse hat, kann sich gerne bei mir melden und bei uns oder bei einem anderen Bauern einen Baum spenden, der z.B. den Namen eines Kindes bekommt. Dieser Baum darf natürlich auch besucht werden – und wenn man will, kann man auch mal etwas ernten.

Weihnachten

Die ruhige Zeit einfach genießen und wirken lassen. Krisen in der Welt zeigen oft, was man eigentlich nicht braucht oder wo man sich selber helfen kann. Das Christkind bimmelt die Glocke und nicht der Weihnachtsmann!

Mädchen spielen gerade zu Weihnachten gerne Orakel. Sie legen sich in Gegenrichtung zur Tür auf den Boden und werfen einen losen Schuh nach vorne. Wenn die Spitze zur Tür steht, verlassen sie im kommenden Jahr das Haus als Braut.

Auch das Baumaufwecken zur Heiligen Nacht ist ein spannender Brauch. Mit einer Haselnussrute wird um den Baum herumgegangen und der Baum wird geschlagen, um die Fruchtbarkeit zu wecken. Warum die Perchten die Mädchen mit Haselzweigen schlagen müssen? Damit die Fruchtbarkeit angeregt wird und zum Reinigen. Das tut auch manchmal weh, wie ich aus eigener Erfahrung weiß.

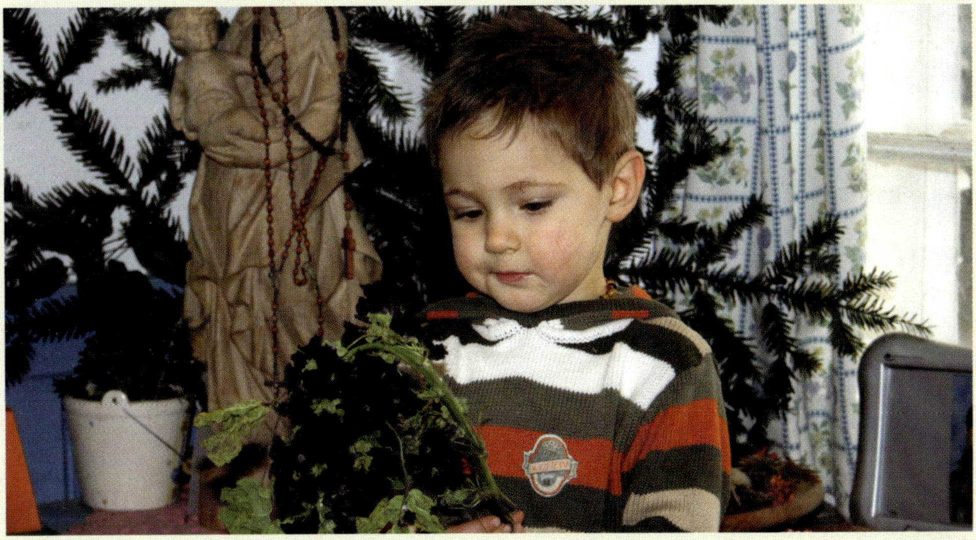

Zu Weihnachten sollten wir zur Ruhe kommen und die stille Zeit so richtig genießen – das ist wichtiger als viele Geschenke

Das Räuchern

Mit dem Räuchern der Räume wird ein Zeichen für einen Neubeginn gesetzt.

Es dient aber vor allem dem Schutz und der Desinfektion. Geräuchert wird mit Wacholderbeeren und Nadeln von Zweigen, mit Weihrauch und verschiedenen Kräutern und Harzen aus dem eigenen Wald. Alles wird gesammelt. Kinder tun das gerne.

Wenn man einen Holzofen hat, kann man getrocknete Kräuter direkt auf die Herdplatte legen. Für den Hausgebrauch empfiehlt es sich, ein feuerfestes Gefäß, z.B. einen Aschenbecher, zu Hilfe zu nehmen. Unbedingt sollte man allerdings den Boden des Gefäßes mit Sand bedecken, da es sonst springen könnte.

Auf den Sand legt man Räucherkohle, die man zum Glimmen bringt. Danach kann man praktisch alle in diesem Buch genannten Kräuter auf die Kohle legen und die Räucherung des gewünschten Raumes durchführen. Man kann auch selbst Räucherkegel mit allen möglichen Inhaltsstoffen herstellen.

◆ Grundrezept: Räucherkegel

Gewünschte Kräuter klein schneiden oder mahlen, Harze fein reiben und alles mischen. Tapetenkleister in Wasser anrühren und über die Kräuter gießen. Gleich Kegel formen und auf Backpapier legen. Einige Tage trocknen lassen.

Vorsicht: Die Schüssel bitte nur mit Küchenrolle auswischen und Reste nicht in den Abguss spülen.

Ostern

Wenn das selbstgebackene Osterlamm am Tisch steht und aus der Form geholt wird, ist das für mich jedes Mal wieder wie eine wahre Geburt.

Zu Ostern besonders beliebt sind Palmbrezeln, die man selber bäckt. Kinder essen die Reste wie wild, da es die Palmbrezel unterm Jahr einfach nicht gibt. Oft haben meine Kinder gefragt: „Kannst du die Brezeln nicht öfter backen?" Aber nein, das ist ja gerade das Besondere, dass es nicht alles immer gibt.

Mit den ersten Frühlingsblumen ist den Kindern und Jugendlichen auch wieder das Befragen der Blumen möglich. Die Margeriten eignen sich am besten.

Beim Zupfen der Blütenblätter kann man einige Sprüche sagen: „Er liebt mich, von Herzen, mit Schmerzen, ein wenig, gar nicht." Oder: „Heiraten, ledig bleiben, ins Kloster gehen." Ich kann mich noch gut erinnern, dass wir das als Kinder gerne gemacht haben.

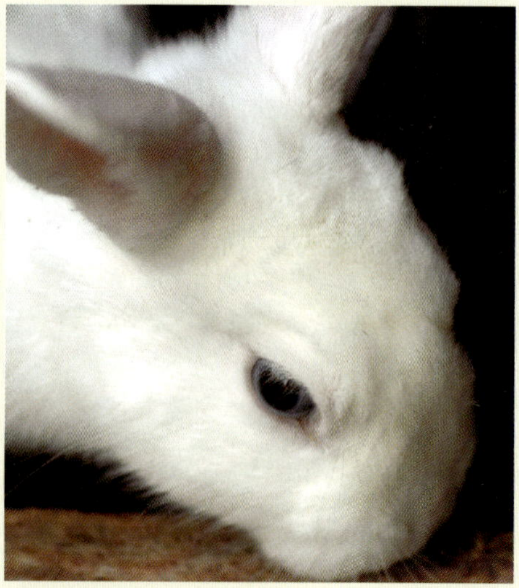

Ostern ist die Zeit des Erwachens, für die Natur und für die Menschen

◆ Rezept: Osterlamm

Zutaten
200 g Zucker oder Honig
250 g feines Dinkelmehl
6 Eier
1 Esslöffel heißes Wasser
1 Hand voll Nüsse
1 Päckchen Bio-Vanille
Zubereitung: Dotter und Eiklar trennen, Eiklar zu Schnee schlagen. Dotter, Zucker, Vanillezucker und Wasser schaumig schlagen, abwechselnd mit der Hand Schnee, Mehl und Nussgemisch einrühren.
Eine heiße Formen vorbereiten, diese mit Butter einstreichen und die Masse hineinfüllen. Rosinen als Augen und Nase einlegen. Bei 180 °C 3/4-1 Stunde backen. Noch warm aus der Form lösen.

◆ Rezept: Palmbrezel (40 Stück)

Zutaten:
300 g Mehl
1 Dotter
50-100 g Butter
15 g Germ
Salz
1/8 Liter warme Milch
Eiklar zum Bestreichen
Zubereitung: Mehl mit Butter abbröseln, Germ in der Milch auflösen und den Dotter dazugeben. Mit den restlichen Zutaten einen mittelfesten Teig kneten. 1 Stunde gehen lassen.
Dünne Brezeln formen, mit Eiklar bestreichen und bei 180 °C ca. 20 Minuten backen.

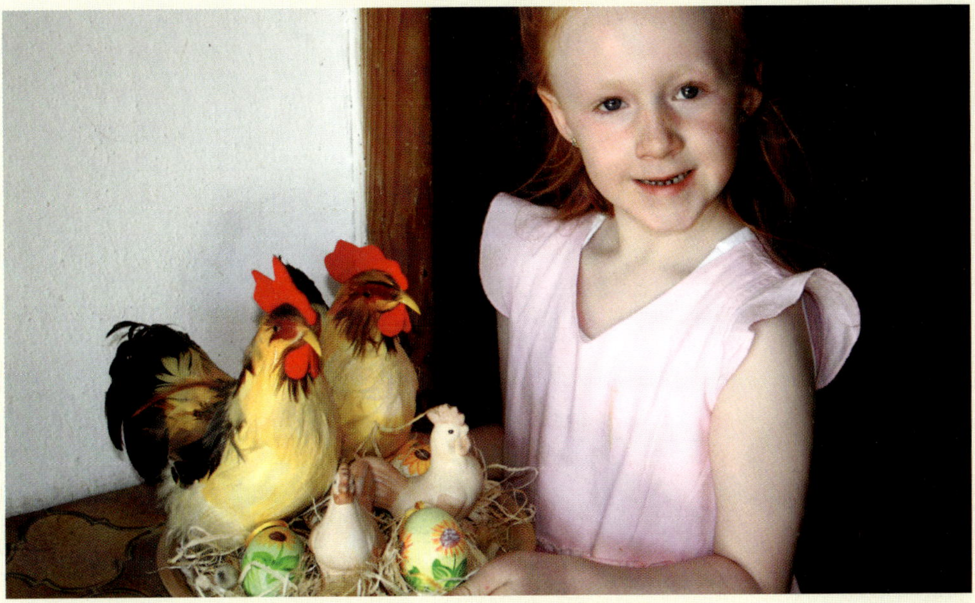

Bestimmte Dekorationen und Gerichte gibt es nur zu Ostern, und dadurch werden diese Kleinigkeiten zu ganz besonderen Schätzen

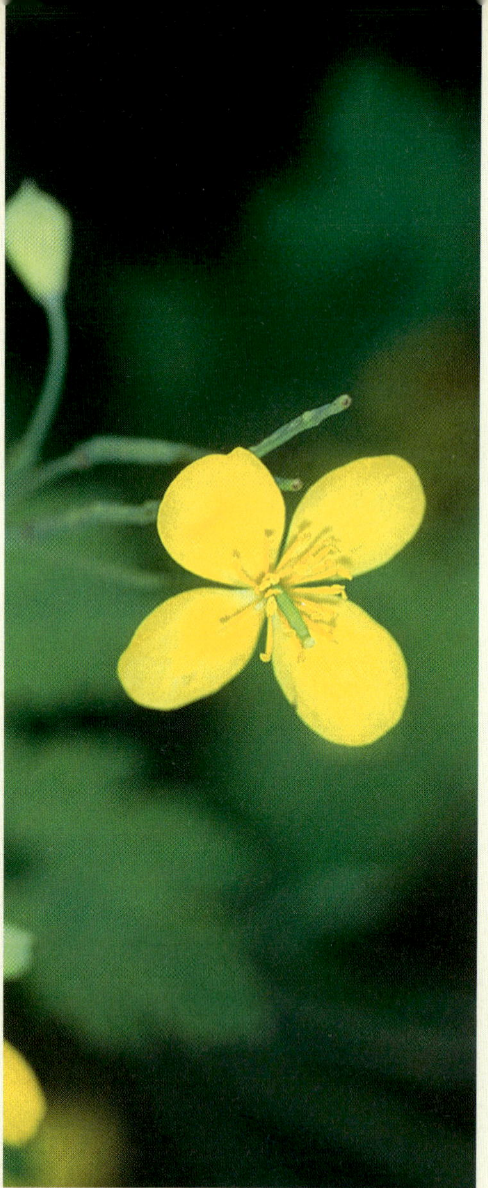

◆ Gänsefingerkraut
(Potentilla anserina)

Gänsefingerkraut ist vor allem für seine Eigenschaft bekannt, Krämpfe zu lösen. Es ist ein sehr widerstandsfähiges Kraut und wächst an vielen Stellen sehr dicht. Da es „am Boden bleibt", wird es aber gerne übersehen.

Wissenswertes über das Gänsefingerkraut

Ab wann für Kinder geeignet?

Alle Altersgruppen.

Andere Namen

Krampfkraut, Gänsewiß, Grensel, Silberkraut.

Wo findest du es?

Auf nährstoffreichen Wiesen, auf Äckern und an Wegrändern.

Wie erkennst du es?

Familie:	Rosengewächse, mehrjährig
Stängel:	krautige Pflanze
Blätter:	gestielt, 7- bis 21-zählig, unterbrochen gefiedert
Blüte:	gelb
Höhe:	bis zu 15 cm

Blütezeit

Mai bis August.

Verwendete Teile

Blätter und Blüten.

Gesundheit

Wirkungen

Krampflösend, entzündungswidrig, zusammenziehend.

◆ Rezept: Gänsefingerkrauttee

2 Teelöffel pro Tasse. Besonders bei Bauchkrämpfen 2 Tassen am Tag trinken.

◆ Rezept: Trank gegen Muskelschmerzen und Magenkrämpfe

2 Esslöffel Gänsefingerkraut und 1 Esslöffel Fenchel in 1/2 Liter Milch aufkochen und trinken. Fenchel und Gänsefingerkraut können gemeinsam zum selben Zweck auch wie ein gewöhnlicher Tee zubereitet werden.

Küche

Einsatzmöglichkeiten

Junge Blätter werden in die Suppe oder als Gemüsebeilage gereicht. Als Gewürz hat das Gänsefingerkraut eigentlich kein Aroma, aber der gesundheitliche Wert ist sehr groß.

Geschichten und Magie

Im Schlaf hast du durch Gänsefingerkraut prophetische Träume und findest so deinen Weg leichter, wobei Schutz und Geld im Mittelpunkt stehen.

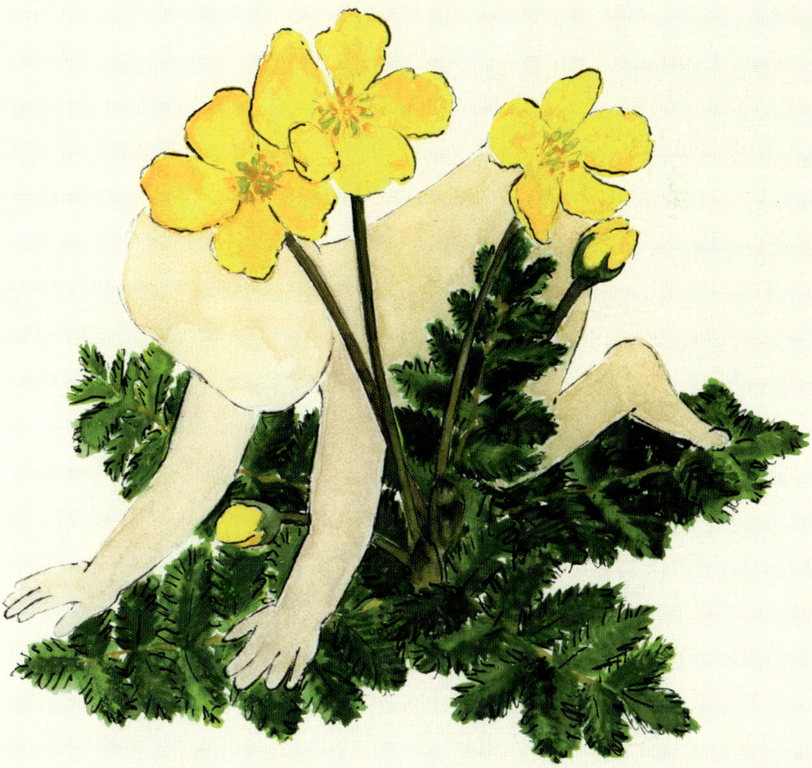

Gänsefingerkraut (*Potentilla anserina*)

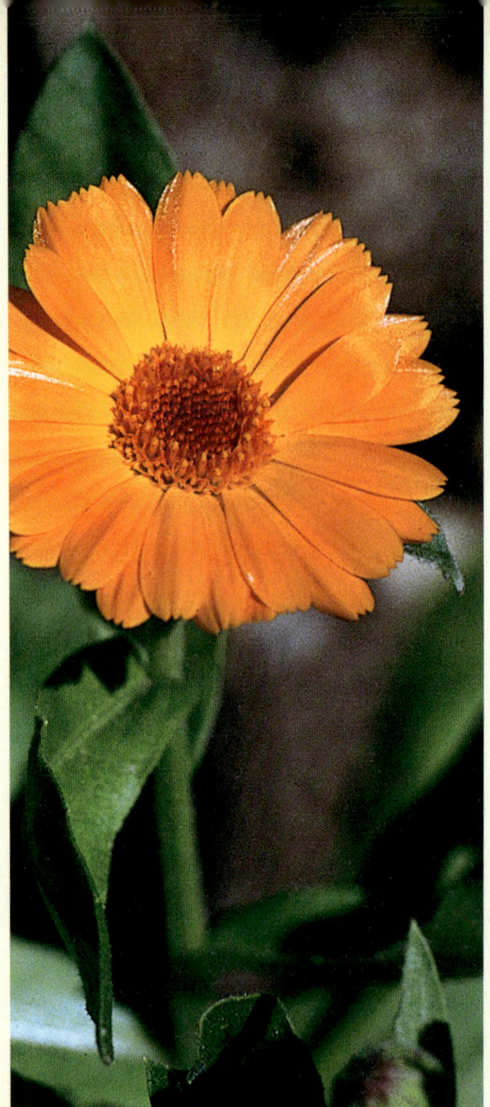

◆ Ringelblume (*Calendula officinalis*)

Auch die Ringelblume gehört zu den sogenannten Universalpflanzen und sollte in jedem Garten wachsen. Sie wirkt auf Erwachsene verjüngend. Für Kinder sind vor allem äußerliche Anwendungen mit der Ringelblume in Form von Cremes und Ölen interessant.

Wissenswertes über die Ringelblume

Ab wann für Kinder geeignet?

Ab 1 Jahr.

Andere Namen

Regenblume, Rinderblume, Monatsblume, Gartendotterblume, Goldblume, Totenblume, Warzenblume, Sonnenwende, Ringelrose, Stinkblume.

Wo findest du sie?

Die Ringelblume wächst am liebsten im Garten und mag gute und magere Erde. Die wirksamste der in mehreren Farben vorkommenden Blüten ist die orange. Zu Mittag in der Sonne gepflückte Blüten sind am stärksten.

Wie erkennst du sie?

Familie:	Korbblütler, einjährig
Stängel:	aufrecht, wenig verzweigt, behaart
Blätter:	wechselständig, länglich, locker behaart, ganzrandig und fein gezähnt
Blüte:	hellgelb bis dunkelorange
Höhe:	60 cm

Blütezeit

Juni bis zum ersten Frost im Oktober.

Verwendete Teile

Blüten.

Gesundheit

Wirkungen

Abwehrkraftsteigernd, entzündungswidrig, zellregenerierend, blutreinigend, blutstillend, zusammenziehend, verbessert die Narbenbildung.

◆ Rezept: Ringelblumentee

1 Teelöffel frische oder getrocknete Blütenblätter mit 1 Tasse kochendem Wasser überbrühen und 5 Minuten ziehen lassen. Davon 2 Tassen am Tag trinken.

◆ Rezept: Ringelblumenöl

1 Liter Olivenöl mit 2 Händen voll Ringelblumen in ein Glas geben und auffüllen. 3 Wochen stehen lassen.
Dieses Öl hilft gut, wenn Babys wund sind, und bei Hautabschürfungen.

◆ Rezept: Ringelblumencreme

Salbengrundlage mit Ringelblumen einschließlich der Kelche schmelzen, und zwar so oft, bis die orange Farbe aus den Pflanzen heraußen und in der Salbe ist. In Salbendosen füllen. Bei Verletzungen, Geschwüren und Abschürfungen anwenden.

◆ Rezept: Badezusatz mit Ringelblume

50 g Blüten mit 1 Liter kochendem Wasser überbrühen und 15 Minuten ziehen lassen. Dieser Badezusatz kann für die Hautpflege verwendet werden, aber auch für Augenbäder.

Küche

Blüten und junge Blätter auf Salat (Fruchtsalat) oder Eis schmecken gut, das Aroma der älteren Blätter ist allerdings bitter. Die äußeren Blütenblätter verwendete man anstelle von Safran zum Färben von Reis, Joghurt, Milchspeisen und Kuchen. Hier sollte man wirklich nur die Blütenblätter verwenden; der Geschmack wird auch leicht pikant. Die Blütenblätter passen außerdem zu Fisch- und Wildgerichten.

Geschichten und Magie

Die Seele von dir und deiner Familie wird geöffnet. Das Licht wird wieder gefunden und Freude kommt auf. So können vorherseherische Träume entstehen.

Die Ringelblume verleiht starke Kräfte, wenn man sie braucht. Sie ist eine Schutzpflanze gegen negative Energien in allen Lebenslagen.

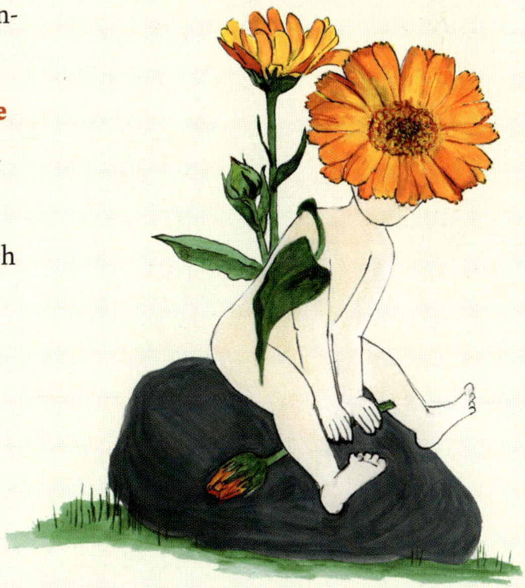

Ringelblume (*Calendula officinalis*)

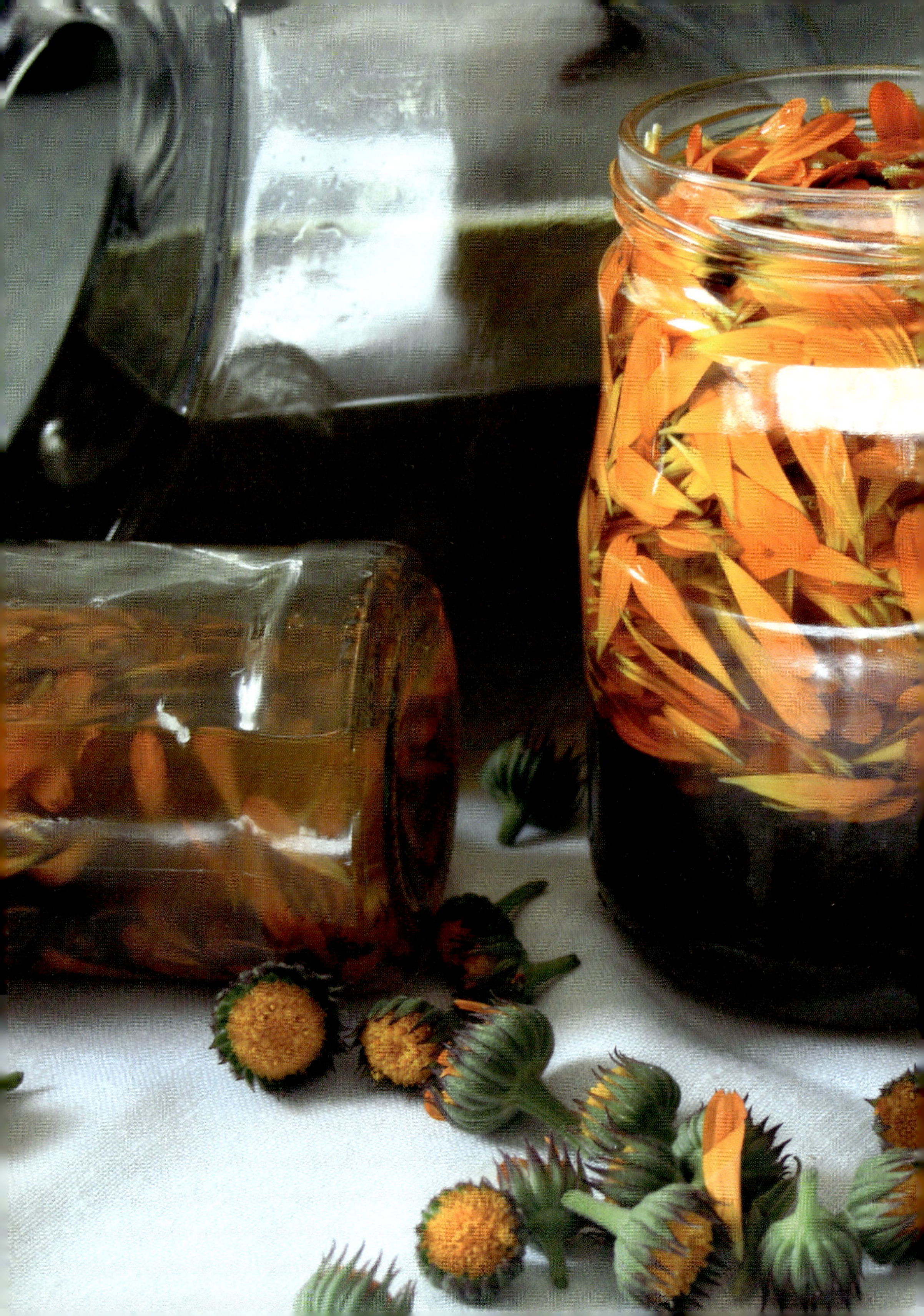

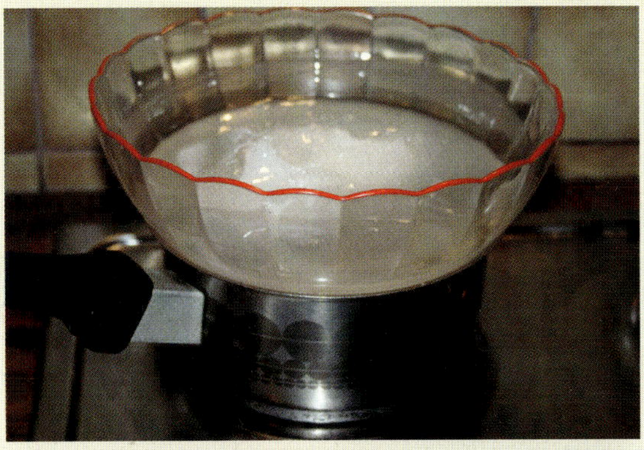
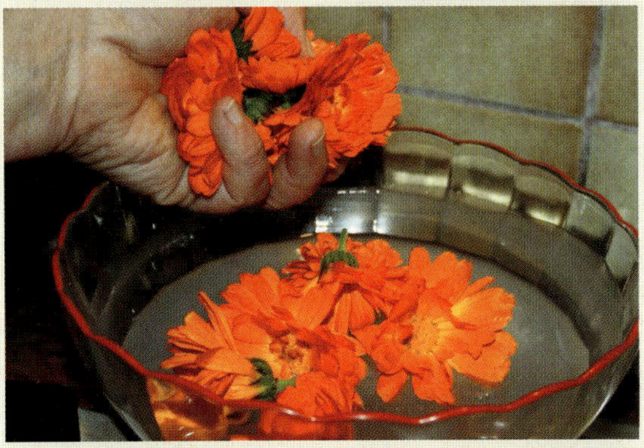
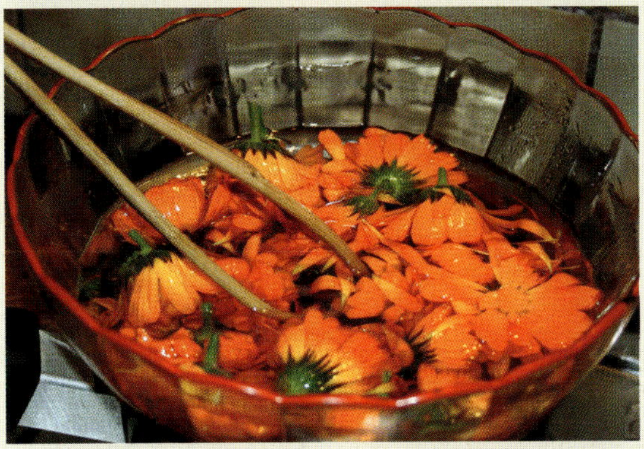
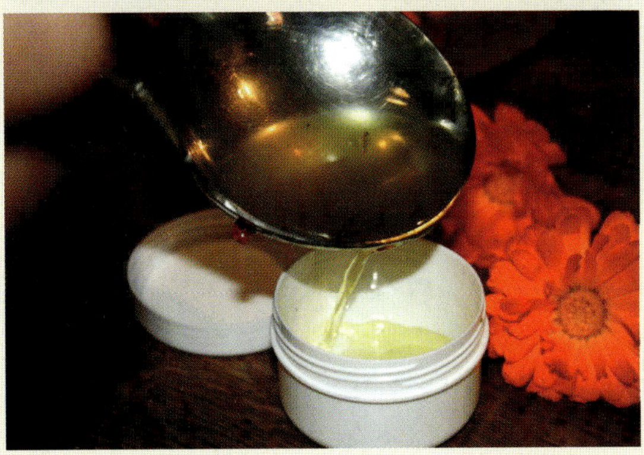

1. Für eine Ringelblumensalbe Salbengrundlage schmelzen
2. Ringelblumenblüten dazugeben
3. So oft ausschmelzen, bis die Farbe in der Salbe steckt
4. In kleine Salbendosen abfüllen

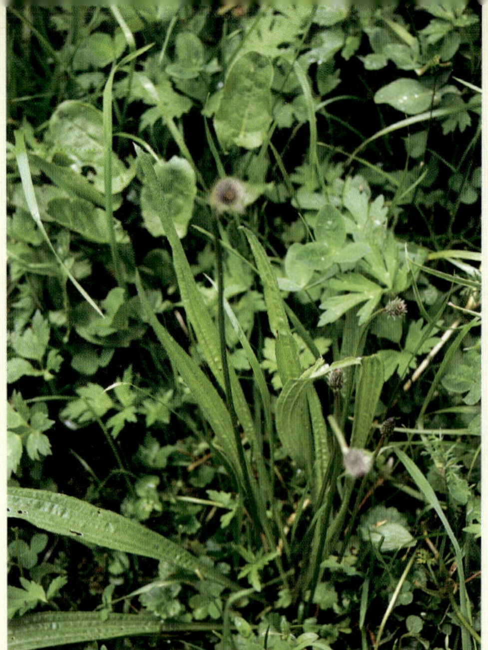

- Spitzwegerich
  (Plantago lanceolata)
- Breitwegerich
  (Plantago major)

Alle Insektenstiche, die mit einer Schwellung einhergehen (z.B. von Bienen, Wespen, Gelsen), kann man mit Spitzwegerich behandeln: Ein Blatt wird geknickt, man beißt kurz darauf herum, damit sich der Wirkstoff schneller löst, und reibt den Stich mit dem Blatt ein. Auch der Speichel selbst wirkt desinfizierend. Bei Kratzern kann man übrigens ganz gleich vorgehen. Mit dem entzündungshemmenden Wirkstoff von Spitzwegerich hat man eine gute Notfalltherapie also direkt vor der Haustür.

Wissenswertes über den Spitz-/Breitwegerich

Ab wann für Kinder geeignet?

In jedem Alter.

Andere Namen

Ripplichrut, Rossrippe, Spießkraut, Heufressa.

Wo findest du ihn?

In Wiesen, an Wegrändern, im Wald.

Wie erkennst du ihn?

Familie: Wegerichgewächs
Blätter: grundständig, aufgerichtet, kahl oder wenig behaart, lang, schmal lanzettlich, ganzrandig
Blüte: klein, braun und in kurzen Ähren
Höhe: etwa 30 cm

Die dem Spitzwegerich verwandten Pflanzen Breitwegerich und Wiesenwegerich sind weniger kraftvoll.

Blütezeit

Mai bis Oktober.

Verwendete Teile

Blätter und Samen.

Gesundheit

Wirkungen

Auswurffördernd, husten- und allgemein reizlindernd, wundheilend.

◆ Rezept: Wegerichtee

Man nehme 1 Esslöffel pro Tasse. Dieser Tee kann auch über Nacht angesetzt werden, dann erst am nächsten Tag erwärmen. Bis zu 3 Tassen trinken.
Spitz- und Breitwegerich helfen bei Verschleimung, Husten, Katarrhen und Asthma.

◆ Rezept: Spitzwegerichverreibung

Spitzwegerich-Blätter mit Staubzucker verreiben. Messerspitzenweise bis zu 3-4-mal am Tag geben – bei Husten oder Entzündungen der Atmungsorgane.

◆ Rezept: Spitzwegerichsirup

In einen Tontopf schichtweise Spitzwegerich-Blätter einlegen, immer eine Schicht Honig oder Zucker dazwischen. Oben einen Holzdeckel aufsetzen und mit Pergamentpapier zubinden. In einem Erdloch von 50 cm bis 1 m Tiefe 3 Monate lang eingraben. Danach filtern und abfüllen. 3 x 1 Teelöffel verabreichen.

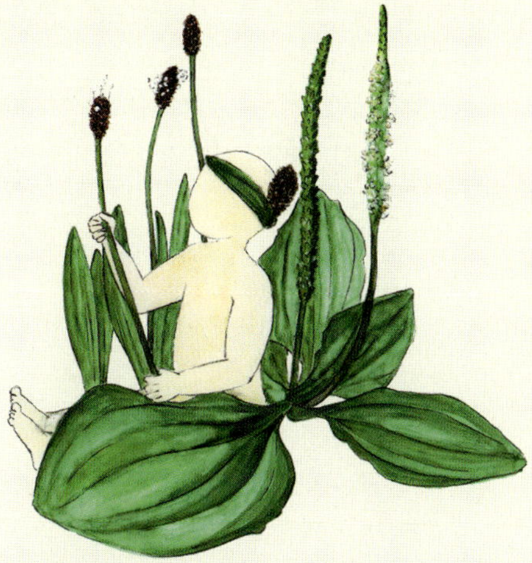

Spitzwegerich (*Plantago lanceolata*), Breitwegerich (*Plantago major*)

Erste Hilfe bei schmerzhaften Stichen

Die Blätter zerkauen und gleich auf jeden Stich wie Gelsen-, Bienen- und Wespenstiche geben.

Küche

Salat

Frische Blätter fein schneiden und über jeden Salat geben – Spitz- und Breitwegerich schmecken neutral.

Die Samen verwerten

Die Samen, besonders jene des Breitwegerichs, gehören aufs Brot. Sie sind gut für den Darm.

Gemüse

Als Gemüse kann man Spitzwegerich schneiden und eventuell mit anderen Wildkräutern kombinieren. Hierfür dünstet man die Blätter in Fett mit etwas Wasser, fügt Salz hinzu und lässt sie 20 Minuten garen (wenn nötig mit Wasser aufgießen). Mit Mehl oder Brösel binden und mit saurer Sahne abschmecken.

Vorher leicht gerösteten Spitzwegerich kannst du auch einmal in Knödel einarbeiten.

Geschichten und Magie

Wenn du im Traum Angst vor Schlangen hast, so lege ein Spitzwegerich-Blatt neben dein Nachtkästchen. Es wehrt die Schlange ab und gibt ein Gefühl des Schutzes. Früher nahm man an, dass Wegerichwurzeln auch vor realen Schlangenbissen schützen, wenn man sie auf Wanderungen mitnimmt.

Breitwegerich, in den Schuhen getragen, soll müde Beine wieder munter machen.

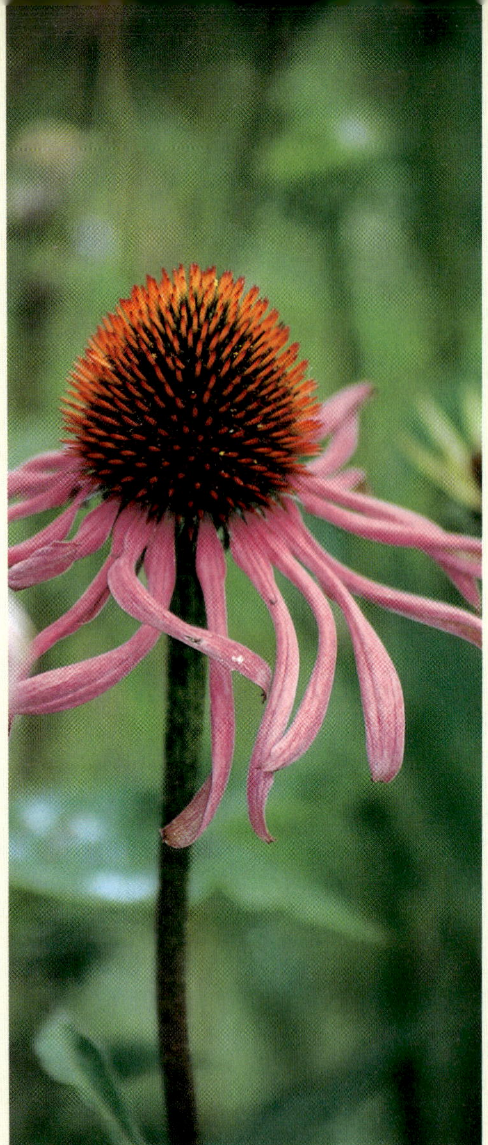

Echinacea
(Echinacea purpurea)

Da die Echinacea eine sehr starke Wirkung auf das Immunsystem hat, wird für Kinder hauptsächlich die homöopathische Anwendung empfohlen. Bei entsprechender Vorsicht in der Anwendung ist aber auch gegen eine Salbe nichts einzuwenden.

Wissenswertes über die Echinacea

Ab wann für Kinder geeignet?

In jedem Alter, aber am besten nur in homöopathischer Form.

Andere Namen

Roter Sonnenhut, Purpur-Sonnenhut, Scheinsonnenhüte, Igelköpfe.

Wo findest du sie?

An sonnigen bis halbschattigen Plätzen, auf humusreichen und kalkhaltigen Böden.

Wie erkennst du sie?

Familie: Korbblütler
Stängel: einfach und mehrfach verzweigt
Blätter: lanzettlich (länglich), ganzrandig
Blüte: Zungenblätter, weiß, rosa oder purpurn, typischerweise nach unten stehend
Höhe: bis zu 60 cm

Blütezeit

Juni bis September.

Verwendete Teile

Blüten.

Gesundheit

Wirkungen

Immunsystemanregend, entzündungshemmend, bei Katarrhen, Eiterungen, Hautauschlägen, Abszessen, Erkältungskrankheiten. Echinacea funktioniert toll bei Kleinkindern.

Homöopathische Anwendung

Echinacea D0-D6, 3 x 5 Globuli.
Das Mittel wirkt abwehrsteigernd und dient der Vorbeugung gegen Grippe und Infekte.

◆ Rezept: Sonnenhutsalbe

100 g Wollwachs schmelzen, 200 g Tinktur hinzufügen.
Die Salbe wirkt entzündungshemmend.

Tipp

Frag deinen Hausarzt bzw. deine Hausärztin nach Echinaforce zum Begleiten und Vorbeugen.

Die Echinacea kann sehr gut dazu beitragen, dass das Immunsystem gestärkt wird. Mit ihrer Hilfe sind schon viele gesund über den Winter gekommen. Allergiker sollten jedoch auf Echinacea verzichten, weil ihr Immunsystem sowieso schon über das Ziel hinausschießt und mit Echinacea nur noch mehr gereizt wird.

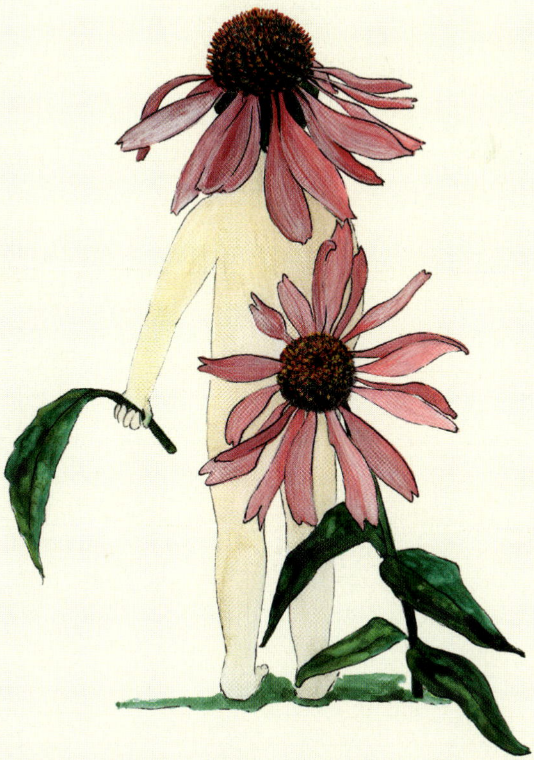

Echinacea (*Echinacea purpurea*)

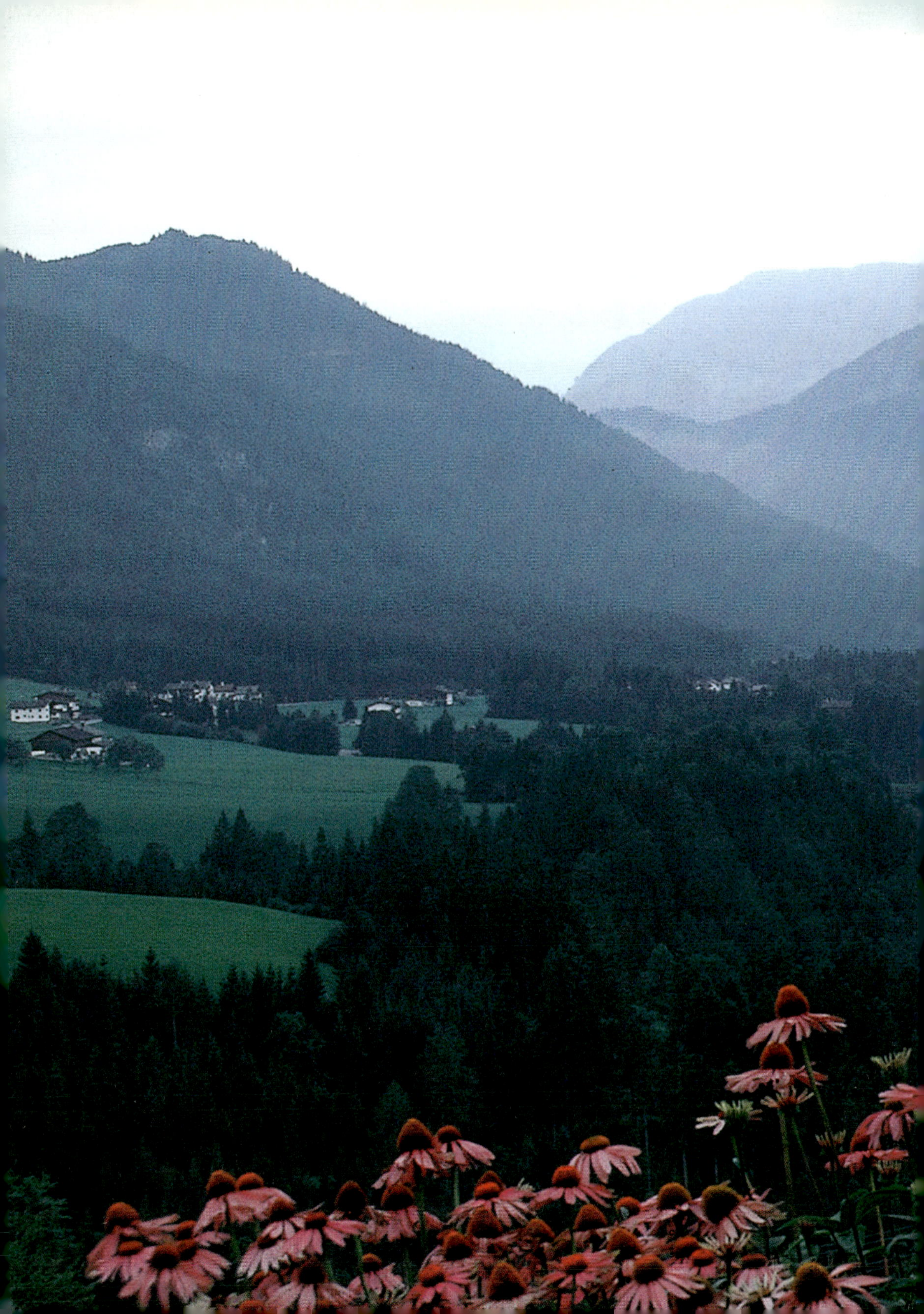

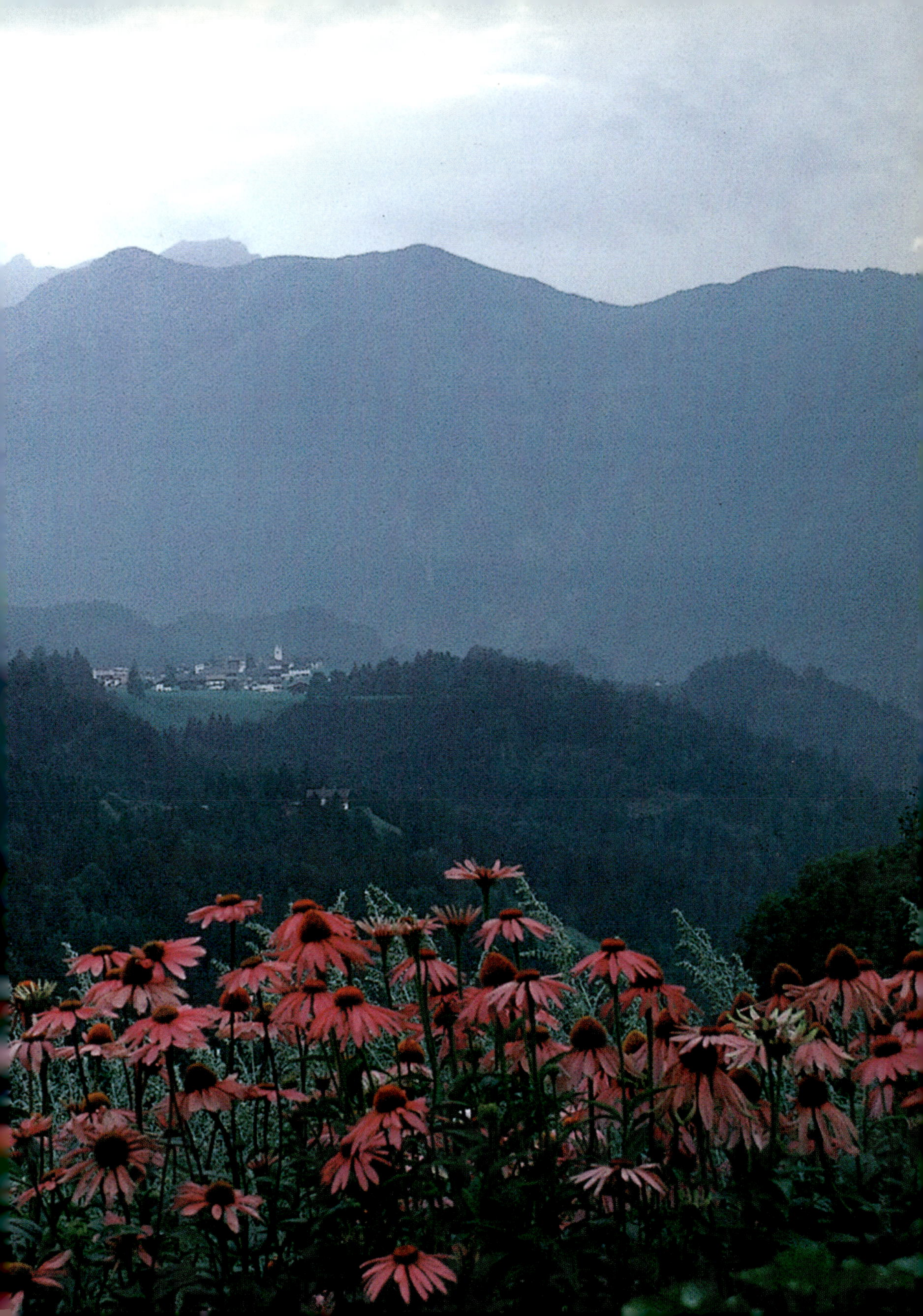

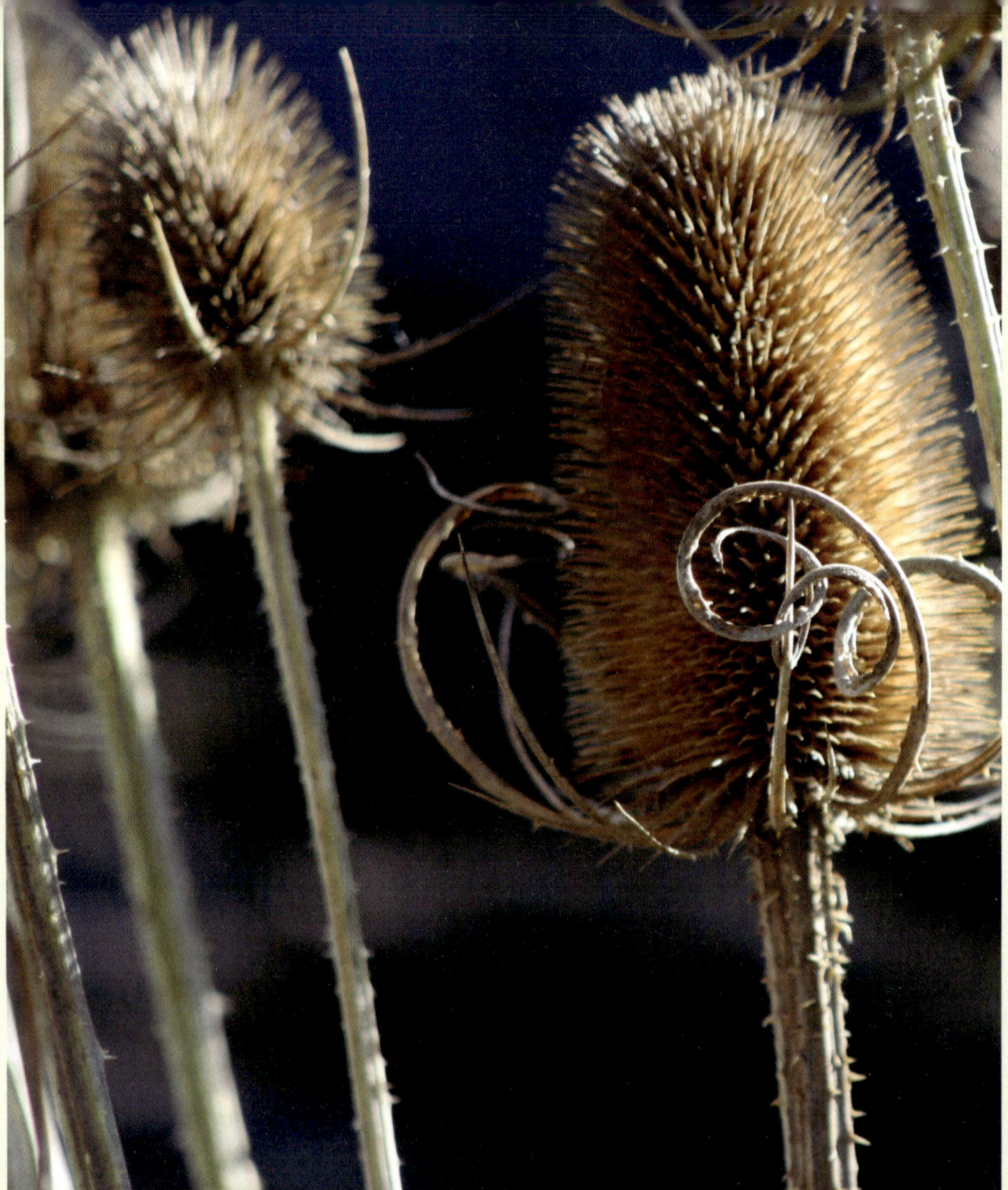

Homöopathie

Krankheiten bei Kindern sind immer gerade für die Mutter eine sorgenreiche Zeit, egal, ob es sich nur um einen Schnupfen oder etwas anderes handelt. Wenn ich meine Kinder zu versorgen hatte, half mir die Homöopathie immer sehr. Es ist selbstverständlich, dass bei Unklarheiten und stärkeren Beschwerden immer ein Arzt bzw. eine Ärztin oder Homöopathiekundige zu Rate gezogen werden sollen.

Die Geschichte der Homöopathie

Der Ursprung der Homöopathie reicht sehr lange zurück. Schon Hippokrates und Paracelsus beschäftigten sich mit dem Ähnlichkeitsprinzip: Gleiches wird mit Gleichem behandelt. Besonders Paracelsus hat wohl sehr wesentlich zu unserem Heilwissen in allen Bereichen der Heilkunst beigetragen. Dr. Samuel Hahnemann gilt als der Begründer der Homöopathie, wie man sie heute kennt. Er machte im Eigenversuch seine Arzneimittelbilder, in denen er die Pflanzen mit ihrer Wirkungsweise auf Krankheiten in Beziehung gebracht hatte. Die Homöopathie ist ganzheitlich ausgerichtet, d.h. man betrachtet Körper, Geist und Seele als Ganzes.

Was bedeutet Potenz?

Dr. Samuel Hahnemann verwendete am Anfang nur unverdünnte Urtinkturen, wie es in der Kräuterkunde üblich war. Er stellte fest, dass die Mittel zwar nach dem Ähnlichkeitsprinzip zum Krankheitsbild passten, aber oft heftige Reaktionen hervorriefen. Deshalb verringerte er die Dosen: Er verdünnte einen Tropfen der Urtinktur mit 99 Teilen Alkohol, und um es zu vermischen wurden 10 heftige Schläge verabreicht. Eine solche Maßnahme nennt man Potenzieren oder Dynamisieren.

Unter Dezimal-Potenz versteht man, dass die Urtinktur 1 zu 9 Teile verdünnt wurde. Das Ergebnis nennt man D1.

Die Centesimal-Potenz ist eine Verdünnung von 1 zu 99, die C1 genannt wird. Für die Eigenbehandlung wird empfohlen, D1 bis D30 zu verwenden, bei den C-Potenzen nimmt man C1 bis zu C30.

Dosierung

Es wird geraten, die hohen Potenzen nur in Absprache mit einem ausgebildeten Homöopathen einzunehmen. Es werden sowohl Homöopathietropfen als auch Globuli in den Apotheken angeboten. Bei den Globuli gibt es zwei Größen: kleine Kügelchen für Kinder und Erwachsene und etwas größere für ältere Menschen, damit sie die Kügelchen leichter in die Hand nehmen können.

Es ist besser, homöopathische Mittel nicht auf vollen Magen einzunehmen und sie gut im Mund zergehen zu lassen. Sie wirken nämlich besonders gut über die Mundschleimhaut. Für die meisten Mittel gilt für Erwachsene eine Dosis von 3 bis 5 Tropfen oder Globuli. In der Tiefpotenz wird eine viertel- bis halbstündliche Einnahme empfohlen; in akuten Fällen kann man die Dosis auf 10 Tropfen erhöhen und alle 3 Stunden verabreichen. Wenn die Beschwerden schon länger andauern, sind 15 Tropfen oder Globuli möglich. In chronischen Fällen soll man diese Menge zweimal täglich einnehmen. Kindern jeweils die Hälfte geben!

Die hier angeführten Mittel sind entweder meine Erfahrungen oder Erfahrungen vom Verein FNL („Freunde naturgemäßer Lebensweise") und unserer Kräuterlehrerin Inge Kogler. Auch Dr. Max Amann hat mir hier einiges vermittelt.

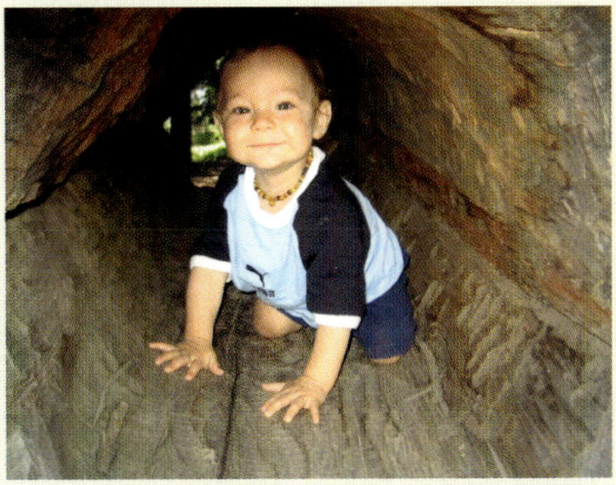

Aconitum (Blauer Sturmhut)

D4: Hitziges, trockenes Fieber, Grippe, Infektionskrankheiten (Kind leidet unter trockenem Husten, trinkt viel, zur Schlafenszeit verschlimmert sich der Husten). D30: Wenn das Kind urplötzlich unter Fieber leidet, z.B. nach einem Spaziergang im Winter bei Minus-Temperaturen, und unruhig und durstig wirkt, kann man ihm stündlich 5 Globuli geben.

Apis (Honigbiene) D4

Akute Entzündungen der Niere, des Rippfells und der Gelenke, akutes Muskelrheuma, wässrige Blase (ein alter Volksbegriff für Inkontinenz), beginnende Angina, Nesselfieber, Wundrose, Bienenstiche.

Arnica D3

Quetschungen, Blutungen, Wunden, Schlaganfall, Gehirnerschütterungen, Prellungen.

Atropa belladonna (Tollkirsche) D4

Akute fieberhafte Erkrankungen, Kopfschmerzen, Halsleiden, beginnende Mandelentzündung, Schweiß, Wallungen, Blutungen, Augenschmerzen bzw. Lichtscheue.

Avena sativa (Hafer) Urtinktur oder D1

Nervenleiden, Schlaflosigkeit, Unruhezustände, Schock, Konzentrationsschwäche.

Belladonna D30

Bekommt ein Kind von jetzt auf gleich Fieber und leidet zudem noch unter extremem Durstgefühl sowie unter heißer, leicht feuchter Haut, fängt es unter Umständen noch an zu fantasieren, kann man jede halbe Stunde 5 Globuli, alternativ auch 5 Tropfen geben.

Berberis (Berberitze) D3

Rheuma, Leberleiden, Hämorriden, Menstruationsstörungen.

Bismutum subnitricum (Wismutnitrat) D8

Sodbrennen, Magenkrämpfe, Gastritis.

Bryonia (Zaunrübe) D4

Entzündungen aller Schleimhäute, Bronchitis, chronisches Rheuma, Husten (trockener, hart bellender Husten, das Kind hält sich beim Husten die Brust fest und hat einen stechenden Schmerz beim Abhusten, auch bei anhaltendem Husten und Erbrechen), Fieber.

Camphora (Kampfer) D2

Krämpfe, Kreislaufstörungen, Kollaps, Schnupfen, beginnende Grippe.

Cantharis (Spanische Fliege) D4

Brennen, Verbrennungen, Harnstörungen.

Chamomilla (Echte Kamille) D1

Gallen- und Darmkoliken, Säuglings- und Kinderkrankheiten, erschwertes Zahnen, Schmerzen.

Causticum

Morgendliche Heiserkeit, wunder Hals und trockener Husten. Dieser bessert sich auch etwas, wenn das Kind etwas Kaltes trinkt.

Chelidonium (Schöllkraut) D2

Akute krampfhafte Leber-Gallen-Erkrankungen, Gallenstauung, Verstopfung, Wassersucht.

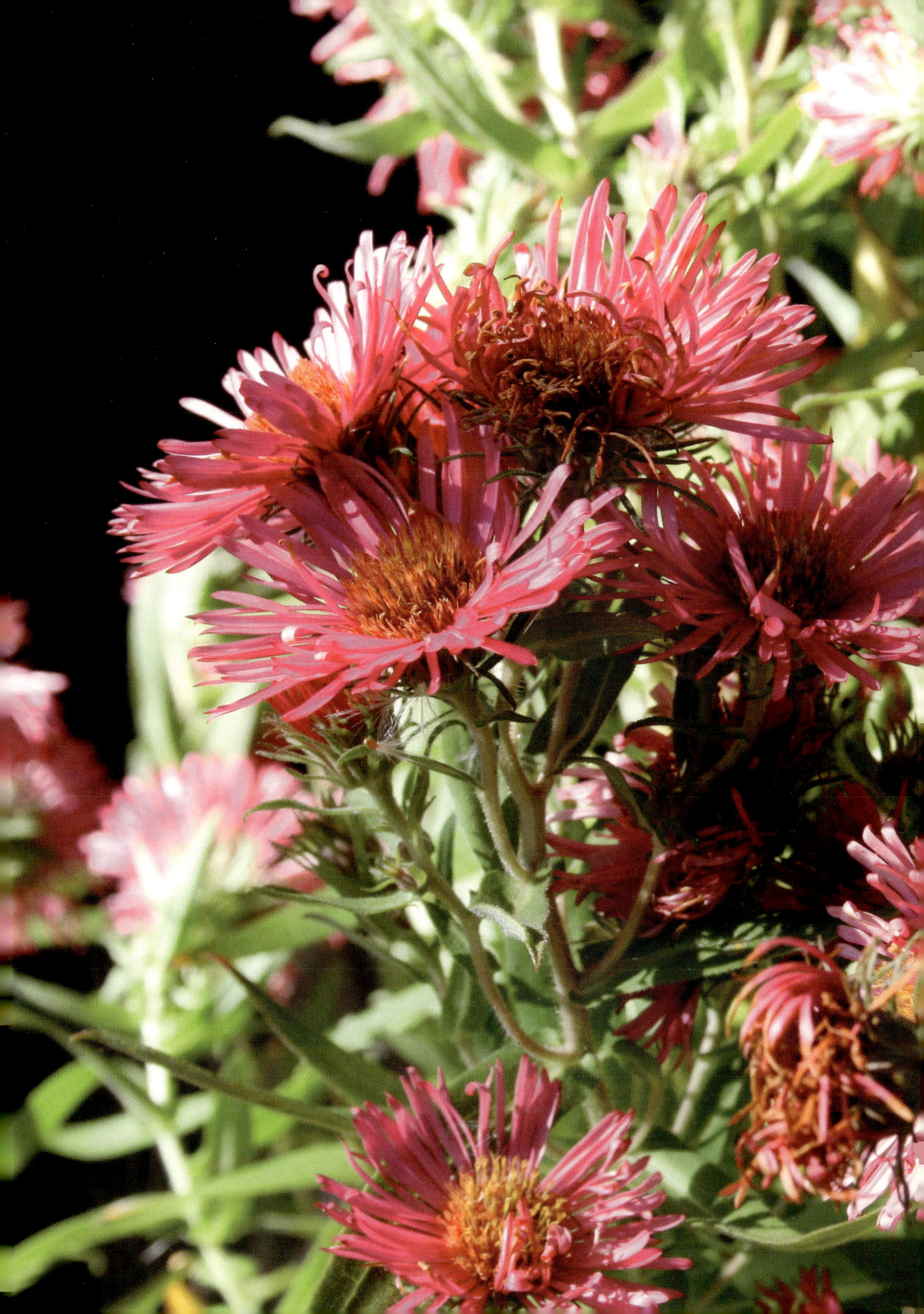

Cholesterinum (Cholesterin) D2

Gallensteine, Gelbsucht, Leberleiden.

Conium (Gefleckter Schierling) D4

Krampfhusten, Schwindel, Asthma, Menstruationsstörungen.

Convallaria (Maiglöckchen) D4

Herzschwäche, Wassersucht, Herzflattern.

Crataegus (Weißdorn) D1

Schwindel, niedriger Blutdruck, Beklemmung, Angst, Schlaflosigkeit, Altersschwäche, Herzleiden.

Drosera (Sonnentau) D2

Reizhusten, Keuchhusten, bei krampfartigen Hustenanfällen. Das Kind kann während des Hustens schlecht Luft holen und in der Nacht verschlimmert sich der Husten.

Echinacea (Roter Sonnenhut) D1

Zur Anregung der körpereigenen Abwehrkräfte bei verschiedenen Infektionskrankheiten, auch bei chronischen Erkrankungen. Ferner bei Eiterungen, Furunkel, Sepsis, Fieber, Mandelentzündungen.

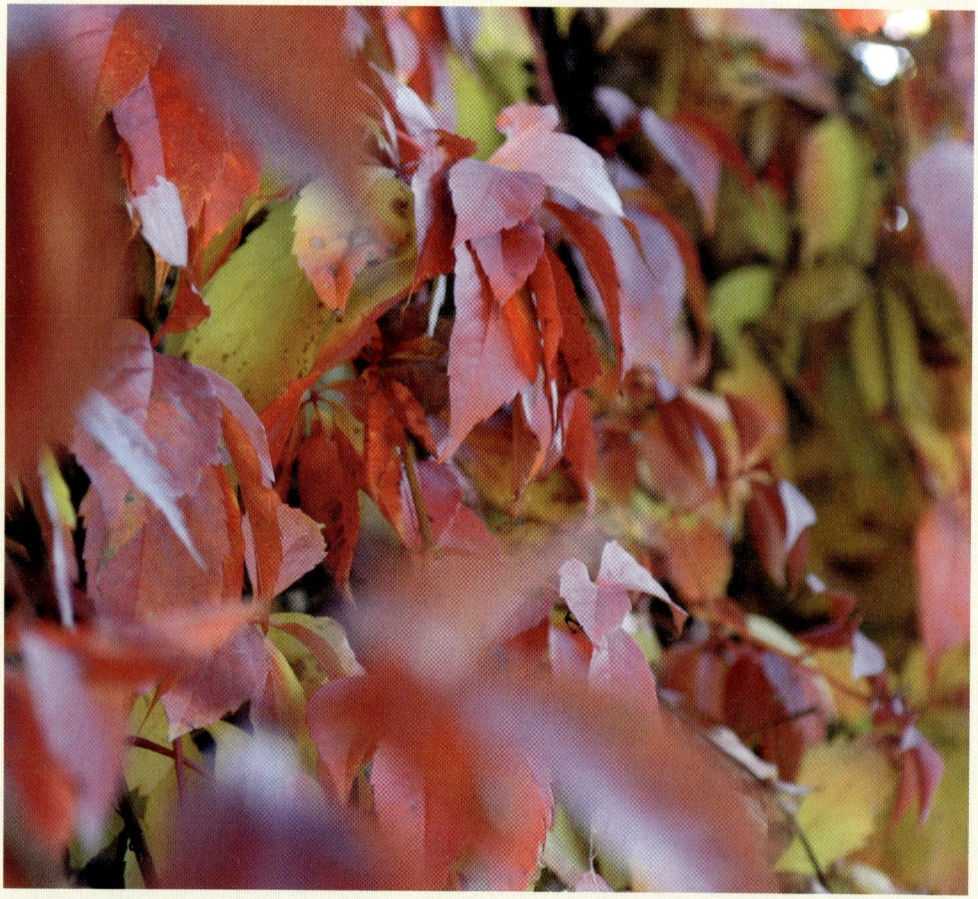

Homöopathische Mittel unterstützen Körper und Seele bei der Bewältigung von gesundheitlichen Problemen

Ferrum phosporicum D12

Diese Globuli kann man bei leichten Erkältungskrankheiten verabreichen. Aber nur, solange das Fieber keine hohen Temperaturen erreicht. Das fiebrige Kind sollte auch noch ein leichtes Hunger- und Durstgefühl haben. Man gibt dann 5 Globuli dreimal am Tag.

Gelsemium (Wilder Jasmin) D4

Nervenleiden, Asthma, Schmerzen, Fieber.

Humulus lupulus (Hopfen) D2

Kopfschmerzen, Rheuma, Schlaflosigkeit.

Inula (Alant) D2

Husten, Bronchitis, Fieber.

Ipecacuanha (Brechwurz) D6

Übelkeit, Erbrechen, Reisekrankheiten.

Lachesis (Schlangengift) D10

Herzüberempfindlichkeit, Herzkrampf, Kopf- und Ohrenschmerzen.

Magnesium phosphoricum (Magnesiumphosphat) D4

Krämpfe, Koliken, Migräne (5 Globuli im Mund zergehen lassen).

Nux vomica (Brechnuss) D4

Nervös bedingte Magenleiden, Magen- und Bauchkrämpfe, krampfhafte Stuhlverstopfung, Alkoholkater, Neuralgien des Gesichtes und der Arme, schmerzende Hämorriden, Durchfall.

Passiflora (Passionsblume) D2

Schlaflosigkeit, Krämpfe, Schmerzen.

Populus (Espe) D1

Heiserkeit – Stimmlosigkeit, Halskatarrh, Magenleiden.

Pulsatilla (Küchenschelle) D4

Schmerzhafte und unregelmäßige Periode, Depressionen, seelische Störungen junger Mädchen und in den Wechseljahren (Frauenmittel).

Bei schleimigem morgendlichem Husten und trockenem am Abend. Das Kind leidet unter extremem Durstgefühl.

Rhus toxicodendron (Giftsumach) D4

Rheuma, Entzündungen, Hexenschuss.

Ruta (Garten-Weinraute) D3

Blutungen, Rheuma.

Sulfur (Schwefel) D6

Jucken, Hautausschläge, Alkohol- und Medikamentenvergiftung.

Thuja (Lebensbaum) D3

Husten, Rheuma, Warzen, Schutz vor Impfschaden.

Viscum album (Mistel) D1

Blutungen, hoher Blutdruck.

Natürlich werden hier von den ca. 3.000 homöopathischen Mitteln nur einige wichtige erwähnt, mit denen ich mit meinen 6 Kindern sehr gut durchgekommen bin. Es kann ja bei jeder Familie etwas anders sein, und man sollte die Homöopathie auch immer auf seinen eigenen Lebensstil abstimmen.

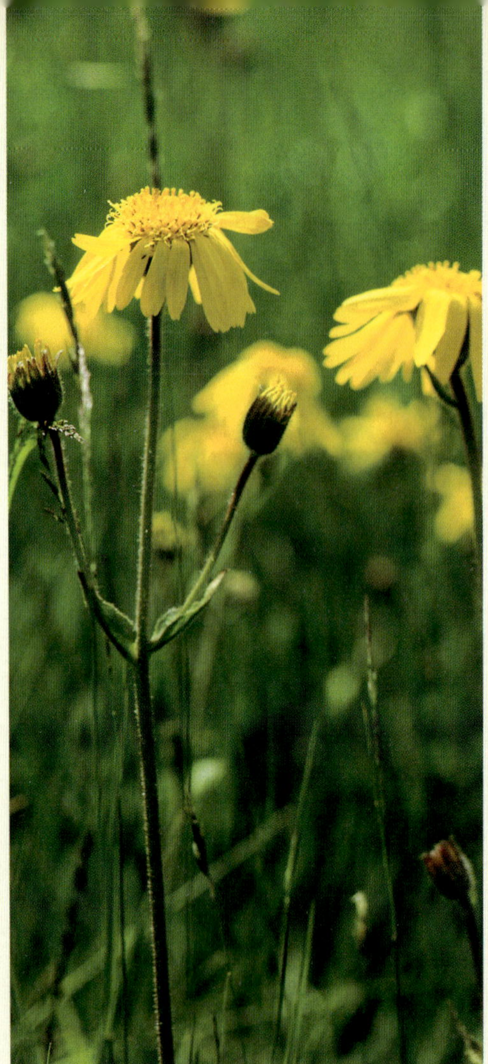

◆ Arnika
(*Arnica montana*)

Arnika ist eine sehr beliebte Pflanze, sollte aber nach neuen medizinischen Erkenntnissen – insbesondere innerlich – nur vorsichtig angewendet werden. Für äußerliche Anwendungen hat sie aber genug zu bieten. Arnika ist eine geschützte Pflanze, also bitte im Garten anbauen oder in der Apotheke besorgen!

Wissenswertes über die Arnika

Ab wann für Kinder geeignet?

Für alle Altersgruppen, aber nur äußerlich.

Andere Namen

Allerleikraut, Bergwohlverleih, Wundkraut, Kathreinwurz, Gamswurz, Gelbstern, Mutterwurz, Marienkraut, Feuerblume, Fallkraut, Johannisblume.

Wo findest du sie?

Auf mageren Wiesen (sie ist ein sogenannter „Magerzeiger“). Die Pflanze ist düngerfeindlich und liebt kalkarmen, sauren Boden. Sie tritt vorwiegend im Bergland auf (von 500 bis 2.000 m Seehöhe).

Wie erkennst du sie?

Familie:	Korbblütler, ausdauernd
Stängel:	aufrecht, meist unverzweigt, flaumig behaart
Blätter:	oval-lanzettlich (länglich), ganzrandig, ein bis drei Paare gegenständig am Stängel
Blüte:	orange-gelb, 5 bis 8 cm breit
Höhe:	20 bis 50 cm

Blütezeit

Juni bis August.

Verwendete Teile

Blüten.

Gesundheit

Wirkungen

Arnika kann man sehr oft bei Prellungen, Stoßverletzungen, Zerrungen der Muskeln und Sehnen, Quetschungen und Muskelkater brauchen. Sie wirkt außerdem kreislaufsteigernd. Kindern darf Arnika innerlich nur in Form von Globulikügelchen gegeben werden.

◆ Rezept: Arnikatee für Umschläge

1 Esslöffel Blüten mit 1/2 Liter kochendem Wasser überbrühen und 10 Minuten ziehen lassen. Verdünnt auf ein Tuch geben und bei Prellungen und blauen Flecken auflegen.

◆ Rezept: Arnikaöl

Arnikablüten in Olivenöl einlegen und 3 Wochen stehen lassen. Das Öl kann als Wundöl und bei wachstumsbedingten Gliederschmerzen verwendet werden.

◆ Rezept: Arnikatinktur

Frische oder getrocknete Arnikablüten 1:10 in 45%igen Alkohol einlegen. 3 Wochen stehen lassen. Die Tinktur äußerlich bei Muskelkater, Prellungen und Quetschungen anwenden.

◆ Rezept: Arnikacreme

Die Salbengrundlage nach Wahl mit Blüten vermischen und mehrmals ausziehen lassen. Auch diese Creme wird vor allem zur Wundnachbehandlung und bei Prellungen eingesetzt.

Geschichten und Magie

Arnika am Hütchen schützt jeden Wanderer, der eine große Reise machen will.

Steck sie dir ein, so schützt sie dich, z.B. vor übler Nachrede, bösen Nachbarn, Blitzen und übler Magie.

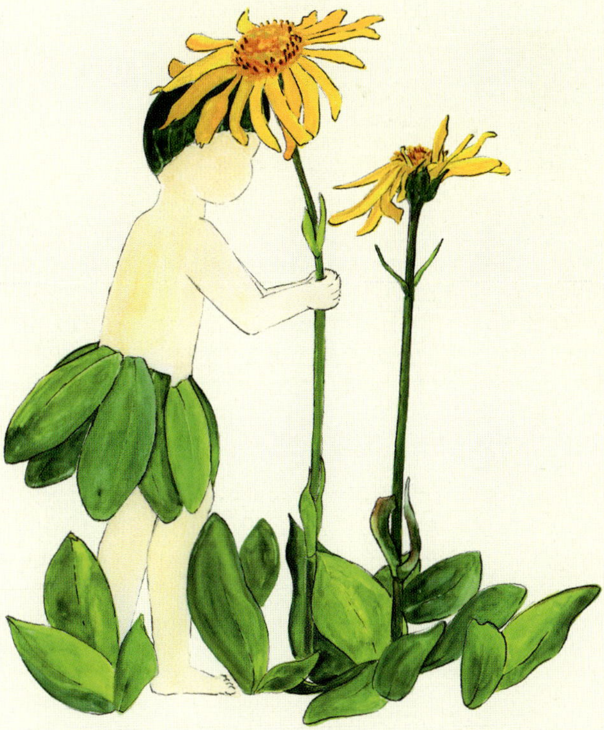

Arnika (*Arnica montana*)

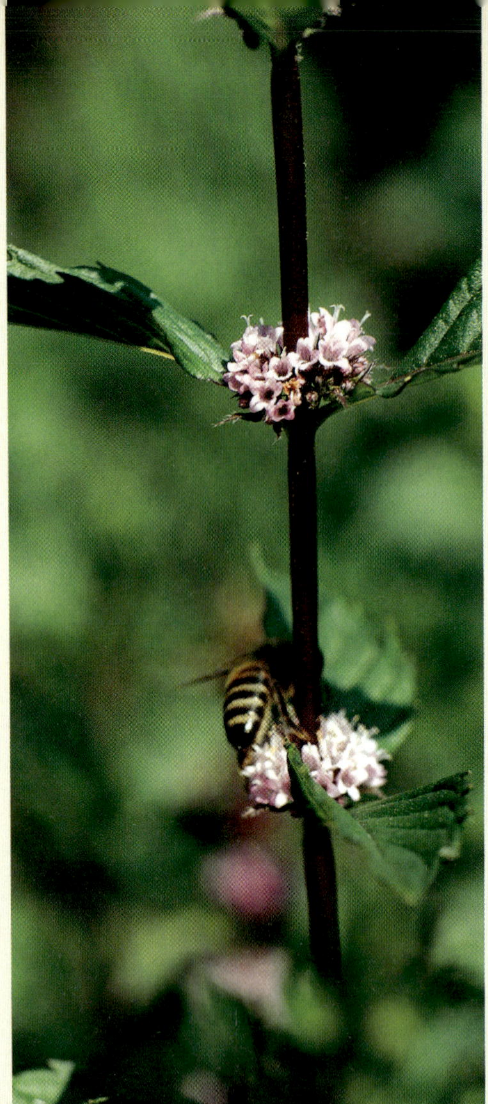

◆ Pfefferminze
(*Mentha piperita*)

Pfefferminze findet man selten in der freien Natur, aber viele Leute pflanzen sie in ihrem Garten an. Die Einsatzmöglichkeiten sind ja auch vielfältig. Pfefferminze enthält Menthol und sollte bei Kleinkindern unter 3 Jahren vorsichtig oder gar nicht verwendet werden.

Wissenswertes über die Pfefferminze

Ab wann für Kinder geeignet?

Ab 3 Jahren.

Andere Namen

Balsam, Englische Minze, Feldminze, Oderminze, Flachskraut, Aderminze, Edelminze.

Wo findest du sie?

Auf feuchtem, humusreichem Boden. Pfefferminze ist eine Kulturpflanze und kommt selten außerhalb von Gärten vor.

Wie erkennst du sie?

Familie: Lippenblütler, ausdauernd
Stängel: aufrecht, ästig, kantig
Blätter: gegenständig, gestielt, gezähnt, spitz, kahl oder leicht behaart, Farbe hell- bis dunkelgrün, zuweilen rot-violett
Blüte: blassrosa bis hellviolett, angeordnet in Form von Ähren
Höhe: bis zu 1 m

Blütezeit

Juni bis August.

Verwendete Teile

Blätter.

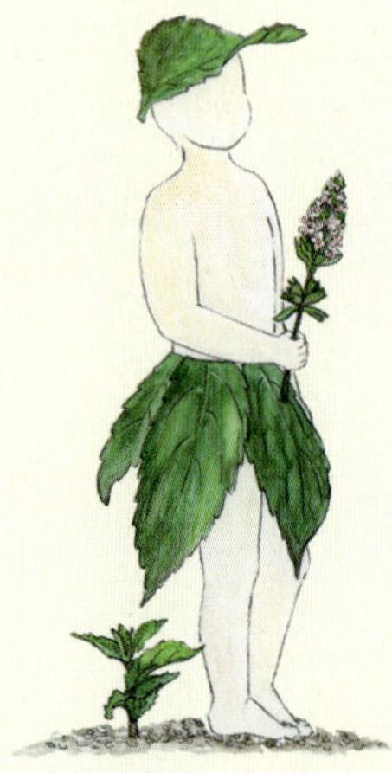

Gesundheit

Wirkungen

- Verdauungsfördernd, galltreibend, krampflösend, appetitanregend, schmerzstillend, kühlend.
- Bei Magen-Darm-Störungen, Spannungskopfschmerzen und Erkältungskrankheiten.
- Für die Anwendung bei Kindern gilt allgemein, dass Pfefferminze nur in kleinen Mengen und immer in der Mischung oder nur kurz überbrüht gegeben wird.

◆ Rezept: Pfefferminztee

1 Teelöffel pro Tasse. 3-4 Tassen bei Migräne, Verdauungsproblemen, Magen- und Leibkrämpfen geben. Der Tee ist auch gut zu verwenden bei stark rissiger Haut an den Fußsohlen oder Händen.

Kissenfüllungen

Getrocknete Pfefferminze alleine oder mit anderen Kräutern gemischt (auch mit Heublumen) und Hirsespelzen in ein Kissen einnähen.

Warm oder feucht-warm auflegen oder das Kind nur darauf schlafen lassen.

◆ Rezept: Badezusatz mit Pfefferminze

300 g Pfefferminzblätter mit 1 Liter Wasser überbrühen und 10-15 Minuten ziehen lassen. Dem Badewasser hinzufügen. Der Zusatz wirkt krampflösend sowie antiseptisch und beruhigt die Haut.

Küche

Allgemein

Pfefferminze ist ein altbekanntes Gewürz, unter anderem geeignet zum Verfeinern von Salat, Suppen, Gemüse, Eintöpfen, Topfen-Weichkäse, Fischsud und Kräuteressig.

◆ Rezept: Pfefferminz-Sirup

Zutaten und Zubereitung: 1/2 kg Zucker oder Honig mit Pfefferminztee übergießen, kurz kochen. Etwas stehen lassen und abfüllen.

◆ Rezept: Minzensirup

Zutaten und Zubereitung: 4-5 Hände voll Blätter mit 1 Liter kochendem Wasser überbrühen und über Nacht stehen lassen. Am nächsten Tag mit 5 g Weinsteinpulver und 1 kg Zucker aufkochen und in Flaschen füllen.
Der Sirup ist sehr erfrischend auf Eis und Früchten oder verdünnt als Saft.

◆ Rezept: Limonade

Zutaten und Zubereitung: Zitronensaft, Orangensaft, Apfelsaft und 1 Esslöffel Minzensirup vermischen.

Geschichten und Magie

Pfefferminze gibt Kraft für die Reise und guten Schlaf. Als Amulett soll die Pflanze Erfolg und Schutz bringen.

Trinke nicht nur Pfefferminztee, da er bei übermäßigem Genuss die Sehkraft beeinträchtigen kann!

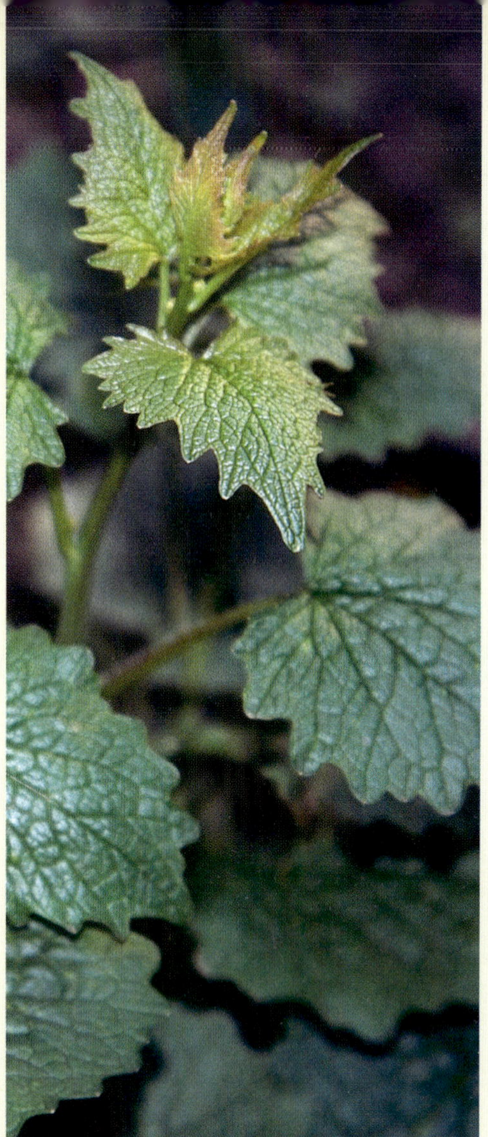

◆ Zitronenmelisse
(Melissa officinalis)

Der Name der Pflanze ist durch ihren aromatisch-zitronigen Duft zu erklären. Aber die Melisse ist bei weitem nicht nur Grundlage für einen erfrischenden Sirup. Sie beeindruckt am meisten durch ihre Eigenschaft, das Gemüt aufzuhellen.

Wissenswertes über die Zitronenmelisse

Ab wann für Kinder geeignet?

Für jedes Alter.

Andere Namen

Frauenkraut, Herztrost, Zitronella, Balsam Melisse, Bienenfutter, Wanzenkraut, Immenblatt, Mutterkraut, Zitronenkraut.

Wo findest du sie?

Eigentlich nur im Garten oder Anbau, in der Wildnis kommt Zitronenmelisse praktisch nicht vor.

Wie erkennst du sie?

Familie: Lippenblütler, mehrjährig
Stängel: aufrecht, kantig, meist unverzweigt
Blätter: gegenständig, eiförmig, zum Teil gestielt und schwach behaart
Blüten: blau-weiß bis rosafarben, duften nach Zitrone
Höhe: 30 bis 90 cm

Blütezeit

Juni bis August.

Verwendete Teile

Blätter. Die Blätter dürfen beim Trocknen nicht schwarz werden. Man sollte sie möglichst luftig trocknen.

Gesundheit

Wirkungen

- Gut für die Laune und das Gehirn, beruhigend, krampflösend, schlaffördernd, magenstärkend, schweißtreibend.
- Nach Erkältungen wirkt sie aufbauend.
- Sie hilft auch bei Lippenbläschen.

◆ Rezept: Melissentee

1 Teelöffel pro Tasse. 5-10 Minuten ziehen lassen und 1-3 Tassen täglich trinken. Besonders bei Schlafstörungen kann dieser Tee zur Anwendung kommen. Die Wirkung wird verstärkt, wenn man Honig dazugibt.

◆ Rezept: Melissenöl

In 1 Liter Olivenöl 2 Hände voll Melissenblätter einlegen und 2 Wochen stehen lassen.
Als Badezusatz mit etwas Honig oder Sahne mischen und 1 Esslöffel in das Badewasser geben.

◆ Rezept: Badezusatz mit Melisse

2 Hände voll Blätter mit 1 Liter kochendem Wasser überbrühen und 15 Minuten ziehen lassen. Wenn man schlecht einschläft oder nervös ist, einfach zum Abschalten und Beruhigen in die Badewanne geben.

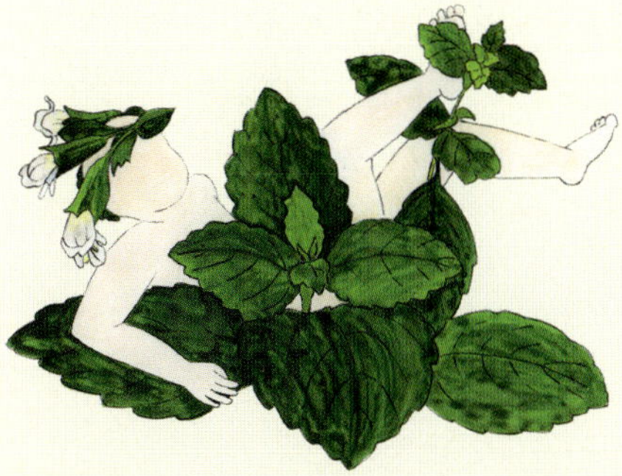

Küche

◆ Rezept: Melissensirup

4-5 Hände voll Melissenblätter mit 2 Liter kochendem Wasser überbrühen und 1/2 Stunde stehen lassen. Abseihen und nochmal einige Hände voll Melissenblätter dazugeben. Wieder 1/2 Stunde stehen lassen. Abseihen und 500 ml heißes Wasser hinzufügen. Mit 1 kg Zucker langsam erhitzen, etwas einkochen lassen und abfüllen.

Weitere Anwendungen

- Melissenblätter in Salat, Soßen, Gemüse, Suppen, Getränke, Reis oder Eintopf mischen.
- Zitronenmelisse erweist sich auch in Weichkäse und Topfen als besonders schmackhaft.

Geschichten und Magie

Melisse verhilft dir zu Erfolg in der Schule.

Trag sie zur Unterstützung von Heilungsprozessen im Sackerl mit oder lege sie dir am Abend an das Bett. Melisse wurde nachgesagt, dass sie die Einstellung zum Geld verändern kann. Die Pflanze ist auch für Geldzauber bekannt gewesen. Daher stammt der Spruch: „Hast' kein Geld, Melisse ins Sackerl verändert die Welt."

Melisse diente als Bienenkraut und wird auch heute noch unter Imkern geschätzt, da sie blüht, wenn auf den Wiesen durch das Mähen sonst nichts mehr zu finden ist.

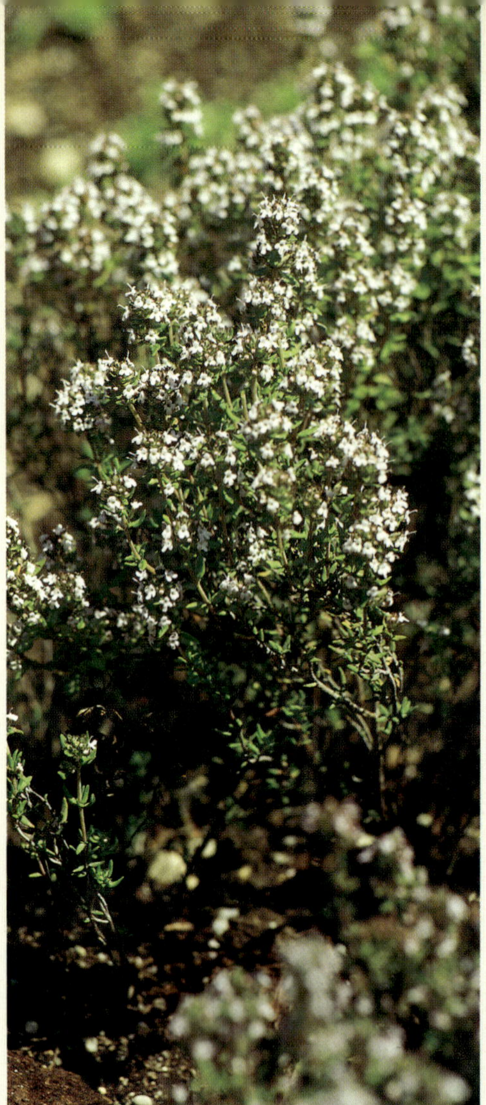

◆ Thymian
(Thymus vulgaris)

Thymian ist ein beliebtes Küchengewürz, aber er hat auch eine sehr gute Wirkung gegen Husten, die wieder stärker genutzt werden könnte – etwa mit einer Salbe. Meine Kinder wissen auch aus eigener Erfahrung ganz genau, dass man sich Thymian bei Schnupfen auf die Nase reiben kann.

Wissenswertes über den Thymian

Ab wann für Kinder geeignet?

Für jedes Alter.

Andere Namen

Bienenkraut, Gartenthymian, Kuchenwürze, Römischer Quendel, Wilder Zimt, Wilder Rosmarin, Immenkraut, Demut.

Wo findest du ihn?

Bei uns hauptsächlich im Garten. Die Pflanze ist winterhart.

Wie erkennst du ihn?

Familie: Lippenblütler, ausdauernd
Stängel: Äste reich verzweigt, aufsteigend oder aufrecht, kantig, behaart
Blätter: kurz gestielt, eiförmig bis linear, Unterseite filzig behaart, am Rand eingerollt
Blüte: hellrosa bis hellviolett
Höhe: 20 bis 40 cm

Blütezeit

Mai bis Herbst.

Verwendete Teile

Ganzes Kraut, unbedingt vor der Blüte.

Gesundheit

Wirkungen

- Appetitanregend, magenstärkend, wurmtreibend, krampflösend, schleimlösend, harntreibend, blähungswidrig.
- Thymian ist außerdem ein beliebtes Kraut gegen Husten.

◆ Rezept: Thymiantee

1 Teelöffel mit 1/2 Liter Wasser heiß überbrühen und 5 Minuten ziehen lassen. In dieser Form bei Husten trinken.

◆ Rezept: Badezusatz mit Thymian

100 g Kräuter mit 1 Liter heißem Wasser überbrühen und 10 Minuten ziehen lassen. Dieser Tee kann in der Badewanne oder als Dampfbad verwendet werden. Er wirkt im Bad positiv bei Blähungen und Hautproblemen. Schwachen Kindern verleiht Thymian etwas Kraft.

◆ Rezept: Thymiancreme

Die Salbengrundlage nach Wahl mit frischem Thymian ausschmelzen. Bei Schnupfen, Wunden und Hautproblemen verwenden.

◆ Rezept: Hustenbonbons mit Thymian

1 Liter Wasser mit 20 g Huflattich, 20 g Fenchelsamen und 20 g Thymian zum Kochen bringen. Einige Stunden stehen lassen. Abseihen und 300 g Honig dazugeben. Kochen lassen, bis die Masse fest wird. Auf ein eingefettetes Blech schütten und weich in kleine Stücke schneiden.
Höchstens 5 Bonbons am Tag zum Lutschen geben, und das auch höchstens 10 Tage lang hintereinander.

Küche

Thymian eignet sich bekanntermaßen zum Würzen von allen Fleischgerichten, Suppen, Gemüse usw.

Geschichten und Magie

Mit einem Büschel Thymian kannst du deine Gesundheit einkehren: Fege mit ihm wie mit einem kleinen Besen um den Körper herum.

In der Hosentasche verleiht dir Thymian Mut. Wenn du ihn dir unter das Kopfpolster legst, verfliegen angeblich deine Albträume.

Ein Thymian- oder Quendelkranz schützt vor Blitzschlag und Unheil.

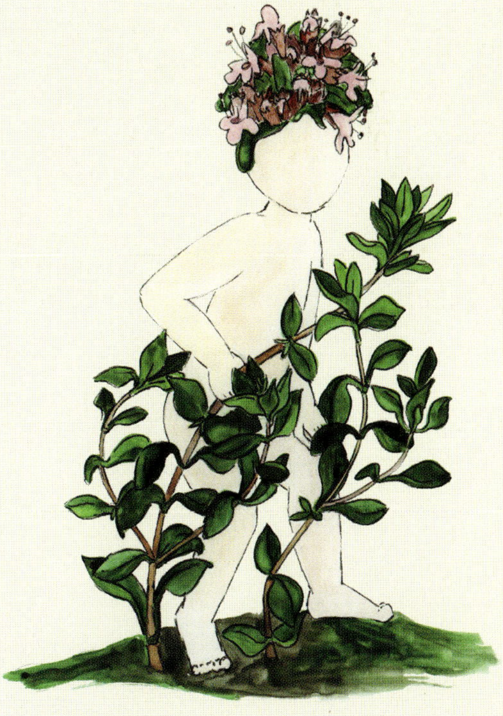

Thymian (*Thymus vulgaris*)

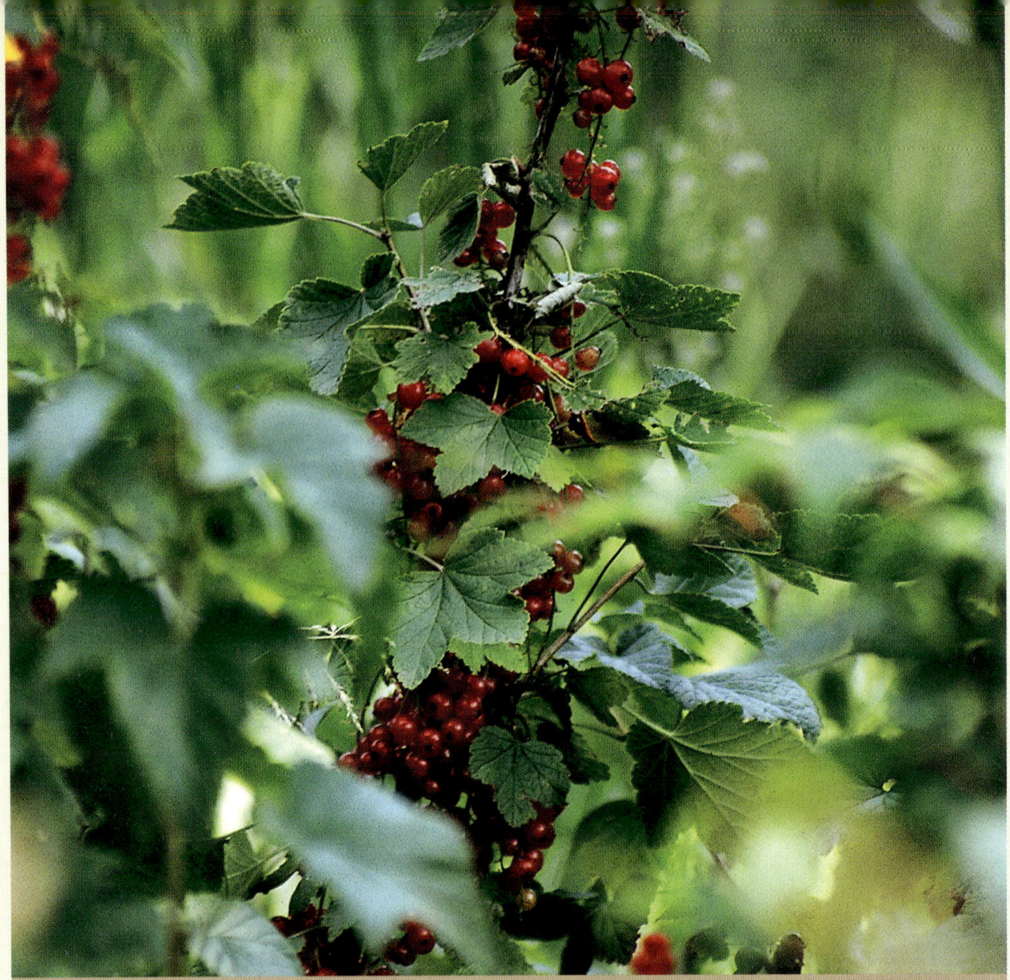

Schüßler-Salze

Dr. Hickethier beschreibt in seinem Buch die Möglichkeiten der Anwendung der Schüßler-Salze. Er kombiniert diese Methode mit der Antlitzdiagnose, d.h., er erkennt am Gesicht, welches Mineral fehlt, und kann dies somit ausgleichen. Es ist schon bewundernswert, was der Körper so alles zeigen kann. Auch für Mütter ist es ein gutes Gefühl, wenn sie sich damit beschäftigen und dabei einen tollen Nutzen daraus ziehen können. Bei unserer Kräuterausbildung hat uns Inge Kogler immer wieder auf Schüßler-Salze hingewiesen und dazu Unterlagen mitgegeben. Ich möchte aber festhalten, dass dies hier nur ein kleiner Ausschnitt ist, um sich darüber bewusst zu werden, wie viele Möglichkeiten wir haben, um uns zu helfen.

Allgemeines zur Einnahme

Üblich sind 5 x 3 Tabletten bei akutem Verlauf und 3 x 15 Tabletten bei chronischen Leiden. Am besten geht es aber, wenn die eigene Dosis ausgependelt wird. Jede Apotheke kann hier gut weiterhelfen.

Es ist auch möglich, alle Schüßler-Salze in einer Salbengrundlage zu verarbeiten und sie in der Apotheke mischen zu lassen.

Nr. 1 Calcium fluoratum

- *Allgemeines:* Wichtigstes Mittel für das Stütz- und Bindegewebe; gut für Zähne, Knochen, elastische Fasern und Oberhautzellen; gegen Bindegewebeschwäche, Organsenkungen, Krampfadern, Hämorriden, Haltungsschwäche, Abmagerung trotz guten Appetits, Kälteempfindlichkeit.
- *Kinder:* Verminderte Konzentrationsfähigkeit; Gereiztheit, Arbeitsunlust, innere Unruhe; ängstlich und depressiv; Verstimmung; Furcht.
  Krampfhusten; Mandelanschwellung mit eitrigem Belag. Das Ziehen in den Muskeln und Gelenken wird schlechter durch Kälte und Zugluft; im Warmen und im Bett geht es besser.

Nr. 2 Calcium phosphoricum

- *Allgemeines:* Ängstlich, furchtsam, schreckhaft, vergesslich; Abneigung gegen Arbeit; Nachlassen der geistigen Schärfe.
  Kräftigendes und aufbauendes Mittel bei Knochenbrüchen und Zahnproblemen. Allgemein ein Knochen-, Kräftigungs- und Blutregenerationsmittel (Blutarmut, Schwächezustände, Halsdrüsengeschwulst). Es ist auch ein Nerven- und Frauenmittel und wird außerdem bei Blutungen, eiweißartigen Absonderungen, zur Unterstützung bei Rachitis und allgemein bei der Rekonvaleszenz angewendet.
- *Kinder:* Fließschnupfen im Kühlen, Stockschnupfen in warmer Luft; Nasenbluten.
  Kinder vertragen die Muttermilch nicht, fehlender Appetit, Verlangen nach Salzigem, Geräuchertem, Schinken und Speck. Abneigung gegen Kuhmilch. Durchfall nach kalten Getränken oder Eis, beim Zahnen.

Nr. 3 Ferrum phosphoricum

- *Allgemeines:* Abmagerung und auffallende Erschöpfung; Entzündungen im ersten Stadium (trockene Schwellung); Fieber-, Schmerz- und Muskelmittel.
- *Kinder:* 1. Fiebermittel – beginnendes und lang andauerndes Fieber, aber auch Untertemperatur; starker Fließschnupfen mit viel Niesen; lang andauernder Reizhusten; Überempfindlichkeit; Ängstlichkeit; nervöse und unruhige Kinder.
  Das Pulver von einigen Tabletten kann man in frisch blutende Wunden streuen, das stoppt die Blutung und verbessert die Wundheilung.

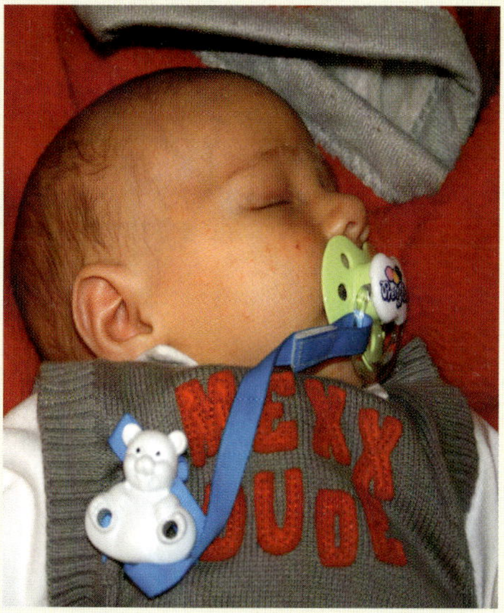

Nr. 4 Kalium chloratum

- *Allgemeines:* wirkt resorbierend bei allen Schweißabsonderungen; Entzündungsmittel bei Entzündungen der zweiten Stufe, bei weißen und weiß-grauen Absonderungen. Gut für Schleimhäute und Drüsen.
- *Kinder:* weiße Absonderungen aus den Augen; Mittelohrentzündung mit Verstopfung der Ohren.
  Entzündungen mit Aphten; Soor; Krupp; Rachenkatarrh mit weißgrauen Pfröpfchen auf den Mandeln; chronische Mandelentzündungen; Bronchitis mit dickem weißem Schleim; Lungenentzündung.

Nr. 5 Kalium phosphoricum

- *Allgemeines:* Morgendliche Verschlechterung von Zuständen; Nervenmittel bei geistigen Anstrengungen, seelischer Erregung und nach Geschlechtsverkehr; außerdem bei Lähmungen, fauligen und brandigen Absonderungen, Fieber über 39 °C.
- *Kinder:* ängstliches Wesen; schlechtes Gedächtnis; geistige Überanstrengung und Erschöpfung; Platzangst; nervöser Durchfall; wenig Widerstandskraft gegen Kälte; Neigung zu schneller Kopfmüdigkeit bei geistiger Arbeit.

Nr. 6 Kalium sulfuricum

- *Allgemeines:* Entzündungsmittel für Entzündungen der dritten Stufe mit gelben bzw. gelb-schleimigen Absonderungen, gut für den venösen Blutkreislauf (Venenblutkreislauf).
- *Kinder:* Entzündungen der Bindehaut und des Lidrandes; Mittelohrentzündungen mit stinkender Absonderung. Husten mit auffallendem Rasseln und reichlich Schleim; löslicher Auswurf; Kehlkopfentzündung; Bronchialkatarrh und Heiserkeit.

Nr. 7 Magnesium phosphoricum

- *Allgemeines:* Alle Beschwerden, die sich bei Wärme und Ruhe (Bettruhe) bessern und sich bei Bewegung und frischer Luft verschlechtern. Nervenmittel; für Gehirn und Rückenmark; gegen Krämpfe und Koliken; bei Abmagerung.
- *Kinder:* Depressionen; Krampfhusten; Ängstlichkeit; Schwierigkeiten beim Auswendiglernen; Schlafstörungen durch hässliche Träume.
  Es werden 10-15 Tabletten im heißen Wasser aufgelöst und in kleinen Schlucken eingenommen.

Nr. 8 Natrium sulfuricum

- *Allgemeines:* Blutarmut; Bleichsucht; Blutverwässerung; salzige Absonderungen.
- *Kinder:* Das Kind kann belastende Erlebnisse nicht verarbeiten, hat Einschlafstörungen mit häufigem Erwachen; Durst; Träume von Mord, Feuer, Schlägerei, Dieben. Es kann in anderen Häusern und in Anwesenheit von anderen nicht Harn lassen.
  Mäßiger Schnupfen; Nase wund und geschwollen; Lippe rissig und wund; Verlust von Geruchs- und Geschmackssinn. Bläschenausschlag an den Lippen; „Landkartenzunge“ (rote Flecken mit weißem Saum); Trockenheitsgefühle in Mund und Rachen; übler Mundgeruch; Heißhunger trotz Abmagerung.
  Verdauungsbeschwerden, die sich nach dem Stuhlgang bessern; Verlangen nach Salz und scharf gewürzten Speisen; Abneigung gegen Schwarzbrot; morgens dünne Stühle. Sehr kälteempfindlich, friert und fröstelt. Neigt zu Rissen an der Nase und um den Mund sowie zu Aphten. Akne besonders an der Stirnhaargrenze; die Haut ist trocken oder fett.

Nr. 9 Natrium phosphoricum

- *Allgemeines:* Übersäuerungskrankheiten; honiggelbe, rahmartige Absonderungen.
- *Kinder:* Bronchitis; dicker, gelber Auswurf; Zunge dick belegt; gelb-rahmige Absonderungen aus den Augen.

Nr. 10 Natrium sulfuricum

- *Allgemeines:* Ausscheidungsmittel für Leber, Galle, Niere, Darm. Bei grünlichgelben Absonderungen und bitterem Mundgeruch.
- *Kinder:* Schwindel und Benommenheit; Frösteln, dem Kind wird auch im Bett nicht warm. Trockener Husten mit wenig Schleim; stechender Schmerz im Brustbereich beim Husten; Asthma bei nebligem, nass-kaltem Wetter.

Nr. 11 Silicea

- *Allgemeines:* Starke Wetterfühligkeit; alle Verschlechterungen bei Neu- und Vollmond; große Kälteempfindlichkeit; große Reizbarkeit und Schmerzempfindlichkeit der Haut. Mittel für Bindegewebe, Nägel und Haare; schweißregulierend; Eiterungen; Harnsäure; Drüsen; Rachitis; Halsdrüsengeschwulst.
- *Kinder:* Geschwollene und verhärtete Lymphdrüsen.
  Schlafwandeln, Schlafsucht bei Tag, unruhiger Schlaf mit angstvollen Träumen.
  Fußschweiß mit Zehenwunden; Entzündungen der Lider und der Bindehaut; Schwellungen und Entzündungen der Tränensäcke.
  Dünneitrige Absonderungen aus dem Innenohr; Schwerhörigkeit; die Ohren sind wie zugefallen; Ohrensausen; Stock- und Fließschnupfen mit scharfer Absonderung; Husten mit Kitzelreiz im Hals; starkes Rasseln in der Brust mit schleimig-eitrigem, übel riechendem Auswurf; Lymphknoten und Speicheldrüsen im Kiefer- und Halsbereich schmerzhaft geschwollen. Wenig Appetit; Widerwillen gegen warme, gekochte Speisen und gegen Fleisch; starke Blähungen; hellgelber, stinkender Durchfall. Andererseits Verstopfung, Stuhl tritt unter großen Anstrengungen teilweise heraus und wieder zurück. Erbrechen nach Milchgenuss, Abneigung gegen Muttermilch. Entzündetes und geschwollenes Zahnfleisch.

Nr. 12 Calcium sulfuricum

- *Allgemeines:* Eiterungsfisteln; chronische Schleimhautkatarrhe.
- *Kinder:* Dicke, klumpige oder eitrige Ausscheidungen; Lungenerkrankungen mit reichlich schleimig-eitrigem Auswurf; Milchschorf; krustiges Ekzem; eitrige Ausschläge.

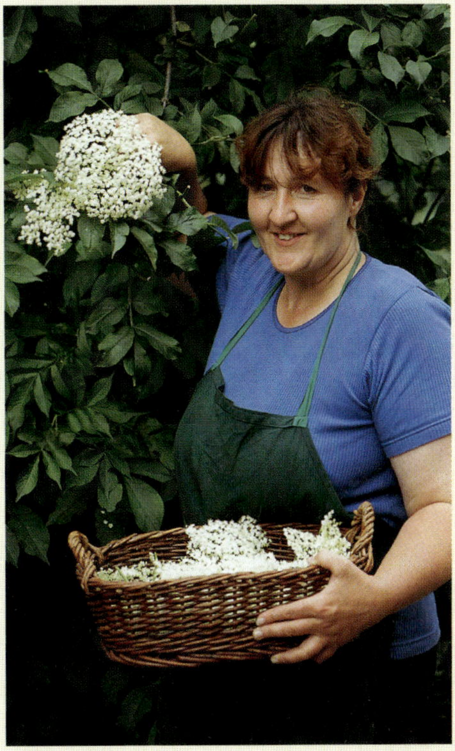

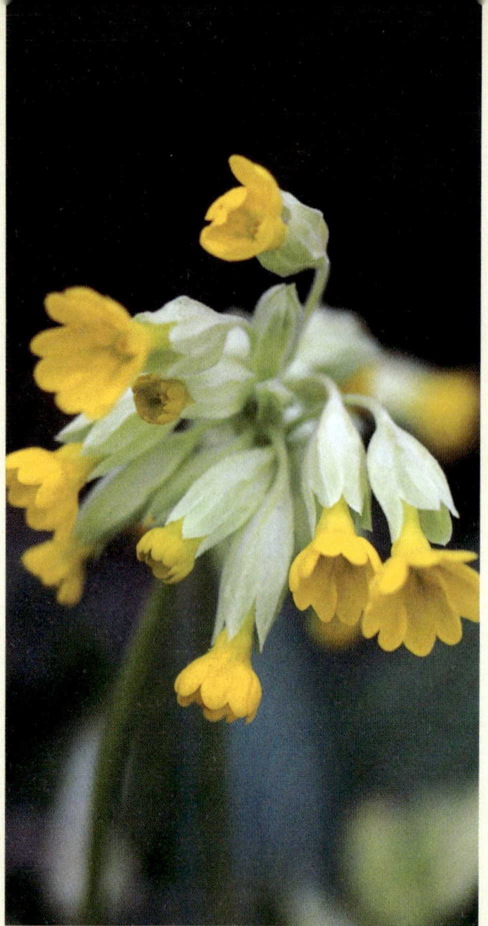

Schlüsselblume
(Primula veris)

Die Schlüsselblume solltest du in deinem eigenen Garten pflanzen, denn ihre Wurzel steht unter Naturschutz. Schlüsselblume ist ein sanftes gesundheitsförderndes Mittel für die Lunge, besonders bei Kleinkindern und Babys, aber auch bei älteren Menschen. Sie hat ein stark süßes Aroma, das Kindern sehr gut schmeckt. Man kann auch den Waldhimmelschlüssel (Primula elatior) verwenden.

Wissenswertes über die Schlüsselblume

Ab wann für Kinder geeignet?

Ab dem Babyalter.

Andere Namen

Himmelschlüssel, Hohe Schlüsselblume, Wald-Primel, Bürgerschlüssel, Eierkraut, Fastenblume, Gelbe Zeitlose, Teeschlüsselblume.

Wo findest du sie?

Auf feuchten Wiesen, in Wäldern, an Wegrändern.

Wie erkennst du sie?

Familie: Korbblütler, mehrjährig
Blätter: eirunde Blattrosette, Blätter mit sonst kahler und dunkelgrün gefärbter Unterseite, weißfilzig, fiederteilig, lanzettlich-stachelspitzig
Blüten: gelb, im Schlund leicht rötlich
Höhe: bis zu 30 cm

Blütezeit

März bis Ende Mai.

Verwendete Teile

Blätter und Blüte.

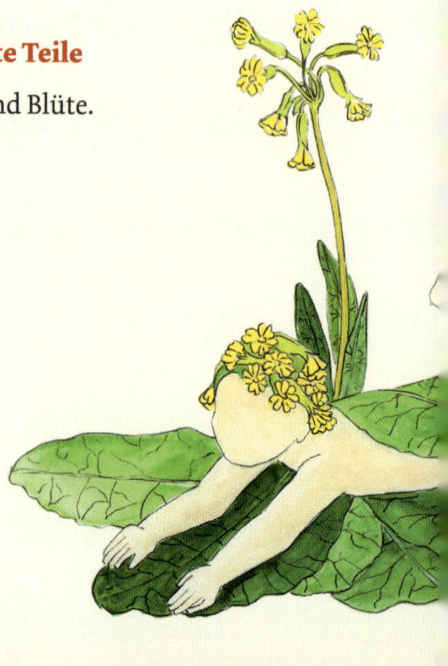

Gesundheit

Wirkungen

Schleimlösend, verflüssigend, auswurffördernd, schweiß- und harntreibend, herzöffnend, blutreinigend, leicht abführend.

◆ Rezept: Schlüsselblumentee

2 Teelöffel mit 1 Tasse heißem Wasser überbrühen und 5 Minuten ziehen lassen. Bis zu 3 Tassen trinken.

◆ Rezept: Blütensirup

900 ml Wasser zum Kochen bringen, Blüten und 500 g Zucker einrühren und so lange kochen lassen, bis ein dicker Sirup entsteht.
Bei Husten, Unruhe, Schwindelanfällen, Kopfschmerzen und Schlaflosigkeit 1 Teelöffel einnehmen.

◆ Rezept: Schlüsselblumenbalsam

Bei Sonnenbrand können die Blüten mit Olivenöl und 50 g Bienenwachs zu einem Balsam verarbeitet werden. Auch Falten und Flecken mit dem Balsam einschmieren.

◆ Rezept: Schlüsselblumenöl

Blüten in ein Glas mit Olivenöl einlegen und 3 Wochen stehen lassen. Dieses Öl kann gut zum Einreiben der Brust bei Husten verwendet werden.

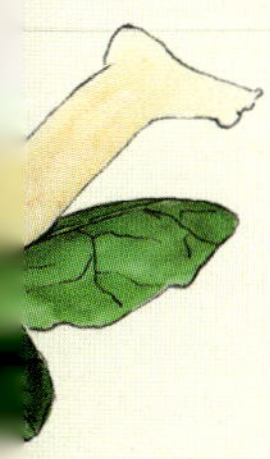

Küche

- Blätter und Blüten eignen sich sowohl für Salat als auch für Suppen.
- Die Schlüsselblumen können auch überall als Dekor zum Essen verwendet werden.
- Da Schlüsselblumen süß sind, wurden sie früher gern in den Kuchen eingearbeitet.

Geschichten und Magie

Mit jeder Blüte der Schlüsselblume erhält man die Jugend für immer. Das kannst du deiner Mutter erzählen.
Wer den Himmelschlüssel (die Echte Schlüsselblume, Primula veris) sieht, kann auch Schätze finden.

Wenn du etwas von ihr trinkst, wirst du auf irgendeine Weise geheilt werden, und wenn es nur die Gedanken und das Herz sind.

Unsere Großmutter hat uns vor dem Schlafengehen besonders im Frühling folgende Geschichte erzählt: Der Heilige Petrus bemerkte, dass ein zweiter Schlüssel für die Hintertür zum Himmelreich gemacht worden war und er den Überblick darüber verlor, wer ins Himmelreich einziehen durfte. Er erschrak darüber so sehr, dass ihm sein Schlüsselbund aus der Hand fiel. Der Engel, der ihn holen sollte, kam zu spät. Da fiel der Schlüssel auf die Erde, und an dieser Stelle blühte sogleich eine gelbe Blume, die Schlüsselblume. So bekam die Blume den Namen und kommt immer im Frühling hervor.

Wenn junge Mädchen blühende Schlüsselblumen schon in der Karwoche finden, heiraten sie der Überlieferung zufolge noch im selben Jahr.

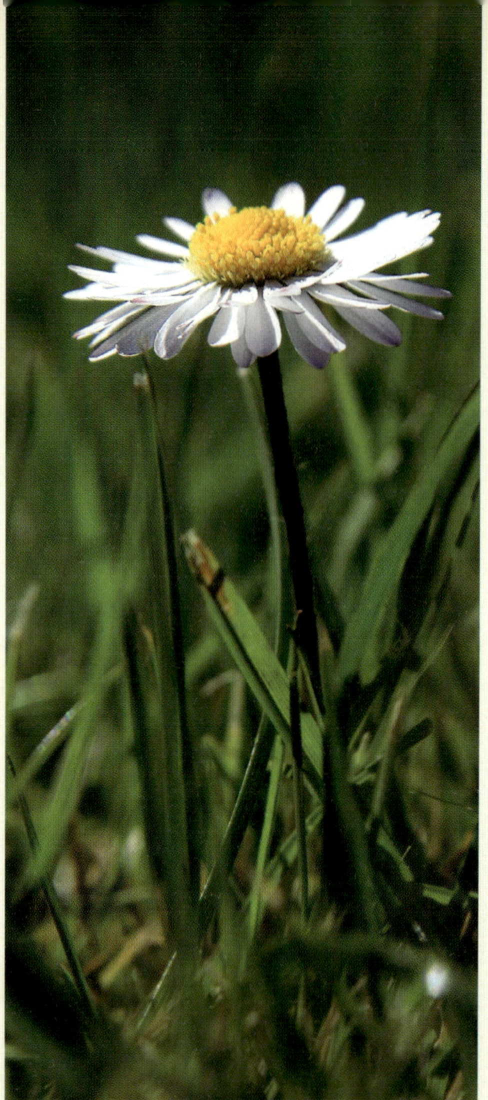

◆ Gänseblümchen
(*Bellis perennis*)

Gänseblümchen bezeichnet man auch als Arnika der Kinder, weil es ähnliche Eigenschaften aufweist, aber weniger stark wirkt. Ob als Auflagen oder Einreibung oder nur frisch gegessen im Salat oder vor der Haustüre – überall kann man sich diese vitaminreiche Pflanze besorgen.

Wissenswertes über das Gänseblümchen

Ab wann für Kinder geeignet?

Alle Altersgruppen.

Andere Namen

Tausendschön, Kleine Margerite, Maßliebchen, Gänselieschen.

Wo findest du es?

Praktisch überall auf Wiesen.

Wie erkennst du es?

Familie: Korbblütler, ausdauernd
Stängel: blattlos
Blätter: oval, olivgrün
Blüte: weiße Zungenblüten, körbchenförmiger Blütenstand
Höhe: bis zu 20 cm

Blütezeit

März bis Oktober.

Verwendete Teile

Blätter und Blüte.

Gesundheit

Wirkungen

- Stoffwechselanregend, entzündungswidrig, entgiftend.
- Gänseblümchen treibt Schleim und Wasser aus.
- Es enthält viel Vitamin C.
- Es kommt besonders häufig bei Husten und Wunden zum Einsatz.

◆ Rezept: Gänseblümchentee

2 Teelöffel mit 1 Tasse Wasser aufbrühen und 5 Minuten ziehen lassen.
Gerade anfällige Kinder sollten ca. 3 Wochen lang täglich 2 Tassen mit Tee von Blättern und Blüten trinken.

◆ Rezept: Gänseblümchenessenz

Blüten in 30%igen Alkohol einlegen und 3 Wochen stehen lassen.
Die Essenz kann auch überall dort verwendet werden, wo man sonst die Arnika nehmen würde, was bei Kindern ja nicht empfehlenswert ist. Gänseblümchen ist die Arnika der Kinder.

◆ Rezept: Bellisbalsam

Wollfett mit Gänseblümchen (frisch oder in Form einer Essenz) einlegen und ausschmelzen. In Salbendosen füllen.

Küche

◆ Rezept: Gänseblümchen-Salat oder -Topfen

Sowohl die Blätter als auch die Blüten kann man gut in den Salat oder in einen Topfenaufstrich hineingeben. Klein schneiden und untermischen. Den Stängel mag allerdings nicht jeder. Gänseblümchen sehen hübsch aus, schmecken lecker und enthalten viel Vitamin C. Sogar im Salat wirken sie entgiftend, harntreibend, entzündungshemmend, stuhlfördernd und blutreinigend.

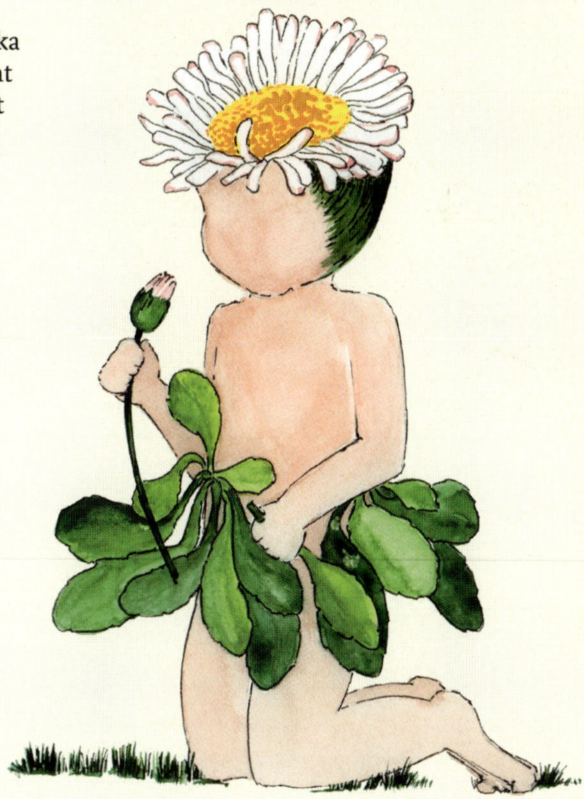

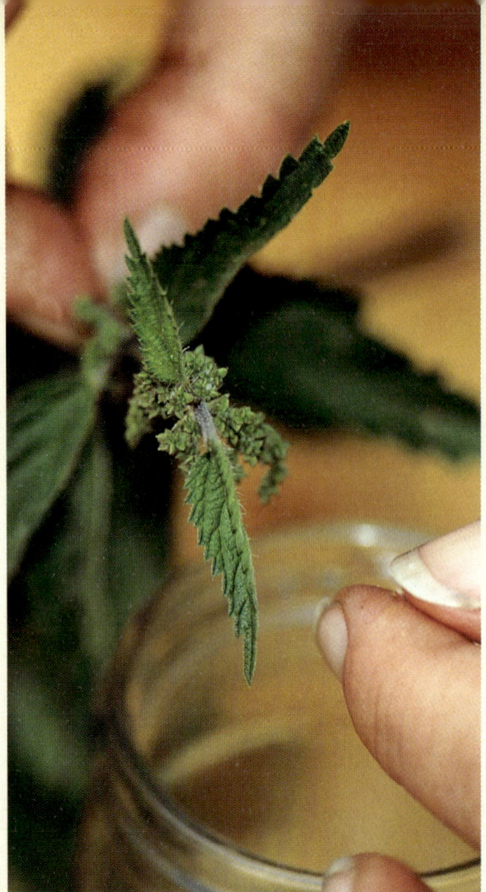

◆ Brennnessel
(Urtica dioica)

Für mich persönlich ist die Brennnessel die wichtigste Pflanze im Land Tirol, ja, österreichweit. Es ist absurd, dass viele Leute sie als Unkraut betrachten. Ob Vorbeugung, Kochen, Schädlingsbekämpfung … alles lässt sich mit der Brennnessel machen! Obwohl die Brennnessel keine sehr dekorative Pflanze ist und eine unvorsichtige Berührung unangenehm brennt, gehört sie wirklich in jeden Garten und sollte auch genutzt werden!

Wissenswertes über die Brennnessel

Ab wann für Kinder geeignet?

Ab 1 Jahr.

Andere Namen

Saunessel, Hanfnessel, Donnernessel, Nessel, Sengnettel.

Wo findest du sie?

Überall. Besonders bevorzugt sie nährstoffreichen Boden.

Wie erkennst du sie?

Familie:	Nesselgewächs, mehrjährig
Stängel:	aufrecht, unverzweigt, vierkantig, oft bräunlich-rot
Blätter:	gegenständig, gestielt, grob gezähnt, ei- bis herzförmig, lange Brennhaare
Blüte:	unscheinbar, grünlich
Höhe:	1 bis 1 1/2 m

Blütezeit

Juni bis September.

Verwendete Teile

Blätter, Samen und Wurzeln.

Gesundheit

Wirkungen

Blutreinigend, entschlackend, wasserausleitend, allgemein stärkend, abführend, blutbildend.

Bei Ekzemen und anderen Hautproblemen sowie bei Durchfall zur Entgiftung.

◆ Rezept: Brennnesseltee

1 Teelöffel pro Tasse mit kochendem Wasser überbrühen und 3 Minuten ziehen lassen. 2 Tassen trinken.
Der Tee wirkt schleimlösend und entgiftend, speziell bei abnehmendem Mond.

◆ Rezept: Brennnesselpulver

Die getrockneten Blätter fein rebeln und einnehmen. Das wirkt positiv auf die Blase.

◆ Rezept: Brennnesselsirup

Ca. 30 g frische oder getrocknete Brennnesseln mit 1 kg Honig im Mörser verreiben und in einem Tontopf aufbewahren. Der Sirup entzieht Schleim und leitet Feuchtigkeit aus.

Küche

Brennnesseln können in der Suppe, im Spinat, in Knödeln, mit Spätzli und noch in vielen weiteren Gerichten verwendet werden.

◆ Rezept: Brennnesselspinat

Brennnessel dünsten, mit Passierstab mixen, mit wenig Mehl stauben, mit Salz und Pfeffer würzen, zum Schluss mit Sahne abschmecken.

◆ Rezept: Brennnesselsuppe

Junge Blätter in Wasser weichkochen, fein schneiden, mit Einmach aus Butter und Mehl anschwitzen, mit Suppe oder Wasser übergießen, mit Sauerrahm abschmecken und würzen.

Samen

Die Samen, ganz oder fein gemahlen, dienen der Steigerung der körpereigenen Abwehrkräfte.

Sie können frisch oder getrocknet auf den Salat gestreut, als Beilage in den Topfen, in Suppen oder auf das Butterbrot gegeben werden. Brennnesselsamen verleihen Kraft und zeichnen sich besonders durch ihren hohen Eisengehalt aus.

Geschichten und Magie

Ein gepresstes Blatt in der Tasche als Schutz für dich kann Angst einfach vertreiben.

Der Brennnessel wird nachgesagt, dass sie schlechte Gedanken, Neid und Missgunst anderer Menschen abfangen kann.

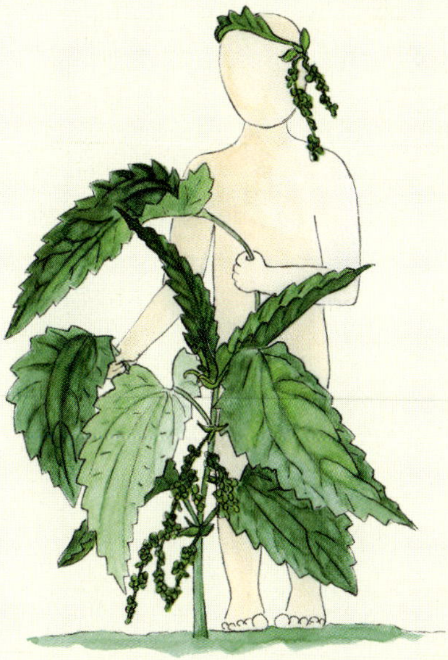

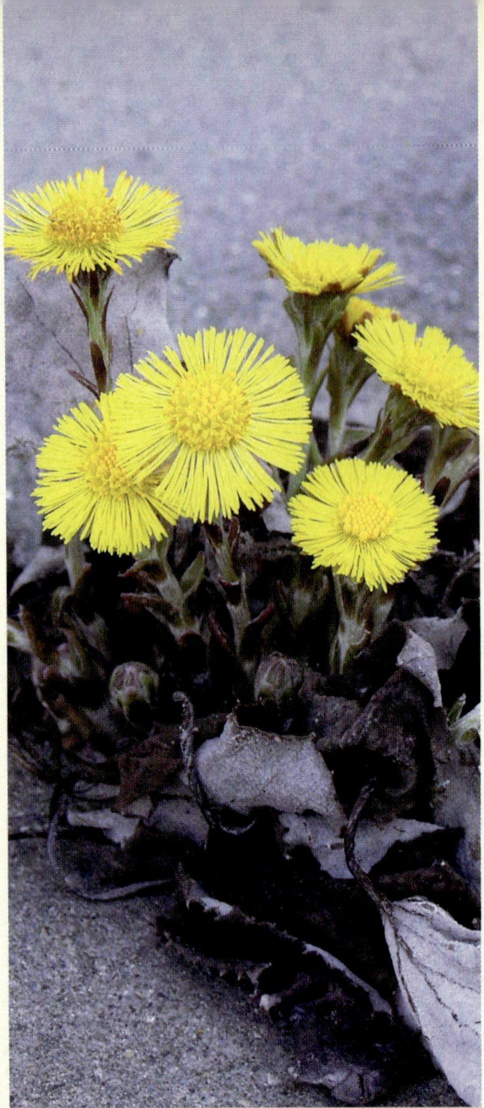

◆ Huflattich
(Tussilago farfara)

Der Huflattich wächst sehr früh im Jahr. Manche Leute verwechseln ihn mit dem Löwenzahn, obwohl die Unterschiede sehr offensichtlich sind. Diese kleine, unscheinbare Pflanze kann Beschwerden wie Atemwegserkrankungen und Hautprobleme lindern.

Wissenswertes über den Huflattich

Ab wann für Kinder geeignet?

Ab 3 Jahren.

Andere Namen

Ackerlattich, Brandletschenkraut, Rosshuf(lattich), Eselhuf(lattich), Feldhuf(lattich), Bachblümlein, Berglatschen, Brandlattich, Lehmblümel, Märzblume, Ohmblätter.

Wo findest du ihn?

Durchlässige, ton- und lehmhaltige Böden, bis hoch ins Gebirge – sehr genügsam und widerstandsfähig.

Wie erkennst du ihn?

Familie: Korbblütler, einjährig
Stängel: geschuppt, weißlich bis rötlich
Blätter: langgestielt, grundständig, auf der Unterseite grauer Filz, eckig-herzförmig, an Pferdehufe erinnernd
Blüte: ca. 300 Zungenblüten und 30-40 Röhrenblüten, leuchtend gelb
Höhe: 10 bis 30 cm

Blütezeit

März bis April.

Verwendete Teile

Blätter und Blüte.

Wirkungen

Reiz- und entzündungshemmend, schleimlösend, auswurffördernd, hustenlindernd, krampflösend, schweißtreibend.

Der Verkauf von Huflattich als Arzneipflanze wurde in Österreich vorsorglich verboten, weil Huflattich Spuren von toxischen Alkaloiden enthalten kann. Allerdings sind bei der Anwendung als Tee keine Schäden beobachtet worden und es gibt auch bestimmte Sorten, die man selbst anpflanzen darf und die unbedenklich sind.

◆ Rezept: Huflattichtee

Dosierung: 1 Esslöffel des Krauts (Blüten und Blätter) pro Tasse. 2 Tassen am Tag trinken.
Bei Heiserkeit, Bronchitis und auch bei sehr hartnäckigem Husten kann man diesen Tee trinken, besser verwendet man Huflattich aber in einer Mischung.

Weitere Möglichkeiten des Einsatzes von Huflattich

- Für einen Sirup einfach in den Spitzwegerich-Sirup dazugeben.
- Die Unterseite der Blätter kann man auf eitrige Wunden und Geschwüre auflegen.
- Wenige Blätter im Salat können die Verdauung besonders fördern.
- Die Inhalationsdämpfe sind eine Hilfsmaßnahme bei asthmatischen Atemnotanfällen, wenn man den Arzt bzw. die Ärztin oder das Krankhaus nicht gleich erreichen kann.

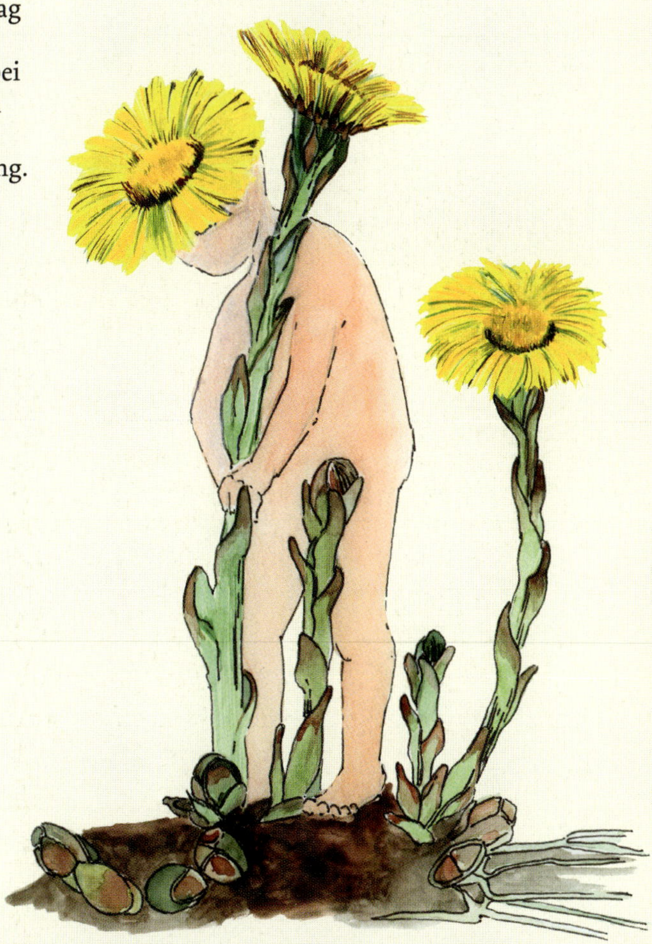

Huflattich (*Tussilago farfara*)

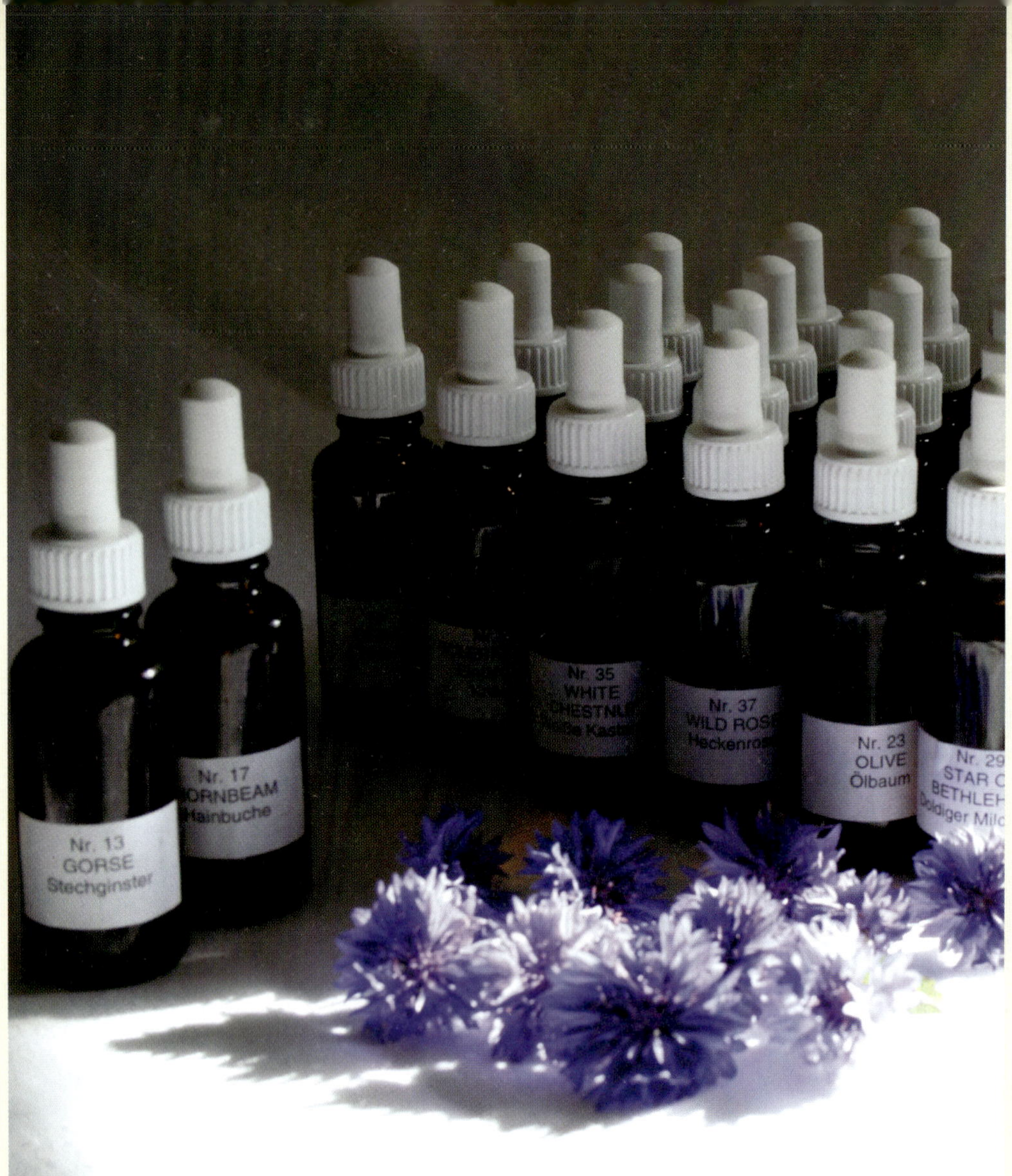

Bachblüten

Bachblüten sind eine schöne Hilfe, um Schwingungen aus Kräutern, Pflanzen und Gehölzen zu bekommen. Schwingungen für die Seele – bei Kindern sehr nützlich und fein.

Für das Aussuchen der Bachblüten braucht man jemand Kundigen oder man pendelt sie selbst aus. Wenn man die Mittel selbst wählt, darf man aber keine Vorurteile haben oder von irgendetwas beeinflusst sein.

Vorbemerkung

Diese Aufzeichnungen ersetzen nicht ein Bachblütenbuch. Dieser Abschnitt soll nur darauf hinweisen, wie einfach Bachblüten anzuwenden sind und in welchen Situationen man damit möglicherweise leicht und schnell eingreifen kann.

Der Einsatz von Bachblüten ist bei Angst, Unruhe, Stress, Unzufriedenheit, Angst vor Zahnarztbesuchen, Schulstress, Prüfungsangst usw. sinnvoll.

Gerade Kleinkinder reagieren sehr gut darauf. Bachblüten können alleine angewendet, aber auch mit Kräutern sehr gut kombiniert werden.

1 Agrimony (Odermennig)

- *Fördert:* Konfliktbereitschaft; Offenheit; inneren Frieden und tiefe innere Ruhe; Ehrlichkeit; die Fähigkeit, Gefühle und auch starke Emotionen auszudrücken.
- *Bekämpft:* Suchtverhalten; Angst, das wahre Gesicht zu zeigen; Scheu, sich auseinandersetzen.

2 Aspen (Espen)

- *Fördert:* Sensitivitätsschutz; Entspannung; Schlaf; Ruhe; Gelassenheit; Vertrauen in das Leben; Gefühl der Sicherheit und Geborgenheit; Überwindung der Angst.
- *Bekämpft:* herumgeisternde Gedanken, dass etwas passiert; Angst vor dunklen Mächten; immer wieder unerklärliche andere Ängste.

3 Beech (Rotbuche)

- *Fördert:* Toleranz; Verständnis; Nachsichtigkeit; Nächstenliebe; Mitgefühl und Sanftheit; zwischenmenschliche Beziehungen.
- *Bekämpft:* Neigung, immer wieder andere Menschen zu beurteilen und zu verurteilen; Lust auf Böswilligkeit; Einmischen in andere Angelegenheiten.

4 Centaury (Tausendgüldenkraut)

- *Fördert:* Selbstbestimmung; Selbstverwirklichung; Ablösung von Elternhaus und Eltern; Ichstärke; Neinsagen; Durchsetzungskraft; Entwicklung; Willensstärke; Erwachsenwerden; Ausdauer; Durchsetzungskraft.
- *Bekämpft:* übertriebene Hilfsbereitschaft; Zwang, ungewisse Erwartungen zu erfüllen; Selbstbetrug; Neigung, sich mit Arbeit zu überfordern; Angst vor Ablehnung, besonders durch Autoritätspersonen; Schüchternheit; Neigung zur Unterwürfigkeit; Anerkennungssucht.

5 Cerato (Bleiwurz)

- *Fördert:* Selbstvertrauen; Intuition; Vertrauen in die eigene Weisheit; Erspüren innerer Wahrheit; Verarbeitung von vielen Eindrücken; nach innen finden; Selbstbewusstsein.
- *Bekämpft:* überdrehte Ratsuche; Leichtgläubigkeit; Beeinflussbarkeit; Naivität; Abhängigkeit von anderen Meinungen; Zweifel an einem selbst und seinen Fähigkeiten; Unsicherheit und Redseligkeit.

6 Cherry Plum (Kirschpflaume)

- *Fördert:* Seelische Offenheit; Ausgeglichenheit; Gelassenheit; Entspannung; Loslassen; Ruhe und Gelassenheit; Selbstkontrolle; guten Umgang mit Aggressionen.
- *Bekämpft:* Neigung, sich und andere zu gefährden; große Selbstmordgedanken; Wut; Zornausbrüche; Ohnmacht und Angst, den Verstand zu verlieren; ständige Angst, dass etwas Schlimmes passiert.

7 Chestnut Bud (Kastanienknospe)

- *Fördert:* Lernfähigkeit; Lernbereitschaft; Gründlichkeit; Reifeprüfung; spätes Studium; neue Umschulungen; Schärfung der Beobachtungsgabe; Reife allgemein; Konzentration; Förderung der Aufmerksamkeit.
- *Bekämpft:* Wiederholung von Fehlern, ohne gelernt zu haben; Faulheit, um Lernschwäche zu beheben; Zerstreutheit und Langsamkeit.

8 Chicory (Wegwarte)

- *Fördert:* Offenherzigkeit; Fürsorge; Liebesfähigkeit; Loslassen; Liebe ohne Bedingung; Selbstwertgefühl; Ausgleich von Geben und Nehmen; Verbesserung von zwischenmenschlichen Beziehungen.
- *Bekämpft:* Verlassenheitsangst; Gefühle, schlecht behandelt zu werden; Fixieren auf Menschen oder Partner; Bedürfnis, unentbehrlich zu sein.

9 Clematis (Gemeine Waldrebe)

- *Fördert:* Realitätsbezogenheit; Achtsamkeit; Wachheit; Konzentrationsfähigkeit; Interesse am Alltag; Bereitschaft, mal für sich selbst etwas zu tun; Lebendigkeit; Erdung; im Hier und Jetzt sein.
- *Bekämpft:* Gefühl, immer auf bessere Zeiten zu hoffen; Gleichgültigkeit im Alltag und deshalb Zerstreutheit; keine Disziplin; sich hinter dem Schlafen verstecken; Träumen in der Gegenwart; sich selbst nicht spüren und deshalb nicht auf den eigenen Beinen stehen; Schwierigkeiten, Visionen umzusetzen.

10 Crab Apple (Holzapfelblüte)

- *Fördert:* Reinigung; innere Ordnung; Selbstliebe; sich annehmen, wie man ist; schlechte Gedanken loslassen können; geistige und seelische sowie körperliche Gesundheit; Heilkraft; Nachsichtigkeit mit einem selbst; Selbstzufriedenheit.
- *Bekämpft:* zu große Ansprüche und zu hohe Ideale gegenüber sich selbst; Angst, sich nicht sauber zu fühlen und Makel zu haben; Sexualität als schlecht betrachten; peinliche Angst vor Krankheitserregern, Therapien und Fantasien; Drang zu peinlicher Genauigkeit; Perfektion und Putzwut; Verneinung von einem selbst; Selbsthass.

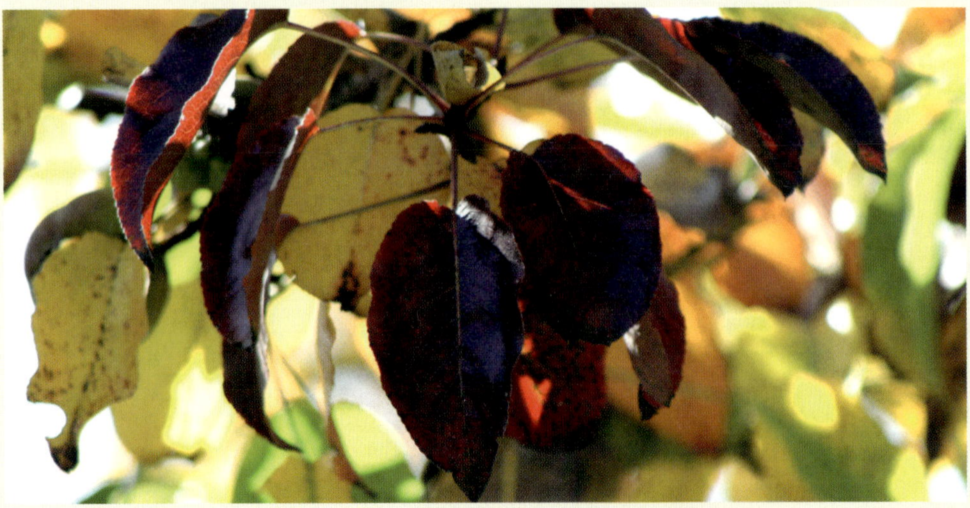

Stress, Erschöpfung, Ängste, Selbstzweifel, Verschlossenheit, seelisches Ungleichgewicht …

11 Elm (Ulme)

- *Fördert:* Fähigkeit, sich Kraft in Momenten der Schwäche zuzutrauen; Ausdauer; Nachsicht mit sich selbst; Übernahme von Verantwortung; Selbstsicherheit; unerschütterliche Zuversicht; Mut.
- *Bekämpft:* Neigung, dass nur tolle Leistungen zählen; Drang, Probleme von anderen zu übernehmen; keinen Mut vor Prüfungen und Blockaden; falsch eingesetzte Reserven zur Veränderung; Überforderung; Gefühl, Aufgaben nicht gewachsen sein.

12 Gentian (Bitterer Enzian)

- *Fördert:* Gottvertrauen; Glaube; Mut; Erleichterung; Ausdauer; Heiterkeit; Mut und Zuversicht; Umgang mit Trauer; Umgang mit Schicksalsschlägen und Krisen.
- *Bekämpft:* Zweifel an therapeutischen Prognosen; negative Einstellung zu Schicksalsschlägen; Glauben, das Opfer zu sein; Depressionen, die durch wenig Selbstvertrauen ausgelöst werden; negative Einstellung bei Krankheiten und in der Schule; große Enttäuschung über Misserfolg.

13 Gorse (Stechginster)

- *Fördert:* Hoffnung auf Besserung von Sehnsüchten und Problemen; Freude und Sorglosigkeit; geistige und seelische Gesundheit; erfüllte Partnerschaft, Ehe; Genesung; Lebensvertrauen; positive Gedanken; Glaube und Lebensmut.
- *Bekämpft:* Ahnungen, todkrank zu werden; nichts für die Gesundung tun wollen; Lernschwierigkeiten wegen Hoffnungslosigkeit; wenig Lebenskraft, daraufhin Kraftlosigkeit; große Verzweiflung; Gefühl der Sinnlosigkeit; Verzweiflung, kein Kind zu bekommen.

14 Heather (Heidekraut)

- *Fördert:* Einfühlungsvermögen; Geborgenheit in sich selbst; Identität; zuhören können; Zurückhaltung und Distanz; verzichten können; Geben und Nehmen in Harmonie; Selbstverantwortlichkeit; bessere zwischenmenschliche Beziehungen; Beziehungsfähigkeit.
- *Bekämpft:* starken Drang nach Zuneigung; den Willen, Liebe zu erzwingen; Zeigen von Selbstmitleid und Opferhaltung; Furcht, von niemandem geliebt zu werden; Gefahr, durch fordernde Haltung andere zu nerven; Reden über sich und seine Probleme; Drang, im Mittelpunkt zu stehen.

15 Holly (Stechpalme)

- *Fördert:* Liebe; Freundschaft; Nächstenliebe; bessere Beziehung zu den Geschwistern; Widerstand gegen Gefühle wie Neid, Zorn, Ärger, Wut, Geiz; Vertrauen, dass das Leben für alle genug bereithält; Verständnis für alle; Herzensgüte; Mitgefühle.
- *Bekämpft:* Schadenfreude und Streitsucht; Misstrauen, dass es anderen besser geht; Selbstzerstörung durch Eifersucht und Liebeskummer; Gedanken um Rivalität und Hassgefühle.

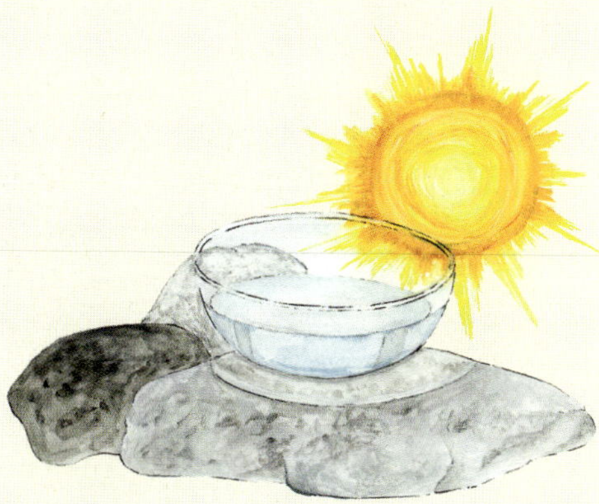

16 Honeysuckle (Geißblatt)

- *Fördert:* Gegenwartsinteresse; Loslassen von der Vergangenheit; Loslassen von alten Beziehungen; Loslassen von alten Mustern und Gewohnheiten; Leben im Jetzt; Vertrauen in die Zukunft.
- *Bekämpft:* Unwillen, das Leben zu verändern; Starrheit; Trennungsschmerz; Sehnsucht nach Altem und Vergangenem; alte Zeiten nicht loslassen und als das Beste darstellen; die Gegenwart nicht leben wollen und sich in die Vergangenheit flüchten.

17 Hornbeam (Hainbuche)

- *Fördert:* Geistige Frische; Tatkraft; Spannkraft; Schwung; Spaß am Leben; Freude; Heiterkeit; Koppeln von Herz und Verstand; Zufriedenheit; Kreativität; Bereitschaft.
- *Bekämpft:* Unzufriedenheit besonders am Morgen; Zweifel an Leistungskraft; einseitiger Lebensstil; geistige Müdigkeit; Bewegungsfaulheit; Langeweile; Schwierigkeiten, die täglichen Arbeiten zu schaffen.

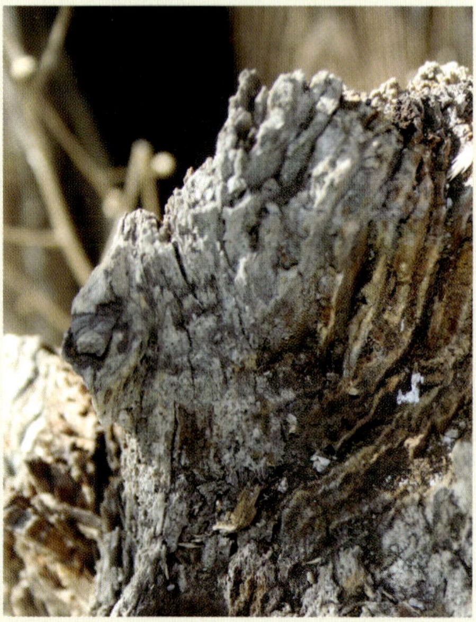

18 Impatiens (Drüsen-Springkraut)

- *Fördert:* Geduld; Mitgefühl; bessere Einstellung zur Zeit; innere Ruhe und Gelassenheit; allgemeine Geduld für einen selbst und andere; Geduld, wenn andere langsamer sind; Behutsamkeit.
- *Bekämpft:* Zerstörungsdrang; so ungeduldig sein, dass man schnell isst, spricht, geht und arbeitet; Gefühl, aus der Haut fahren zu wollen; Nervosität; Zornausbrüche; chaotische Energien.

19 Larch (Lärche)

- *Fördert:* Selbstwertgefühl; Selbstvertrauen; Mut, etwas Neues zu wagen; Freude an sich selbst und seinen Fähigkeiten; Ausdrucksfähigkeit; Kreativität; Spontaneität; Mut zum Erfolg.
- *Bekämpft:* Unsicherheit und Frust vor Prüfungen; Angst vor Misserfolgen; Mutlosigkeit und Angst zu versagen; sich mit anderen vergleichen, andere sind immer besser.

20 Mimulus (Gefleckte Gauklerblume)

- *Fördert:* Tapferkeit; Vertrauen; innere Stärke; Risikobereitschaft; Selbstsicherheit, sich den Herausforderungen des Lebens zu stellen.
- *Bekämpft:* riesige Angst vor dem Tod, aber auch vor dem Leben, vor Krankheit und Schmerzen; Vorstellungen von Unglück und Unfällen; Angst vor benennbaren Bedrohungen; Glaube, keinen Partner zu finden; Lampenfieber; Überzeugung, es bei Prüfungen nicht zu schaffen.

21 Mustard (Ackersenf)

- *Fördert:* Frohsinn; Heiterkeit; Licht; Sinnfindung; genügend Kraft, um Depressionen durchzuhalten; Lernen und Verwandeln; Trauerverarbeitung; Gleichgültigkeit gegenüber Fährnissen; Trost; Mut zum Leben; Aushalten;

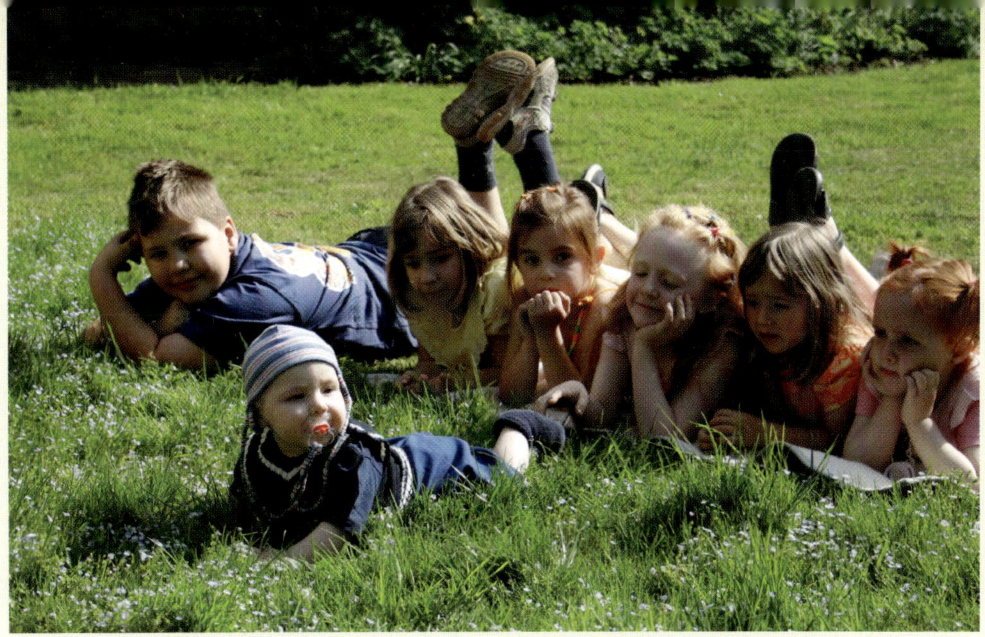

… die Bachblüten können helfen, einige Dinge anders zu sehen

Wandlung; Erleichterung.

- *Bekämpft:* Gefühl, dass das Leben sinnlos geworden ist; Depressionen; Niedergeschlagenheit; Antriebslosigkeit.

22 Oak (Eiche)

- *Fördert:* Ausdauer; Standfestigkeit; Loslassen; Fähigkeit, richtige Mitte zwischen Geben und Nehmen zu finden; passive Seite; weibliche Verbindung; Zulassen von Schwäche; Nachgeben.
- *Bekämpft:* Neigung, alles von anderen auf die eigenen Schultern zu laden; Gefahr, an die Grenzen seiner Kräfte zu gehen, bis zum Zusammenbruch; Überzeugung, als Person unentbehrlich zu sein; trotzdem Glaube, die Leistung sei nichts wert; Wunsch, alles besser zu können als andere; Durchhalten trotz Überforderung.

23 Olive (Ölbaum)

- *Fördert:* Lebenskraft; Regeneration; Weitsicht, seine eigenen Grenzen zu erkennen; Entspannung; innerer Frieden; Fähigkeit, körperliche und seelische Belastungen wieder auszugleichen; Körperbewusstsein.
- *Bekämpft:* ständige Überforderung bis zur allgemeinen Erschöpfung; Gefühl, keine Kraft zu finden wegen Schlafstörungen und Schicksalsschlägen; Schwäche nach Mehrlingsgeburten oder Schwergeburten; Sorge um die Gesundheit.

24 Pine (Kiefer)

- *Fördert:* innere Befreiung; Selbstliebe; Vergebung; Selbstachtung; Loslassen von den Eltern; positive Sicht auf Schuld; Selbstachtung; Gefühl, willkommen zu sein; Recht auf Leben; Loslassen von Schuldgefühlen; Befreiung von den Erwartungen der anderen.
- *Bekämpft:* wiederkehrende Schuldgefühle; zu hohe Ansprüche an einen selbst; große Gewissenhaftigkeit und Bescheidenheit; Überzeugung, für Fehler von anderen verantwortlich zu sein; Schamgefühl; Mangel an Selbstwertgefühl.

25 Red Chestnut (Rote Rosskastanie)

- *Fördert:* Positive Gedanken; Gelassenheit; Selbstbestimmung; Entschlossenheit; Finden der eigenen Mitte; Gleichgewicht; Klarheit.
- *Bekämpft:* Ängste um andere; Stimmungsschwankungen à la „Himmelhoch jauchzend – zu Tode betrübt"; übertriebene Weichheit oder Härte; Heißhunger oder Appetitlosigkeit; Launenhaftigkeit und Unberechenbarkeit; Wankelmut; Labilität und Unsicherheit.

29 Star of Bethlehem (Doldiger Milchstern)

- *Fördert:* Heilung; Trost; Regeneration nach traumatischen Ereignissen; Gelassenheit und Ruhe in schlimmen Situationen (Unfälle, schlimme Nachrichten); Lösung von Schocksituationen.
- *Bekämpft:* Blockierung der Lebensenergie, Schocks aus Gegenwart und Vergangenheit; Schmerz, Kummer und Sorgen; chronische Krankheiten und Schmerzen, die aus Schockerlebnissen und Schicksalsschlägen herrühren.

30 Sweet Chestnut (Edelkastanie)

- *Fördert:* „Durch Dunkelheit zum Licht"; Erlösung; Gottvertrauen und Glaube; Gnade; Lebensmut.
- *Bekämpft:* Druck von Verzweiflung und tiefer Trauer; Kummer, Schmerzen und Depressionen; innere Leere und Dunkelheit; Gefühle, nicht weiterzukommen oder an der Grenze der Belastbarkeit angelangt zu sein.

31 Vervain (Eisenkraut)

- *Fördert:* Idealismus; Selbstdisziplin; Begeisterung.
- *Bekämpft:* Stress; Eigenwilligkeit; Überaktivität; Besserwisserei; Missionierung und Zwangsbeglückung; Ruhelosigkeit; fixe Vorstellungen und Verbissenheit; unangebrachte Euphorie; Widerstand, der nur schadet; Hektik, die alle stresst; verbissene Vorstellungen, was andere tun sollen, wie sie gesund und glücklich werden.

32 Vine (Weinrebe)

- *Fördert:* natürliche Autorität.
- *Bekämpft:* Dienen; Rechthaberei; Tyrannei; Machthunger; häufiges Kämpfen; Streitlust; Herrschsucht; Ausbeuten anderer; Größenwahn; Überheblichkeit, Drang, im Mittelpunkt zu stehen; Neigung zu Streit und Kränkungen aus lauter Machthunger; Rücksichtslosigkeit und unbeugsames Verhalten.

33 Walnut (Walnuss)

- *Fördert:* Wandlung; Neubeginn; Entwicklung.
- *Bekämpft:* seelische Probleme während der Schwangerschaft; Angst, dass andere über einen reden; Befürchtungen; Neigung, negative Energien aufzunehmen; Angst vor unbekannten und neuen Lebensphasen (wie Kindergarten, Schule, Pubertät, Ablösung von Elternhaus, Scheidung).

34 Water Violet (Sumpfwasserfeder)

- *Fördert:* Kommunikation; Demut und Dienen; Zulassen von Nähe; Offenheit; Freude am Beisammensein; Fluss der Energien; Fähigkeit, Gefühle zu zeigen; Nähe und Vertrauen in andere.
- *Bekämpft:* Stolz aus getarnter Unsicherheit; gespielte Gleichgültigkeit und Ablehnung von Gefühlen; Unfähigkeit zum Gefühl, mit anderen verbunden zu sein.

35 White Chestnut (Weiße Kastanie)

- *Fördert:* konzentrierte Gedankenkraft; Stille und geistige Ruhe; Konzentration zum Lernen; Frieden; Loslassen von störenden Gedanken.
- *Bekämpft:* durch zu viele Gedanken behinderter Schlaf; belastende Müdigkeit; Spannung im Kopfbereich; ständige Beschäftigung mit Sorgen.

36 Wild Oat (Waldtrespe)

- *Fördert:* Selbstfindung und Selbstverwirklichung; Erkennen der eigenen Berufung; Zielfindung.
- *Bekämpft:* Unsicherheit, welchen Weg man gehen soll; Ratlosigkeit, welche Blüte passt; Probleme, die Begabung zu nutzen; Unsicherheit, welche Schule, welcher Beruf oder welche Zielsetzung richtig ist.

37 Wild Rose (Heckenrose)

- *Fördert:* Lebensfreude; Bewegungsfreude; Lust am Leben und an der Arbeit; Vitalität; Motivation; Hingabefähigkeit.
- *Bekämpft:* Neigung zur Resignation, Trägheit und Passivität; blockierende Depressionen; Antriebslosigkeit durch Langeweile und Müdigkeit.

38 Willow (Weide)

- *Fördert:* Erkenntnis; inneren Frieden; Nachgeben; Selbstverantwortung; Aussöhnungen, Vergebung; Verzeihen; positive Gedanken.
- *Bekämpft:* Verbitterung durch Schicksalsschläge, Hassgefühle und Unversöhnlichkeit; Neid; Groll; Trotz; Neigung, anderen Schuld zuzuweisen.

39 Notfalltropfen

- Sie bestehen aus mehreren Blüten und werden in der Apotheke in der Mischung verkauft. Diese kann man bei Nervosität, Unruhe, nach einem Unfall, bei Verletzungen und Schockzuständen, vor Prüfungen, beim Zahnarztbesuch brauchen.
- *Einnahme:* 5 Tropfen nach Bedarf, die Häufigkeit kann selbst gewählt werden. Direkt auf die Zunge tröpfeln oder die Schläfen damit einreiben. Besonders gut bei Frühchen oder schwachen Kindern – hier die Fußsohlen einreiben.

Frauenmantel

Frauenmantel steht für Selbstverantwortung. Der Alpenfrauenmantel ist Meister seines Schicksals. Auch diese einheimische Pflanze kann in der Bachblütenmethode eingesetzt werden. Es ist ja nicht so, dass nur diese 38 Blüten erlaubt sind, mittlerweile werden bereits viel mehr Pflanzen eingesetzt.

Der Alpenfrauenmantel hilft, wenn sich eine Frau nicht annehmen kann. Er unterstützt die Weiblichkeit, die sonst nicht zur Geltung kommt, sogar bei Konflikten mit der Weiblichkeit und auch wenn eine Frau immer vom Schicksal benachteiligt wird. Der Ausgleich des Blattes ist der Tautropfen.

Notfalltropfencreme

Die Notfalltropfen können auch in eine Salbengrundlage eingearbeitet werden. Dazu eignet sich Doritin als Salbengrundlage besonders gut. Es sind nur 15 Tropfen für eine Dose mit 50 ml nötig.

Literaturtipp

Wer mag, kann sich auch die Bachblüten selbst herstellen. Im Buch meiner Freundin Katharina Best kann man das gut nachlesen. Siehe den entsprechenden Hinweis im Literaturverzeichnis.

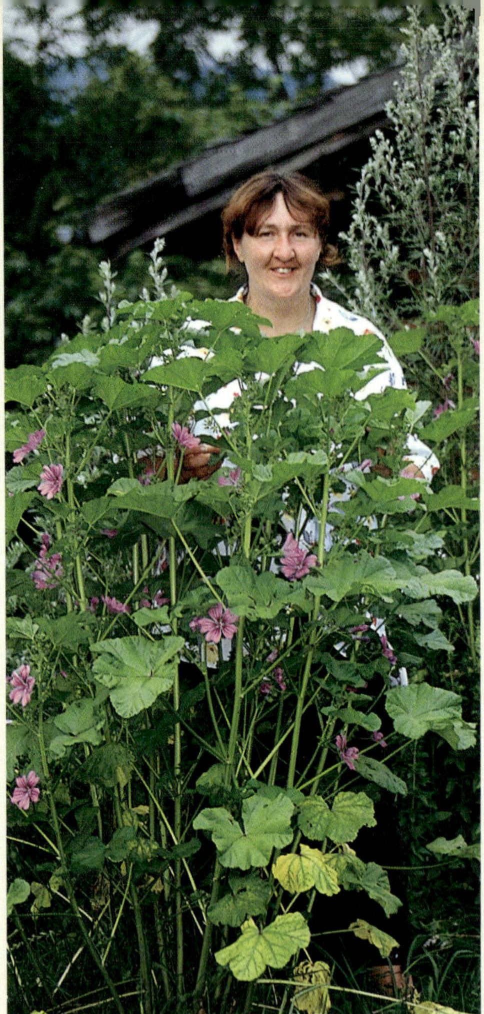

◆ Käsepappel
(Malva neglecta)

Der lateinische Name der Pflanze bedeutet „die Vernachlässigte und Übersehene". Das ist sehr treffend. Meine Großmutter hinterließ mir das schönste Vermächtnis, als sie mich auf die Bedeutung der Käsepappel hinwies und mir Pflanzen zum Ansetzen gab. Auf diese Weise bin ich meiner Oma heute noch auf Schritt und Tritt nahe.

Wissenswertes über die Käsepappel

Ab wann für Kinder geeignet?

Für alle Altersgruppen.

Andere Namen

Kaspappel, Weg-Malve, Gänsepappel, Hasenpappel, Käslikraut, Rosspappel, Schwellkraut.

Wo findest du sie?

Es könnte Schwierigkeiten bereiten, Käsepappel zu besorgen. Sie wächst am liebsten auf Schutt, und ihr Lebensraum wird heutzutage durch die fortschreitende Asphaltierung immer stärker beschnitten. Man kann die Pflanze mit weiteren Informationen zu ihrer Pflege auch bei mir beziehen.

Wie erkennst du sie?

Familie: Malvengewächs, ein- oder zweijährig
Stängel: ästig, niederliegend oder aufsteigend
Blätter: kreisrund oder nierenförmig, gezähnt, fünf- bis neunlappig, wechselständig, von mindestens drei Blattnerven tief zerfurcht, haarig
Blüte: weiß bis rosa
Höhe: 10 bis 45 cm

Blütezeit

Juni bis September.

Verwendete Teile

Blüte und Samen.

Gesundheit

Wirkungen

Reizlindernd, zusammenziehend, erweichend, wundheilend.

◆ Rezept: Käsepappeltee

1 Teelöffel pro Tasse. 1 Stunde kalt ziehen lassen und erst dann erwärmen.
Bei Halserkrankungen, Entzündungen der oberen Atemwege und Heiserkeit am besten mit dem Tee gurgeln.
Wenn der Tee für Wundwaschungen bestimmt ist, kann man ihn kalt über Nacht ansetzen.

◆ Rezept: Käsepappelsirup

6 Hände voll Kraut etwas zerkleinern.
1 Liter kochendes Wasser überbrühen.
24 Stunden lang ziehen lassen. Mit 200 g Zucker wieder etwas stehen lassen, dann noch einmal aufkochen.
Gerade bei Husten leistet dieser Sirup gute Dienste.

Küche

Den Samen können auch Kinder essen. Er schützt die Schleimhaut der Atemwege und die Magenschleimhaut. Man kann die Samen auch einfach in Omelettes einbacken.

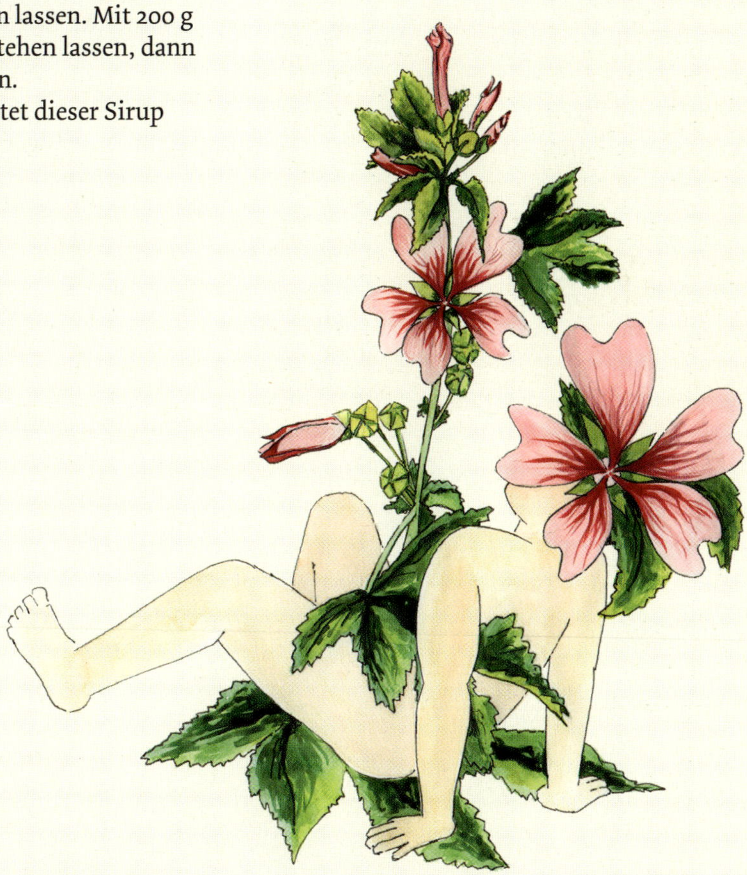

Käsepappel (*Malva neglecta*)

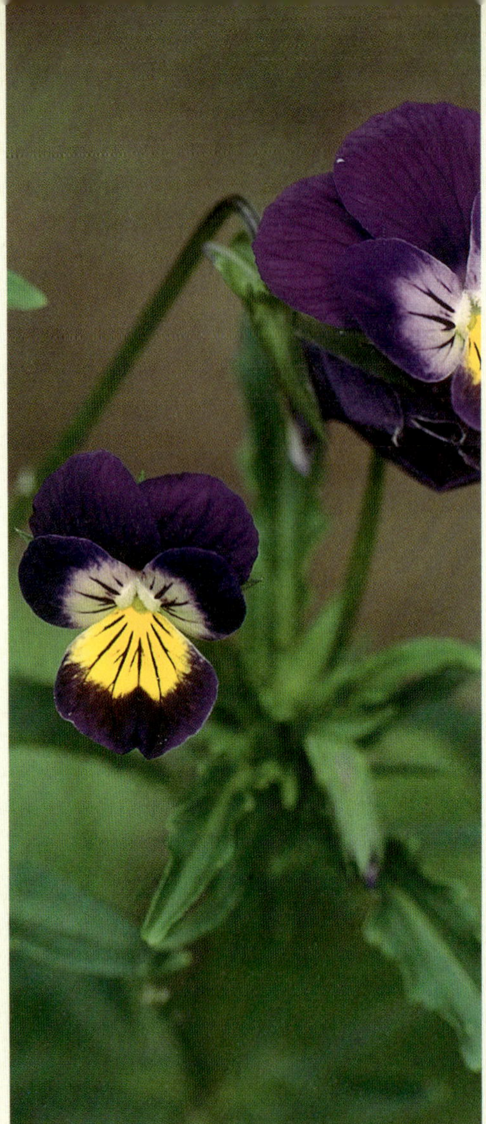

◆ Ackerstiefmütterchen
(Viola tricolor)

Das Stiefmütterchen ist eine nicht nur dekorative, sondern auch wirksame Pflanze. Besonders Kinder sollten fleißig Stiefmütterchentee trinken, weil seine schleimende Wirkung einen Schutz vor dem bodennahen Ozon erzeugt.

Wissenswertes über das Ackerstiefmütterchen

Ab wann für Kinder geeignet?

Für jedes Alter.

Andere Namen

Ackerveilchen, Dreifärbiges Veilchen, Samtblümlein, Stiefkindle, Jesusblümlein, Feldstiefmütterchen.

Wo findest du es?

Wild wachsend gerne auf Äckern, in Brachfeldern und Wiesenweiden, auch in Gartenkulturen oder als Unkraut.

Wie erkennst du es?

Familie:	Veilchengewächs, ein- oder zweijährig
Stängel:	aufrecht, verzweigt
Blätter:	gestielt, herz- bis eiförmig, die oberen eher lanzettlich, Nebenblätter sitzend, groß, fiederspaltig; alle am Rand gekerbt
Blüte:	hellgelb bis weißliches Rosa, violett
Höhe:	10 bis 40 cm

Blütezeit

April bis September.

Verwendete Teile

Ganzes blühendes Kraut.

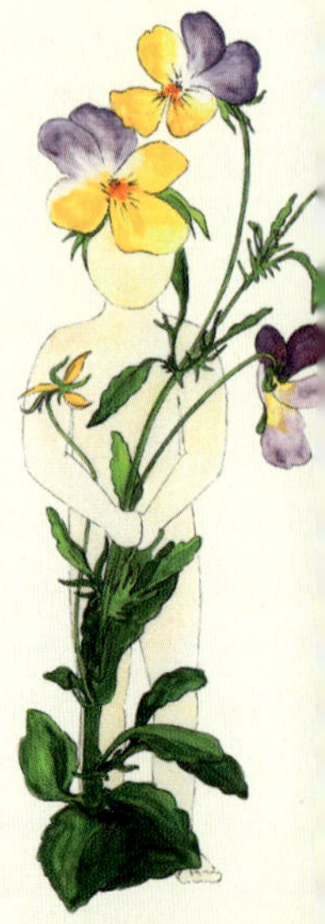

Gesundheit

Wirkungen

Schweiß- und harntreibend, blutreinigend, auswurffördernd.

Einerseits findet das Ackerstiefmütterchen Anwendung bei Hauterkrankungen wie Hautflechten, Ekzemen, Akne und Neurodermitis, andererseits bei Bronchitis und Bluterkrankungen.

◆ Rezept: Tee

1 Esslöffel pro Tasse mit kochendem Wasser überbrühen und 3 Minuten ziehen lassen. 2 Tassen trinken, wenn Husten, Ekzeme, Geschwüre und Hautleiden vorliegen.
Nie zu viel davon trinken, denn der Tee kann Brechreiz verursachen.
Das Ackerstiefmütterchen ist auch ein tolles Vorsorgemittel gegen Ozon, da die Schleimhäute einen gewissen Schutz erhalten.

◆ Rezept: Badezusatz vom Ackerstiefmütterchen

Ackerstiefmütterchentee kann ein guter Badezusatz oder Bestandteil von Waschungen gegen Milchschorf und Neurodermitis sein.
1 Hand voll Kräuter mit 1 Liter Wasser überbrühen und 10 Minuten ziehen lassen. Der Zusatz kann zum Baden und zum Waschen verwendet werden.

◆ Rezept: Tropfen

Das Kraut mit der Blüte in ein Glas geben und mit 35%igem Alkohol aufgießen (Verhältnis 1:4). 3 Wochen stehen lassen und 2 x 3 Tropfen täglich einnehmen – gegen Hautprobleme und Bronchitis.

◆ Rezept: Ackerstiefmütterchen gegen Milchschorf

Für einen Umschlag die frische Pflanze mit Milch mixen und auf den Milchschorf legen.

Küche

Blätter und Blüten lassen sich wunderbar in die Küche integrieren. Suppen und Kräutertopfen einfach mit feinen Blättern verfeinern! Stiefmütterchen ist ein Vitalität spendendes Kraut. Natürlich schmeckt es auch, wenn man es in den Salat mischt, am besten mit anderen Kräutern wie z.B. Löwenzahn und Schafgarbe.

Sirup

100 g Blüten mit 1/2 Liter kochendem Wasser überbrühen, 12 Stunden stehen lassen, abseihen und 1/2 kg Zucker bzw. Rohrzucker dazugeben. Erwärmen, bis alles zergangen ist. Abfüllen. Der Sirup ergibt ein besonders gutes Getränk für Kinder.

Essig

Ein köstlicher Essig kann ganz einfach zubereitet werden, indem man Apfelessig mit Kräutern mischt und ihn einige Tage ziehen lässt.

Geschichten und Magie

Der Volksmund sagt: Wenn Kinder Stiefmütterchen ins Haus bringen, wird bald eine Schwiegermutter folgen.

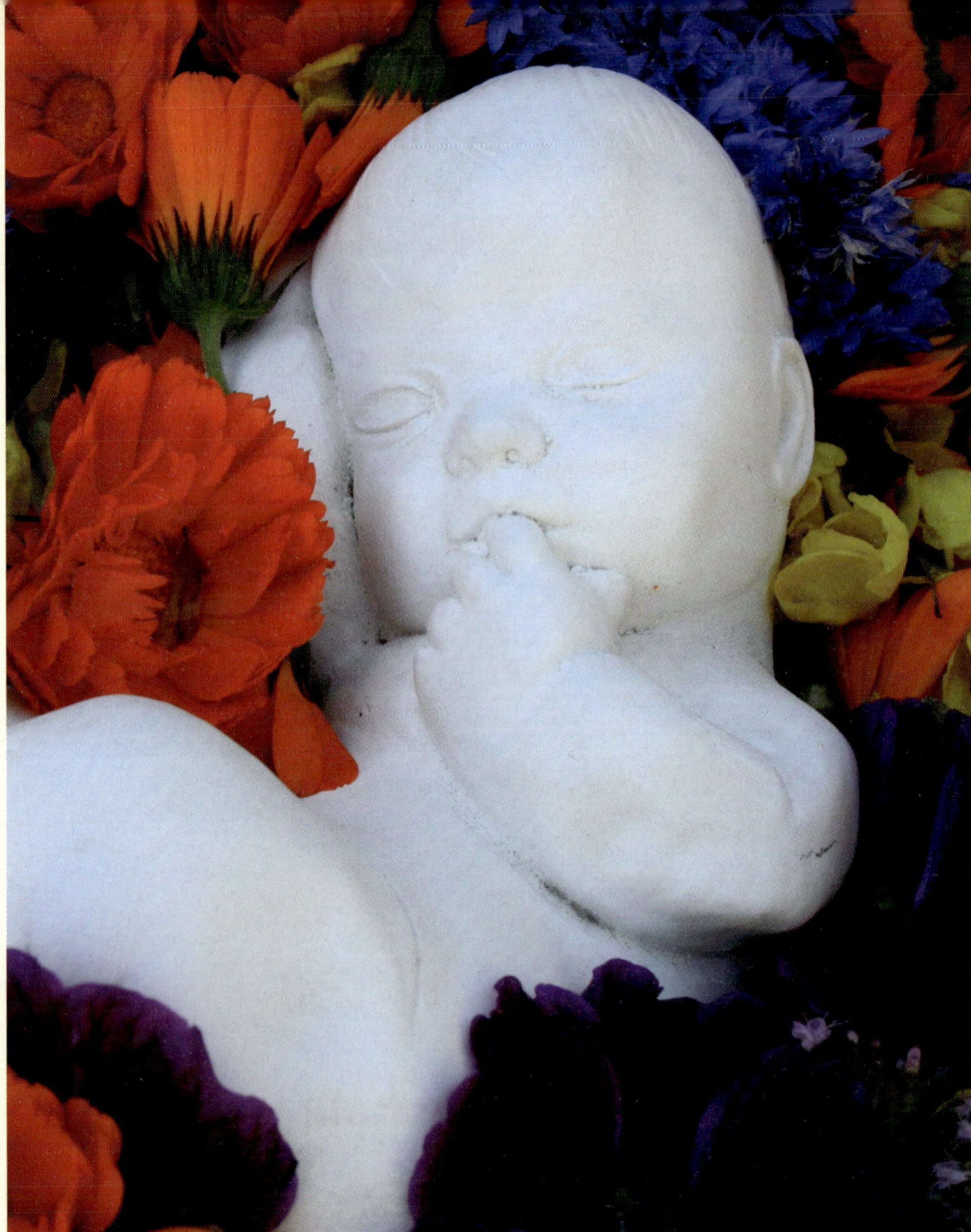

Weitere kleine Kräuterhelferlein

Um einen genaueren Einblick zu haben, welche Pflanzen noch zum Einsatz kommen können, habe ich hier eine weitere kurze Liste erstellt. Sie ist danach geordnet, ob das Kraut schon für Babys oder erst für Kinder ab dem 1. Lebensjahr geeignet ist.

Bei Babys gut geeignet

Andorn (Marrubium vulgare)

- Hustensirup oder -tee, teelöffelweise einnehmen.
- Auf schlecht heilende Wunden ein Tuch mit Tee auflegen.
- Bei Durchfall, körperlicher Schwäche, Magersucht (appetitanregend).

Kümmel (Carum carvi)

- Blähungswidrig, verdauungsfördernd, krampflösend.
- Als Tee oder auch zum Essen.

Fenchel (Foeniculum vulgare)

- Als Tee verdauungsfördernd, wurmwidrig, krampflösend.
- Die Samen fein mahlen und ins Essen sowie ins Brot mischen.
- Fenchel mahlen, aufkochen und auf die Brust auflegen.

Anis (Pimpinella anisum)

- Blähungswidrig, krampflösend, schleimlösend.
- Anis wird am besten in Teemischungen eingesetzt.

Heidelbeere (Vaccinium uliginosum)

- Beruhigend, entzündungshemmend, gut für die Schleimhaut von Magen und Darm, stopfend.
- Bei Durchfall die getrocknete Frucht kauen oder auch einen leichten Tee-Auszug trinken.
- Im Winter viel Heidelbeersaft trinken, das ist gut für den Darm.
- Das Essen frischer Heidelbeeren sollte eigentlich wieder Tradition werden: 14 Tage lang 2 Hände voll Heidelbeeren. Das wirkt stopfend auf den Darm und positiv auf die Gallenblase.
- Verdauungsfitness für Kinder: nach dem Essen 1 Glas Heidelbeersaft.

Nicht alle Kräuter sind für alle Lebensalter geeignet. Bitte bedenke das und halte dich an die Empfehlungen

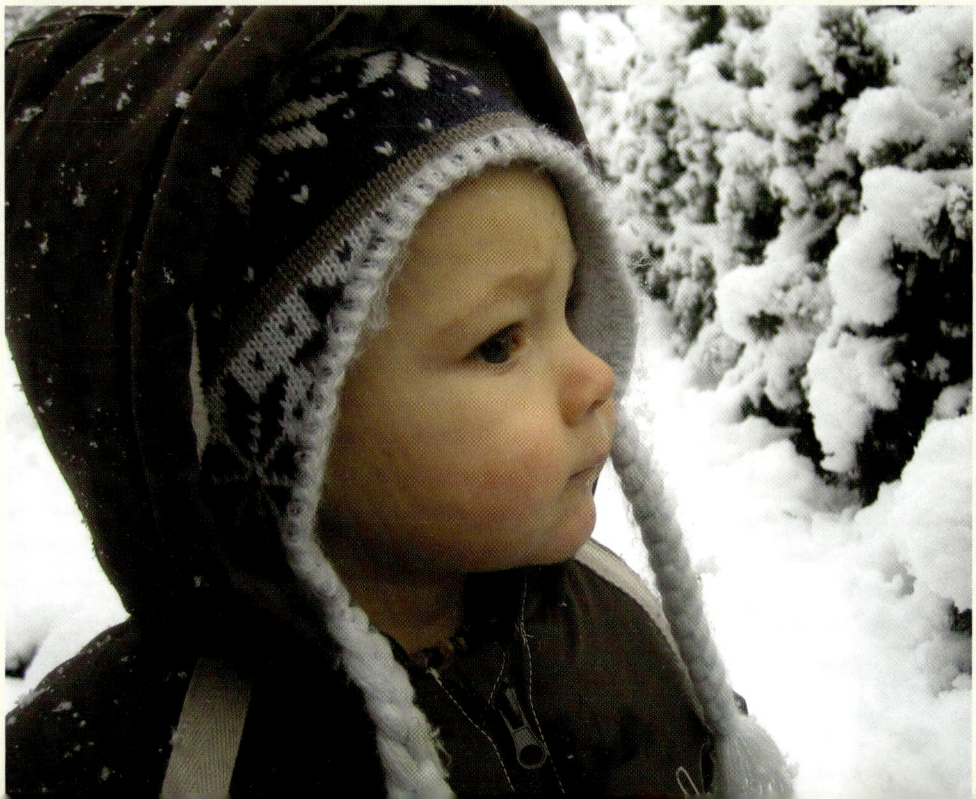

Lindenblüte (Tila platyphyllos)

- Das Immunsystem ankurbelnd, schlaffördernd, reizlindernd, beruhigend, schweißtreibend, hustenlindernd, krampflösend.
- Für Kinder als Tee zubereiten.
- Zur Bekämpfung von Blutarmut in Wein kochen.

Majoran (Majorana hortensis)

- Für Babys die Grundlage einer Windsalbe, löst Blähungen und Verschleimungen, etwa bei Stockschnupfen, außerdem auswurffördernd und schweißtreibend.
- Das ätherische Öl vom Majoran wirkt beruhigend.
- Majorantee beruhigt einen verdorbenen Magen, reinigt ihn und fördert das Erbrechen. Er beruhigt auch das Gemüt bei Überreiztheit. Außerdem „trocknet" er die Organe, vor allem die Lunge.

Veilchen (Viola odorata)

- Blutreinigend, schleimlösend, beim Zahnen und bei Husten.
- Kann als Tee oder als Sirup bei Bronchialleiden und Keuchhusten eingesetzt werden.
- Ein Veilchenfußbad vor dem Schlafengehen wirkt beruhigend.
- 1 Esslöffel Veilchenkraut in 1/4 Liter kochende Milch einrühren, 10 Minuten ziehen lassen und mit Honig süßen. 2 x 1 Tasse trinken – das hilft bei Schmerzen in der Brust in Folge von starkem Husten.
- In höherer Dosierung können das Kraut und die Wurzel zu Erbrechen führen, aber bei normalem Gebrauch sind keine Nebenwirkungen zu befürchten.

Zinnkraut (Equisetum arvense)

- Bindegewebestärkend, besonders zum Ausheilen der Blase, schleimlösend, zusammenziehend (adstringierend), wassertreibend, kräftigend.
- Zinnkraut findet vor allem als Tee Anwendung.
- Besonders wichtig ist das Zinnkraut zur Vorbeugung von brüchigen Nägeln (enthält viel Kieselsäure).

Ysop (Hyssopus officinalis)

- Antibiotisch, anregend, schleimlösend, auflösend.
- Der Tee sorgt für Kraft und Ausdauer. Er eignet sich auch zum Einreiben der Kopfhaut, wenn sie juckt.
- Schon als aromatisches Gewürz hat Ysop eine hervorragende Wirkung – er regt die Verdauung und Drüsenarbeit an.
- In höheren Dosen wirkt Ysop krampferregend, aber bei normalem Gebrauch sind keine Nebenwirkungen zu befürchten.

Weidenrinde (Salix viminalis)

- Vor allem als Tee in Verwendung.
- Bei Schwierigkeiten mit dem Immunsystem, bei Schmerzen und Fieber. Der Tee eignet sich zum Gurgeln bei Zahnfleischbeschwerden.
- Im Jänner und Februar die Rinde sammeln, trocken in einem Glas aufbewahren.
- In seltenen Fällen kann es zu allergischen Reaktionen (der Haut) kommen.

Ysop ist ein aromatisches Gewürz und wirkt antibiotisch

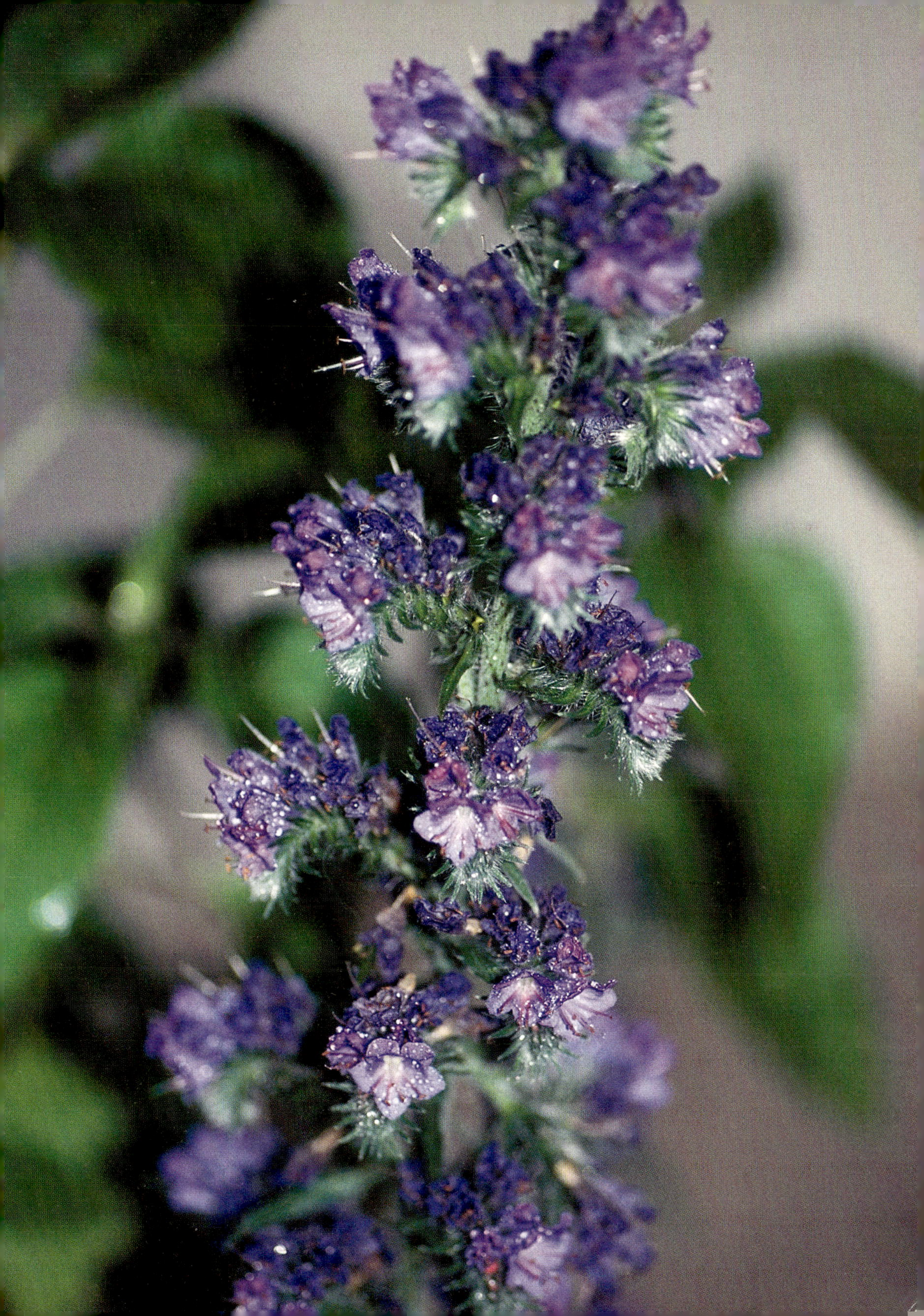

Nach dem ersten Lebensjahr geeignet

Alant (Inula helenium)

- Immunsystemsteigernd, besonders bei Verkühlung. Schleimlösend bei Bronchitis und Husten.
- Bei Hautjucken einen Tee zubereiten, über Nacht stehen lassen und 1/2 Tasse trinken – mit dem Rest die juckenden Stellen einreiben.
- Alant ist auch ein sehr altes Gemüse, das in der Küche wieder stärker eingesetzt werden könnte: Frische Alantwurzel dünsten und abschmecken. Man kann die großen Blätter außerdem zur Dekoration auf dem Teller verwenden. Die Wurzel, frisch vor dem Essen gegessen, wirkt appetitanregend.
- In seltenen Fällen kann es zu allergischen Reaktionen kommen.

Brombeerblätter (Rubus fruticosus)

- Immunsystemmodulierend, fiebersenkend, reinigend, entzündungswidrig und stopfend.
- Den Tee verwendet man am besten in einer Mischung, etwa gegen Husten.
- Brombeersaft hilft bei Heiserkeit.

Eisenkraut (Verbena officinalis)

- Der Tee findet vor allem bei Husten Anwendung.
- Schützt vor Allergien, fördert die Leistungskraft und regt die Hautfunktion an.

Hagebutte (Rosa canina)

- Gut für das Immunsystem, bekämpft Erkältungen, wirkt schweißtreibend.
- Die Hagebuttenfrüchte kann man in Essig einlegen.
- Die Früchte ergeben eine wunderbare Marmelade.
- Die Samen aus den Früchten entfernen, mit dem Mixer mit Honig vermischen. Im Kühlschrank aufbewahren.
- Den Tee über Nacht ansetzen (wird ein Früchtetee).

Himbeere (Rubus idaeus)

- Zu Gesundheitszwecken verwendet man hauptsächlich die Blätter. Sie ergeben einen guten Frühstückstee.
- Allgemeines Abwehrkraut, wirkt stopfend, zusammenziehend, entzündungshemmend.
- Mit den Früchten kann man bekanntermaßen Tee, Marmelade und Saft herstellen.

Hopfen (Humulus lupulus)

- Der Tee ist ein hervorragendes Beruhigungsmittel, gerade vor der Schule oder zum Fördern des Einschlafens.
- Er wirkt durch seine beruhigenden Eigenschaften außerdem auch verdauungsfördernd.

Hopfen wirkt beruhigend

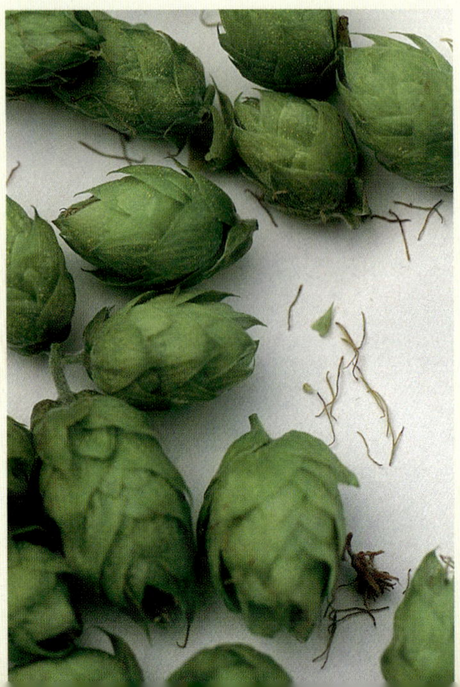

Johanniskraut (Hypericum perforatum)

- Blutverbessernd, nervenstärkend, entzündungshemmend, schmerzlindernd.
- Der Tee wird vor der Schulzeit besonders gegen das Bettnässen eingesetzt, später bei nervös bedingten Schwierigkeiten in der Schule.
- Das Öl lindert Beschwerden von Sonnenbrand und verhindert Narben.
- Kompressen aus Tee oder Öl warm auflegen.
- Vorsicht vor der prallen Sonne! Mit Johanniskraut behandelte Menschen sollten nicht ungeschützt in die pralle Sonne gehen und Höhensonne sowie das Solarium meiden, weil es sehr lichtempfindlich macht. Insbesondere hellhäutige Personen sollten bei der Anwendung von Johanniskraut aufpassen. Bei ihnen können sich auch nur durch die Einnahme von Johanniskrautpräparaten sonnenbrandähnliche Entzündungen entwickeln, wenn sie sich zu sehr der Sonne aussetzen. Auch beim Sammeln der Pflanze bei starkem Sonnenschein können Hautausschläge auftreten.

Schafgarbe (Achillea millefolium)

- Entzündungshemmend, anregend, krampflösend, blähungswidrig, verdauungsanregend.
- Gut zum inneren Reinigen und besonders nach Impfungen. Wird oft als Tee zubereitet.
- Schafgarbensalbe ist eine hervorragende Wundsalbe.
- Als Badezusatz gut für die Haut.

Eibisch (Althaea officinalis)

- Regt das Immunsystem an, bekämpft Husten und Heiserkeit, allgemein reizlindernd und entzündungshemmend.
- Als Tee oder Sirup in Verwendung.

Hibiskus (Hibiscus sabdariffa)

- Hibiskus wird erst ab dem 3. Lebensjahr empfohlen.
- Er enthält viele Vitamine und löscht den Durst, wirkt außerdem schleimlösend und leicht abführend.

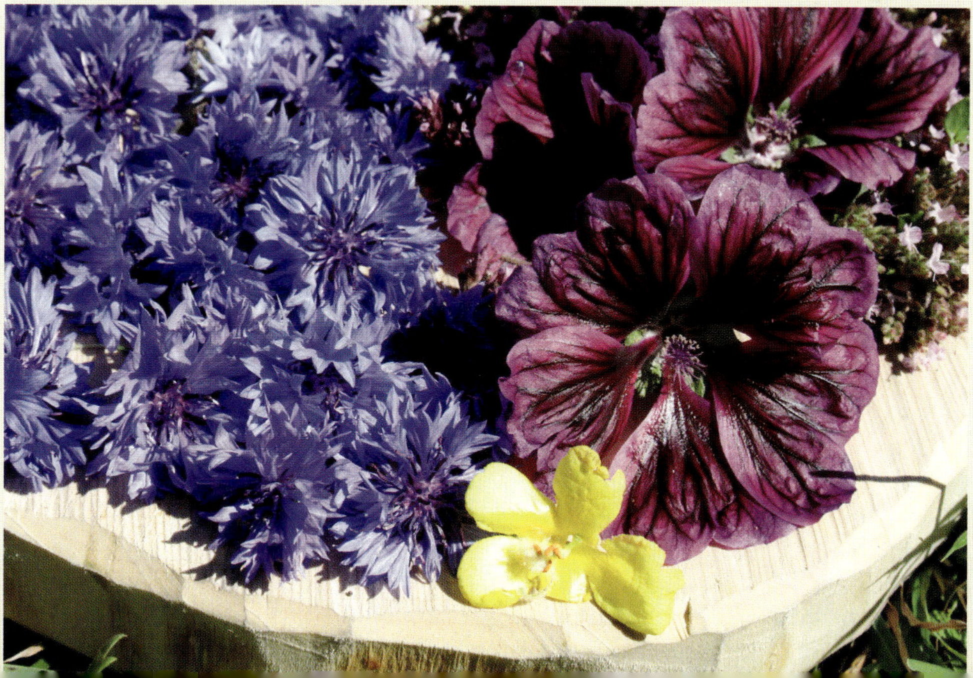

Dankeschön

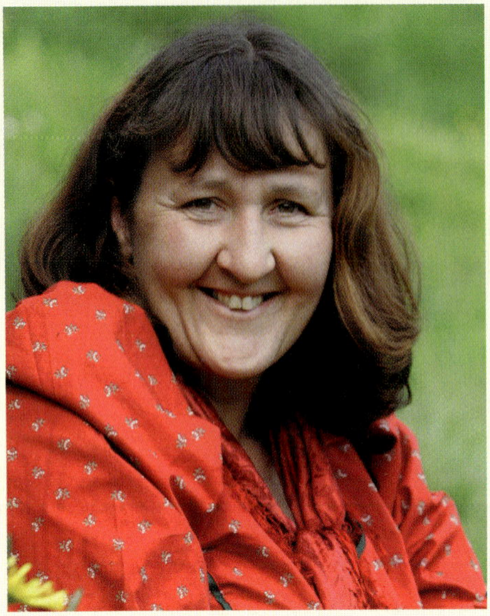

Mit diesem Buch möchte ich mich bei meiner Familie dafür bedanken, dass sie immer an meiner Seite stand, an mein Naturleben glaubte und meine Experimente in puncto natürliches Leben akzeptierte. Nicht zuletzt auch dafür, dass sie mit mir das Zurückfinden zur einfachen Lebensform teilte.

Ganz besonders gedankt sei meinem lieben Mann, der mich in meinem Leben sehr getragen und unterstützt und meine Ideen auch umgesetzt hat. Dass es die wahre, bedingungslose Liebe gibt, diese absolute große Liebe, habe ich durch diesen großen Mann, meinen Mann, kennengelernt. Ich darf dies nun schon einige Zeit mit ihm teilen. Ich danke dir.

Auch ein Dank an meine Kinder, die ich über alles liebe, aber dabei habe ich nicht vergessen, dass man auch loslassen soll: Maria, Kathrin, Martin, Lisa, Johannes, Theresa und Enkel David. Danke an euch, dass ihr das einfache Leben auf unserem Hof selbstverständlich hingenommen habt, obwohl wir euch nicht gefragt haben. Ich wünsche euch, meinen Kindern, dass ihr im Leben auch diese Liebe erfahren dürft, wie ich sie erfahren habe. Mitgeben möchte ich euch: Liebe funktioniert nur, wenn man bereit ist zu reden und täglich etwas für seine Liebe zu tun. Jeder Streit muss vor dem Schlafengehen geregelt werden – und wenn das nicht klappt, wählt euch den Donnerstag zum Streiten, das ist der beste Tag dafür. Die größte Kraft sind zwei Menschen, die mit der Liebe vieles im Leben schaffen.

Danke, dass ihr, meine Lieben, all meine traditionellen alten Kräuterkünste über euch ergehen ließt, aber dabei gesehen habt, dass es wichtig ist, sich mit der Natur zu verbünden. Ich konnte mit all meiner Erfahrung viele Einblicke in die alte Kräuterkunst erlangen.

Danke an meine Eltern und an meine Oma, die mir dieses Gedankengut der Natur mitgegeben haben. Ihr habt mir den Start in ein anderes, für mich sinnvolleres Leben gezeigt und mich dabei unterstützt.

Danke an meine 8 Geschwister, die mich in unserer Familie vieles erleben ließen. Wir hatten eine aufregende und tolle Kindheit zusammen. Besonders meiner Schwester Elisabeth Hörl, die sich immer wieder bereit erklärt, zu den Büchern die Fotos zu machen: danke! Aber auch dafür, dass du mir zeigst, welch eine Kraft entsteht, wenn eine Familie zusammenhält.

Nicht zu vergessen meine Zeichnerin Brigitte Draxler, die sich spontan aus einer Laune heraus von mir hinreißen ließ, die Zeichnungen der Kräuter zu übernehmen und dies auch getan hat. Danke für die tolle Umsetzung!

Gedankt sei auch Dr. Max Amann, der mir aus seiner Erfahrung heraus sehr viel Unterstützung und Hilfe gab. Warum ich ihn so schätze? Er hat es verstanden, Wissenschaft und Naturheilkunde zu verbinden und für den heutigen Gebrauch verständlich und erklärbar zu machen.

Auch gedankt sei Margret Madejsky und Olaf Rippe, die mir durch ihre Bücher und die Seminare, an denen ich teilnehmen konnte, den Weg der Naturheilkunde nahebringen konnten.

Viele wertvolle Einblicke gerade in das Erkennen der Pflanzen habe ich auch durch den Verein „Freunde natürlicher Lebensweise“, namentlich besonders durch Inge Kogler und Günther Grote erhalten, zuletzt bei der Dozentenausbildung – dafür will ich mich auch sehr herzlich bedanken. Ebenso beim VNL („Verein natürlicher Lebensweise“), der mir durch Alois Stieglbauer den ersten Weg zu den Kräutern geöffnet hat.

Außerdem danke ich all jenen, die mir immer wieder zur Seite stehen und wollen, dass auch ich ihre Erfahrungen an andere weitergebe. Es freut mich einfach, wenn die Menschen einiges wieder selbst in die Hand nehmen. Denn gerade das haben wir heute zur Aufgabe.

Vielen lieben Dank
Eure Gertrude Messner

Literaturverzeichnis

Wolfgang Adler (Bearb.), Manfed A. Fischer (Hrsg.): Exkursionsflora von Österreich. Bestimmungsbuch für alle in Österreich wildwachsenden sowie die wichtigsten kultivierten Gefäßpflanzen (Farnpflanzen und Samenpflanzen) mit Angaben über ihre Ökologie und Verbreitung. Stuttgart, Wien: Ulmer 1994.

Katharina Best: Die Blütenfee Hekla erzählt ... über den Segen der Bachblüten-Essenzen. Neckenmarkt: Novum Verlag 2008.

Otoman Zar Adusht Hanish: Mazdaznan Gesundheitswinke. Ratschläge für Gesunde und Kranke. Bearbeitet von Otto Rauth. 53., veränderte Neuauflage. Verlag Mazdaznan GmbH 1978.

Andrea Heistinger, Arche Noah, Pro Specie Rara (Hrsg.): Handbuch Samengärtnerei. Sorten erhalten. Vielfalt vermehren. Gemüse genießen. Wien, Innsbruck, Bozen: StudienVerlag 2004.

Pfarrer Johann Künzle: Chrut und Uchrut. Praktisches Heilkräuterbüchlein. Minusio: o.V. 1972.

Bruno P. Kremer: Heilpflanzen. Sicher bestimmen mit Foto und Zeichnung. 2. Aufl. Stuttgart: Franckh-Kosmos 2003. (= Kosmos Naturführer)

Margret Madejsky: Alchemilla. München: Goldmann 2000.

Olaf Rippe, Margret Madejsky, Patricia Ochsner, Christian Rätsch: Paracelsusmedizin. Altes Wissen in der Heilkunde von heute. Aarau: AT Verlag 2001.

Gisela Muhr: Das große Lexikon der Heilpflanzen. Paderborn: Voltmedia 2006.

Karl Stauffer: Klinische homöopathische Arzneimittellehre. Bearb. von Martin Schlegel. 11., unveränd. Aufl. Stuttgart: Sonntag 1993.

Maria Thun, Matthias K. Thun, Christina Schmidt-Rüdt: Aussaattage. Biedenkopf/Lahn: M. Thun-Verlag. Erscheint jährlich.

Maria Treben: Gesundheit aus der Apotheke Gottes. Ratschläge und Erfahrungen mit Heilkräutern. 84. Aufl. Steyr: Ennsthaler Verlag 2002.

Hermann-Josef Weidinger: Hing'schaut und g'sund g'lebt. 1. Aufl. Karlstein/Thaya: Freunde der Heilkräuter 1995.

Harald Ziegler: Handlexikon der Heilpflanzen. Hamburg: Germa-Press 1989.

Weitere Informationen
zu Mazdaznan erhalten Sie bei:
Frau Beate Plangger
Untererleinsbach 1
A-4722 Peuerbach
Tel.: 0043/(0)7276/3492

Verschiedene Teemischungen,
Kräutersalz sowie Räuchermischungen
erhältlich bei Gertrude Messner.

Kontakt:
Neuschwendthof
Brandenberg 120
A-6234 Brandenberg
Tel.: 0043/(0)5331/5369
www.gertrudemessner.at

Register der Kräuter

A

Ackerschachtelhalm *(Equisetum arvense)* 70, 98
Alant *(Inula helenium)* 29, 96, 98, 141, 178
Andorn *(Marrubium vulgare)* 70, 96, 175
Anis *(Pimpinella anisum)* 44, 58, 61, 76, 101, 175
Arnika *(Arnica montana)* 39, 44, 45, 48, 70, 71, 73 , 95, 102, 142f., 56, 157

B

Baldrian *(Valeriana officinalis)* 23, 44, 53, 71, 73, 74, 76, 95, 96
Bärentraube *(Arctostaphylos uva-ursi)* 31, 46, 98
Bärlauch *(Allium ursinum)* 30, 71, 85
Bärlapp *(Lycopodium clavatum)* 31
Basilikum *(Ocimum basilicum)* 29, 30, 74, 88, 101
Beifuß *(Artemisia vulgaris)* 16, 29, 30, 35, 36, 49, 68, 95, 101
Beinwell *(Symphytum officinalis)* 54, 71, 73, 74, 98
Berberitze *(Berberis vulgaris)* 31, 103, 138
Betonie *(Betonica officinalis)* 75
Bibernelle *(Pimpinella major)* 31, 46, 63, 70, 76, 102
Birke *(Betula in Arten)* 15, 29, 45, 46, 69, 95, 98
Blutweiderich *(Lythrum salicaria)* 40
Blutwurz *(Potentilla tormentilla)* 96
Blutwurzel *(Potentilla erecta)* 31, 67, 68
Bockshornklee *(Trigonella foenum-graecum)* 44
Borretsch *(Borago officinalis)* 64, 68, 73, 74
Breitwegerich *(Plantago major)* 70, 130f.
Brennnessel, Große *(Urtica dioica)* 12, 16, 20, 29, 33, 36, 38, 41, 45, 53, 54, 63, 65, 69, 70, 75, 98, 105, 111, 158f.
Brombeere *(Rubus fruticosus agg.)* 68, 178
Bruchkraut *(Herniaria glabra)* 31
Brunnenkresse *(Rorippa nasturtium-aquaticum)* 75

D

Da Damiana *(Turnera diffusa)* 30, 101
Dill *(Anethum graveolens)* 44
Dost bzw. Oregano *(Origanum vulgare)* 43, 88

E

Eberraute *(Artemisia abrotanum)* 35
Eberwurz *(Carlina vulgaris)* 31
Echinacea bzw. Sonnenhut *(Echinacea angustifolia)* 64, 66, 67, 98, 132f., 140
Ehrenpreis *(Veronica officinalis)* 60, 63, 64, 97
Eibisch *(Althaea officinalis)* 23, 44, 53, 60, 61, 63, 179
Eiche *(Quercus robur)* 66, 96, 97, 167
Einkorn, Falsches *(Chamaelirium luteum)* 98
Eisenkraut *(Verbena officinalis)* 33, 37, 40, 43, 75, 96, 98, 102, 168, 178
Engelwurz *(Angelica archangelica)* 31, 57, 58, 73, 103
Enzian *(Gentiana lutea)* 71, 165
Erdbeere *(Fragaria in Arten)* 64
Erdrauch *(Fumaria)* 66

F

Faulbaumrinde *(Frangula alnus)* 105
Fenchel *(Foeniculum vulgare)* 38, 44, 53, 54, 57, 58, 68, 69, 76, 101, 125, 149, 175
Flechte *(Cladonia rangiferina)* 63
Frauenhaar *(Adiantum capillus-veneris)* 71
Frauenmantel *(Alchemilla vulgaris)* 29, 30, 36, 40, 41, 45, 54, 60, 76, 95, 96, 97, 102-109, 169

G

Gänseblümchen *(Bellis perennis)* 29, 40, 45, 64, 66, 156f.
Gänsefingerkraut *(Potentilla anserina)* 38, 40, 45, 57, 58, 65, 96, 102, 104, 124f.
Gartenraute *(Ruta graveolens)* 35, 141
Geißraute *(Galega officinalis)* 44
Goldrute *(Solidago virgaurea)* 31, 45, 46, 65, 73, 98
Günsel *(Ajuga reptans)* 76
Gundelrebe *(Glechoma hederacea)* 12, 16, 29, 31, 36, 59, 63, 69, 85, 98
Gundermann siehe Gundelrebe, Guter Heinrich *(Chenopodium bonus-henricus)* 85

H

Hafer *(Avena sativa)* 35, 38, 43, 54, 66, 68, 80, 81, 83, 102, 138
Hagebutte *(Rosa canina)* 33, 178
Hauhechel *(Ononis spinosa)* 46, 69
Hauswurz *(Sempervivum tectorum)* 76
Heidekraut *(Calluna vulgaris)* 53, 95, 165
Heidelbeere *(Vaccinium myrtillus)* 68, 175
Herzgespann *(Leonurus cardiaca)* 98
Hibiskus *(Hibiscus sabdariffa)* 179
Himbeere *(Rubus idaeus)* 33, 35, 41, 43, 45, 178

Register der Kräuter

Himmelschlüssel, siehe auch Schlüsselblume (*Primula veris*) 62, 154f.
Hirtentäschel (*Capsella bursa-pastoris*) 36, 65, 97, 102
Hohlzahn (*Galeopsis segetum*) 34
Holunder (*Sambucus in Arten*) 33, 40, 41, 47, 53, 54, 59, 63, 64, 69, 70, 83, 98, 111, 114-116
Hopfen (*Humulus lupulus*) 33, 57, 71, 74, 76, 95, 103, 141, 178
Huflattich (*Tussilago farfara*) 60, 62, 67, 149, 160f.

I

Ingwer (*Zingiber officinale*) 29, 40, 62, 68, 88, 101
Isländisches Moos (*Cetraria islandica*) 23

J

Johanniskraut (*Hypericum perforatum*) 25, 31, 39, 43, 44, 45, 48, 49, 59, 63, 69, 73, 75, 95, 96, 98, 102, 179

K

Kalmus (*Acorus calamus*) 71, 95, 102
Kamille (*Matricaria recutita*) 24, 38, 54, 57, 58, 59, 60, 61, 62, 65, 66, 68, 69, 71, 73, 74, 75, 76, 95, 96, 97, 98, 112f., 138
Kamille, Römische (*Chamaemelum nobile*) 105
Kamille, Strahlenlose (*Matricaria discoidea*) 71
Kampfer (*Camphora officinalis*) 138
Kapuzinerkresse (*Tropaeolum majus*) 30
Käsepappel (*Malva neglecta*) 16, 36, 44, 53, 60, 62, 67, 97, 170f.
Katzenminze (*Nepeta cataria*) 40, 58, 69, 76
Kerbel (*Anthriscus cerefolium*) 86
Kiefer (*Pinus sylvestris*) 153, 167
Klette (*Arctium in Arten*) 29, 33, 53, 54, 74, 98
Kletten-Labkraut (*Galium aparine*) 54, 98
Königskerze (*Verbascum densiflorum*) 49, 61, 63, 65
Koriander (*Coriandrum sativum*) 30, 33, 36, 44, 58
Kümmel (*Carum carvi*) 40, 44, 57, 58, 63, 69, 76, 175

L

Labkraut (*Galium verum*) 73
Lärche (*Larix in Arten*) 73, 166
Lavendel (*Lavendula angustifolia*) 37, 38, 43, 44, 52, 54, 57, 70, 73, 74, 75, 98, 102
Liebstöckel, siehe auch Maggikraut (*Levisticum officinale*) 31, 46
Lindenblüte (*Flos. Tiliae*) 40, 43, 47, 54, 58, 59, 64, 74, 176
Löffelkraut (*Cochlearia officinalis*) 29
Löwenzahn (*Taraxacum officinale*) 29, 33, 35, 62, 64, 74, 86, 98, 106, 110f., 160, 173
Lungenkraut (*Pulmonaria officinalis*) 63, 66

M

Mädesüß (*Filipendula ulmaria*) 38, 116
Maggikraut, siehe auch Liebstöckel (*Levisticum officinale*) 31, 46
Majoran (*Origanum majorana*) 40, 60, 176
Mariendistel (*Silybum marianum*) 45
Mauerpfeffer (*Sedum acre*) 71
Meisterwurz (*Peucedanum ostruthium*) 31, 43
Melisse (*Melissa officinalis*) 30, 38, 40, 43, 45, 46, 53, 57, 58, 63, 66, 68, 73, 74, 76, 95, 96, 102, 103, 115, 146f.
Minze (*Mentha in Arten*) 21, 46, 74
Mistel (*Viscum album*) 103, 141
Mönchspfeffer (*Vitex agnus-castus*) 98
Muskat (*Myristica fragrans*) 35
Muskatellersalbei (*Salvia sclarea*) 43, 101
Mutterkraut (*Tanacetum parthenium*) 35, 43, 75

N

Nachtkerze (*Oenothera biennis*) 86, 102

O

Odermennig (*Agrimonia eupatoria*) 44, 53, 64, 65, 95, 163

P

Passionsblume (*Passiflora caerulea*) 141
Petersilie (*Petroselinum crispum*) 33, 35, 54, 80
Pfefferminze (*Mentha x piperita*) 45, 60, 63, 68, 71, 76, 96, 102, 105, 144f.
Poleiminze (*Mentha pulegium*) 35
Portulak (*Portulaca in Arten*) 33
Primel, siehe auch Schlüsselblume und Himmelschlüssel (*Primula vera*) 154

Q

Quecke, Gemeine *(Agropyron repens)* 98
Quendel *(Thymus serpyllum)* 36, 98, 148, 149

R

Rainfarn *(Tanacetum vulgare)* 35
Ringelblume *(Calendula officinalis)* 16, 20, 21, 34, 37, 39, 40, 41, 43, 44, 48, 53, 54, 63, 64, 70, 73, 75, 96, 97, 98, 126f.
Rose *(Rosa in Arten)* 38, 43, 44, 45, 49, 53, 54, 86, 101, 104, 106, 169
Rosengeranie *(Pelargonium capitatum)* 43
Rosmarin *(Rosmarinus officinalis)* 29, 38, 40, 43, 54, 68, 75, 98, 101
Rosskastanie *(Aesculus hippocastanum)* 68, 103, 168
Rotulme *(Ulmus rubra)* 68

S

Salbei *(Salvia officinalis)* 23, 35, 40, 43, 45, 49, 54, 59, 60, 63, 66, 74, 76, 98
Salbeigamander *(Teucrium scorodonia)* 33
Sanikel *(Sanicula europaea)* 29, 75
Sauerampfer *(Rumex acetosa)* 87
Schafgarbe *(Achillea millefolium)* 16, 20, 29, 39, 40, 45, 54, 58, 63, 67, 68, 69, 70, 75, 76, 87, 95, 96, 97,102, 105, 179
Scharbockskraut *(Ranunculus ficaria)* 87
Schlehdorn, Schlehe *(Prunus spinosa)* 69
Schlüsselblume, siehe auch Primel und Himmelschlüssel *(Primula veris)* 61, 64, 111, 154f.
Schneeball, Gewöhnlicher *(Viburnum opulus)* 96, 102
Schöllkraut *(Chelidonium majus)* 74, 138
Seifenkraut *(Saponaria officinalis)* 40, 54
Sellerie *(Apium graveolens)* 40, 88
Sennes *(Cassia senna)* 38
Silberdistel *(Carlina acaulis)* 71
Silbermantel *(Alchemilla alpina)* 104, 106
Spitzwegerich *(Plantago lanceolata)* 60, 61, 62, 63,64, 70, 76, 87, 98, 130f., 161
Steinklee *(Melilotus officinalis)* 44, 60, 103
Stiefmütterchen *(Viola tricolor)* 29, 53, 64, 65, 66, 69, 74, 172f.
Stinknessel *(Ballota nigra)* 36
Storchenschnabel *(Geranium robertianum)* 29, 30, 36, 57
Süßholzwurzel *(Liquiritiae radix)* 38, 101

T

Taubnessel *(Lamium album)* 29, 95
Tausengüldenkraut *(Centaurium erythraea)* 71, 163
Thymian *(Thymus vulgaris)* 54, 58, 68, 97, 98, 148f.

V

Veilchen *(Viola odorata)* 172, 176
Vogelknöterich *(Polygonum aviculare)* 65
Vogelmiere *(Stellaria media)* 33, 87

W

Wacholder *(Juniperus communis)* 35, 48, 49, 63, 75, 122
Waldmeister *(Galium odoratum)* 103
Walnuss *(Juglans in Arten)* 66, 69, 168
Wasserkresse *(Rorippa in Arten)* 33, 35, 46
Wegwarte *(Cichorium intybus)* 31, 46, 164
Weide *(Salix in Arten)* 59, 98, 169, 172, 176
Weinraute *(Ruta graveolens)* 102, 141
Weißdorn *(Crataegus oxyacantha)* 33, 73, 96, 102, 103, 140
Wermut *(Artemisia absinthium)* 35, 39, 43, 68, 71, 76
Wiesenknopf *(Sanguisorba officinalis)* 102

Y

Yamswurzel *(Dioscorea villosa)* 43, 98
Ysop *(Hyssopus officinalis)* 80, 176

Z

Zinnkraut, siehe auch Ackerschachtelhalm *(Equisetum arvense)* 31, 34, 38, 45, 54, 65, 75, 102, 176

Sachregister

A

Abmagerung 151, 152
Abschürfungen 127
Abstillen 45
Abszesse 67, 133
Abwehrkraftsteigernd 54, 83, 127, 133, 140, 159
Adstringierend (*zusammenziehend*) 105, 108, 125, 127, 171, 176, 178
Akne 95, 97, 98, 152, 173
Albträume 73, 74, 149, 152, 153
Allergien 65f., 108, 109, 178
Altersschwäche 140
Anämie 33
Angina, siehe auch Mandeln 138
Angst 34, 43, 73, 74, 90, 131, 140, 152, 153, 159, 163f., 166, 168
Antibakteriell 88, 107, 108, 176
Antibiotika 64
Antioxidativ 107, 108
Apfel 33, 34, 46, 74, 75, 81, 83, 88, 116, 145, 164, 173
Apfelessig 34, 75
Apfelsinen 83
Aphten 152
Appetitmangel 71, 73, 83, 107, 111, 145, 149, 153, 168, 175, 178
Asche 52, 66, 76
Asthma 131, 140, 141, 153, 161
Augen 73, 113, 127, 138, 152, 153
Auswurffördernd 60, 61, 131, 152, 153, 161, 173, 176

B

Bachblüten 11, 95, 101, 102, 106, 162-169
Bananen 46, 68, 84
Bauchschmerzen 57, 58, 68, 111, 113, 125, 141
Bauchspeicheldrüse (*Pankreas*) 84, 111
Bäume 118-123
Beine, geschwollene 38, 95
Beinkrämpfe 38
Bettnässen 75, 179
Bindegewebe 34, 73, 108, 151
Bindehaut 152, 153
Birne 46, 83
Blähungen 58, 64, 84, 86, 95, 108, 113, 149, 153, 175, 176, 179
Blase 46, 63, 75, 98, 108, 113, 138, 159, 176
Blutarmut 33, 83, 84, 151, 152, 176
Blutbildend 107, 108, 159
Blutdruck 81, 150, 141
Blutreinigung 69, 85, 86, 105, 109, 111, 115, 127, 155, 157, 159, 173, 176
Blutstillend 67, 105, 127
Blutungen 105, 138, 141, 151
Bronchien 65, 114, 115, 138, 141, 152, 153, 161, 173, 176, 178
Brustpflege 44
Brustwarzenentzündung 44

C

Cholesterin 81, 140

D

Dammriss, Dammschnitt 44
Darmträgheit 38, 69
Datteln 84, 88
Depressionen 45, 74, 95, 141, 151, 152, 165, 166, 167, 168, 169
Diabetes (Zuckerkrankheit) 84
Dinkel 29, 36, 79, 80, 81, 88, 123
Durchfall 68, 84, 95, 141, 151, 152, 153, 159, 175

E

Eierschalen 35
Einläufe 48
Eisen 10, 33f., 41, 83, 85, 87, 107, 108, 159
Eiterungen 67, 79, 88, 133, 140, 153, 161
Ekzeme 66, 74, 79, 98, 111, 113, 153, 159, 173
Entgiftung 29, 47, 51, 53, 80, 111, 157, 159
Entschlacken 159
Entspannung 38, 40, 53, 163, 167
Entzündungen 40, 44, 46, 59, 71, 73, 98, 105, 108, 109, 113, 125, 127, 130, 131, 133, 138, 140, 141, 151, 152, 153, 157, 161, 171, 175, 178, 179
Erbrechen 36, 57, 68, 111, 138, 141, 153, 176
Erkältung 59, 89, 105, 113, 115, 133, 141, 145, 147, 178
Ernährung 7, 9f., 30, 33f., 38, 40, 41, 54, 78-93, 95
Erschöpfung 68, 151, 152, 167

F

Fehlgeburt 34
Fieber 47, 48, 58, 59, 63, 115, 138, 140, 141, 151, 152, 176, 178

Fieberblase 57
Fistel 153
Folsäure 34, 41
Frauenleiden 35, 104-106
Fruchtbarkeit, Unfruchtbarkeit 28-31, 35, 101, 121
Furunkel 140

G
Galle 65, 84, 85, 86, 111, 138, 140, 145, 153, 175
Gastritis 138
Gebärmutter *(Uterus)* 29, 45, 105
Geburt 39, 42-45, 87
Geburtsvorbereitung 40, 41, 105
Geburtswunden 44, 105
Gehirnerschütterungen 138
Gelbsucht 140
Gelenke 138, 151
Gerste 35, 44, 80
Geschwüre 105, 127, 161, 173
Gicht 81, 84
Granatapfel 101
Grieß 92
Grippe *(Influenza)* 19, 63, 90, 105, 133, 138

H
Haar 52, 54, 153
Hafer 35, 38, 43, 54, 66, 68, 80, 81, 83, 102, 138
Halsschmerzen 63
Hämorriden 40, 138, 141, 151
Harninkontinenz 138
Harntreibend 29, 84, 108, 111, 149, 155, 157, 173
Haut 9, 16, 37, 50-55, 66, 70, 75, 79, 81, 83, 85, 86, 97f., 105, 106, 111, 113, 127, 133, 141, 145, 149, 151, 152, 153, 159, 160, 166, 173, 179
Hautausschlag 81, 133, 141, 178
Heiserkeit 73, 138, 141, 152, 161, 171, 178, 179
Herz 64, 68, 80, 81, 91, 140, 141, 155
Herzinfarkt 81
Hexenschuss 141
Hitzschlag 75
Homöopathie 11, 30, 36, 43, 47, 60, 61, 64, 66, 68, 70, 73, 76, 132f., 136-141
Honig 74, 88f.
Hormone 29, 41, 51, 95, 97, 98, 103
Husten 59, 60-63, 76, 89, 114, 115, 131, 138, 140, 141, 148, 149, 151, 152, 153, 155, 157, 161, 171, 173, 175, 176, 178, 179

I
Immunsystem 64, 65, 66, 108, 114, 115, 132, 133, 176, 178, 179
Impfung 64, 111, 141, 179
Infektionskrankheiten 70, 79, 83, 138, 140
Insektenstich 70, 130

J
Joghurt 29, 38, 40, 81, 83, 87, 91, 127
Juckreiz 97, 113, 141, 176, 178
Jugendliche 95-97

K
Kalk, Kalzium 34f., 38, 41, 83, 85, 88, 109
Kälteempfindlichkeit 151, 152, 153
Käse 92, 145, 147
Katarrhe 46, 59, 131, 133, 141, 152, 153
Kehlkopfentzündung 152
Kinderkrankheiten 8, 56-77, 138
Kirschen 84
Klimakterium 35, 102, 141
Knoblauch 30, 39, 69, 70, 71, 97
Knochen 41, 83, 88, 102, 106, 109, 151
Koliken 68, 69, 85, 138, 141, 152
Konzentrationsschwäche 138, 151, 164, 169
Kopfschmerzen 66, 73, 75, 138, 141, 145, 155
Kräftigung 81, 151, 176
Krampfadern 38, 39, 103, 151
Krampf 38, 68, 85, 95, 96, 101, 108, 109, 113, 124f., 138, 140, 141, 145, 147-149, 152, 161, 175, 176, 179
Krebs 107, 109
Kreislaufprobleme 84, 86, 88, 101, 138, 143, 152
Krupp 152

L
Läuse 75
Leber 29, 45, 62, 65, 81, 83, 84, 85, 86, 98, 111, 138, 140, 153
Liebe 9, 49, 100f., 116, 164, 165
Lippenbläschen 147, 152
Lippenpflege 54
Lunge 62, 63, 65, 66, 85, 86, 153, 154, 176
Lungenentzündung 152
Lymphknoten 153

M
Magen 16, 36, 60, 63, 68, 73, 76, 80, 84, 85, 86, 113, 125, 138, 141, 145, 147, 149, 171, 175, 176
Magenschmerzen 68, 138
Magenverstimmung 68, 113, 176
Magersucht 175
Maisgrieß 92
Mandeln *(Frucht)* 53, 81
Mandeln *(Rachen)* 51, 138, 140, 151, 152
Mandelöl 25, 40, 43, 44, 51f., 53, 54
Marille *(Aprikose)* 35, 83
Massage 41, 101
Menopause 102
Menstruation *(Regelblutung)* 33, 35, 95, 96, 105, 138, 140, 141
Migräne 141, 145
Milch 40, 79, 90ff., 151, 153
Milchbildung 34, 44, 45, 105
Milchschorf 64, 153, 173
Missbildungen 34
Mitesser 54, 95, 97, 98, 152, 173
Mittelohrentzündung 59, 152
Mond 17, 43, 102, 153, 159
Morgenübelkeit 36
Mundfäule 57
Mundgeruch 76, 152, 153
Muskeln 106, 108, 109, 143, 151
Muskelschmerzen 125, 138, 143, 151

N
Nabelbruch 75
Nachtblindheit 83
Nagelrisse 66
Nahrungsmittelvergiftung 68
Narben 75, 98, 105, 127, 179
Nasenbluten 67, 151
Nasennebenhöhlen 51, 113
Natron 30, 36, 38, 40, 48, 81, 95
Naturkosmetik 9, 50-55
Nerven 34, 76, 80, 81, 84, 95, 108, 109, 113, 138, 141, 151, 152, 179
Nervosität 41, 44, 74, 81, 88, 113, 147, 151, 152, 166, 169, 179
Nesselfieber 138
Neuralgien 141
Neurodermitis 64, 66, 86, 173
Nieren 41, 45, 46, 63, 65, 73, 81, 84, 86, 138, 153
Nissen 75

Ö
Ödeme 108

O
Ohren 59, 75, 113, 141, 152, 153
Ostern 11, 118, 122ff.

P
Parasiten 54, 71, 76
Pfirsich 84
Pflaumen 38, 83, 163
Pollen 87, 88
Prämenstruelles Syndrom (PMS) 95
Prellungen 71, 138, 143
Prostata 108

Q
Quetschungen 138, 143

R
Rachitis 83, 151, 153
Räuchern 49, 122
Reinigung 10, 28-31, 40, 45, 51, 53, 63, 65, 69, 85, 86, 88, 95, 98, 105, 109, 111, 113, 115, 121, 127, 155, 157, 159, 164, 173, 176, 178, 179
Reisekrankheiten 141
Rheuma 81, 84, 138, 141
Rippfell 138

S
Sauermilch 39, 83, 91
Scheidenpilz 40, 97
Scheidung 101, 168
Schilddrüse 83
Schlaflosigkeit 40, 61, 73, 76, 89, 138, 140, 141, 147, 152, 153, 155, 163, 167, 169, 176, 178
Schlaganfall 138
Schleimhaut 29, 66, 79, 83, 113, 137, 138, 152, 153, 171, 173, 175
Schleimlösend 60, 61, 62, 63, 76, 131, 141, 149, 152, 153, 155, 157, 159, 161, 175, 176, 178, 179
Schmerzen 12, 43, 59, 61, 63, 66, 67, 68, 70, 73, 75, 76, 96, 108, 113, 125, 131, 138, 141, 143, 145, 151, 153, 155, 166, 168, 176, 179

Schnupfen 19, 59f., 76, 113, 136, 138, 148, 149, 151, 152, 153, 176

Schock 70, 75, 102, 138, 168, 169
Schreien 46, 68
Schüßler-Salze 11, 150-153
Schwäche 68, 73, 83, 84, 88, 140, 149, 151, 164, 167, 169, 175
Schwangerschaft 10, 28, 32-41, 51, 79, 80, 83, 85, 90, 168
Schwangerschaftserbrechen 36
Schwangerschaftsstreifen 37, 41
Schweißtreibend 115, 147, 153, 155, 161, 173, 176, 178
Seife 51, 52, 54
Sepsis 140
Shampoo 54, 75
Sodbrennen 36, 138
Sonnenbrand 75, 155, 179
Soor 97, 152
Spinnenphobie 74
Stillen 9, 35, 44f., 57, 79f., 83, 85
Stimmungsaufhellend 65, 107, 151, 168
Stoffwechsel 30, 51, 69, 70, 83, 84, 107, 111, 157
Stress 30, 74, 163, 168

Ü

Überarbeitung 88
Übertragen 43

U

Unruhe 44, 57, 138, 151, 153, 155, 163, 169

V

Venen 38, 39, 41, 45, 103, 108
Verbrennungen 75, 138
Vergiftungen 68, 109, 141
Verkalkung 81
Verspannungen 47
Verstauchungen 71
Verstopfung 38, 51, 68, 69, 84, 95, 138, 141, 152, 153
Vitamine 33, 34, 41, 64, 79, 83, 84, 87, 95, 156, 157, 179

W

Wachstumsschmerzen, Wachstumsstörungen 83, 143
Warzen 74, 141
Waschnuss 52
Wasser 38, 46f.
Wassereinlagerungen 41, 46, 84
Wechselbeschwerden 35, 102, 141
Wehen 35, 43
Weihnachten 11, 118f., 121
Weißfluss 97
Weizen 37, 67, 81, 92, 95, 106
Wickel 42f., 59, 75
Wildkräuter 10, 79, 85, 87, 88, 131
Winde 58, 113, 176
Windeldermatitis 74
Würmer 71, 113, 149, 175
Wunden 67, 73, 88, 105, 113, 138, 149, 151, 153, 157, 161, 175
Wundrose 138

Z

Zähne 34, 51, 67, 68, 76, 138, 151, 153, 176
Zahnen 68, 76, 138, 151, 176
Zahnfleisch 105, 176
Zecken 64
Zerrungen 143
Zitronen 29, 30, 36, 40, 45, 59, 63, 64, 70, 80, 83, 86, 88, 95, 101, 103, 111, 115, 145
Zwetschken 83

Notizen

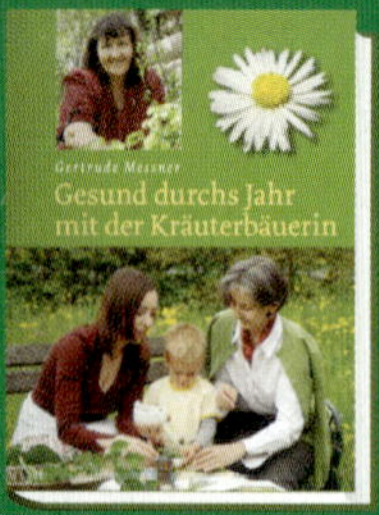

Gertrude Messner
Gesund durchs Jahr mit der Kräuterbäuerin
182 Seiten, zahlreiche Farbfotos, fest gebunden
€ 24.90/sfr 43.50
ISBN 978-3-7066-2398-8

Das Hausbuch für mehr Lebenskraft und Wohlbefinden

Für jeden Monat hat Gertrude Messner Gesundheitstipps für die ganze Familie, Rezepte mit Kräutern, Obst und Gemüse sowie nützliche Hinweise für die Kräuterapotheke gesammelt.

Aus altem, fast vergessenem Wissen früherer Zeiten und ihrem eigenen, reichen Erfahrungsschatz hat Gertrude Messner dieses Hausbuch für ein Leben am Puls der Natur und im Einklang mit den Jahreszeiten zusammengestellt: Zum Innehalten und Durchatmen, für mehr Lebenskraft und Wohlbefinden.

„Rezepte mit Kräutern, Obst und Gemüse sowie Schönheitstipps und Ratschläge zum Anlegen eines Kräutergartens machen den Band zu einem wertvollen Hausbuch für die ganze Familie." Neues Land

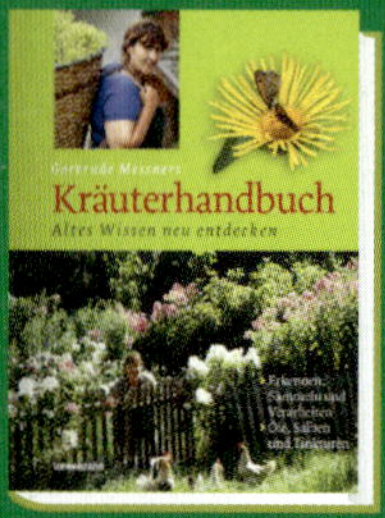

Gertrude Messners Kräuterhandbuch
Altes Wissen neu entdecken
204 Seiten, zahlreiche Farbfotos, fest gebunden
€ 29.90/sfr 52.20
ISBN 978-3-7066-2360-5

Alles Wissenswerte über die wunderbare Welt der Kräuter!

Gertrude Messner weiß viel über die gesundheitsfördernden Kräfte von Pflanzen. Neben Informationen zu den heimischen Kräutern – Erkennen, Sammeln und Verarbeiten – verrät sie zahlreiche Rezepte für Salben, Öle und Tinkturen sowie vielerlei Anwendungen für Küche, Schönheit und Wohlbefinden aus der Volksheilkunde.

Erfahren Sie alles über Wirkungsweisen heimischer Kräuter bei Mensch und Tier. Lesen Sie Wissenswertes für die ganze Familie und das ganze Jahr. Staunen Sie über die wunderbare Welt der Kräuter.

„Dieses Kräuterbuch unterscheidet sich sehr positiv von vielen anderen Neuerscheinungen. Es ist das Wissen einer Frau und es ist ihr eigenes Wissen." diestandard.at

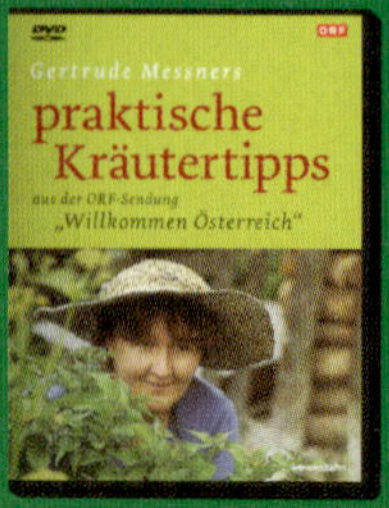

Gertrude Messners praktische Kräutertipps aus der ORF-Sendung „Willkommen Österreich" (DVD)
ca. 60 Minuten
€ 12.95/sfr 24.90,
ISBN 978-3-7066-2400-8

DVD

Gertrude Messners praktische Kräutertipps aus der ORF-Sendung „Willkommen Österreich"

In zwölf Beiträgen, die für die beliebte ORF-Sendung „Willkommen Österreich" im Kräuterparadies Gertrude Messners auf dem Neuschwendthof im Tiroler Brandenberg gedreht wurden, gewährt die Kräuterbäuerin einen Einblick in ihren reichen Erfahrungsschatz: Gertrude Messner lädt ein, die Kraft der Kräuter zu entdecken und im Sammeln, Verarbeiten und Genießen der Kräuter Energie zu schöpfen.